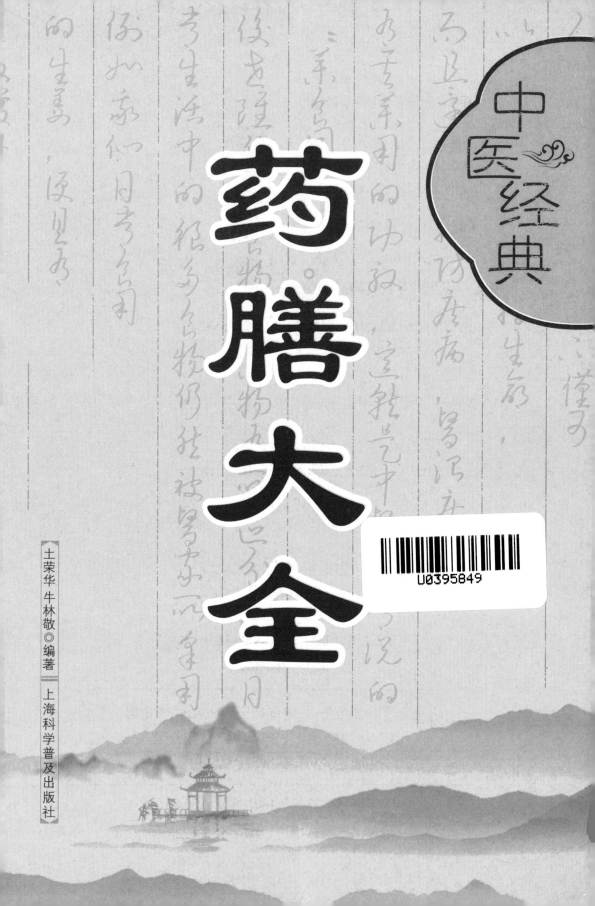

中医经典

药膳大全

王荣华 牛林敬◎编著

上海科学普及出版社

U0395849

图书在版编目（CIP）数据

中医经典药膳大全 / 土荣华, 牛林敬编著. -- 上海:
上海科学普及出版社, 2018
（中医养生疗方丛书）

ISBN 978-7-5427-7264-0

Ⅰ.①中… Ⅱ.①土… ②牛… Ⅲ.①食物疗法－食
谱 Ⅳ.①R247.1②TS972.161

中国版本图书馆CIP数据核字(2018)第155934号

责任编辑　俞柳柳
助理编辑　陈星星

中医经典药膳大全
土荣华　牛林敬　编著
上海科学普及出版社出版发行
（上海中山北路832号　邮政编码200070）
http://www.pspsh.com

各地新华书店经销　三河市双升印务有限公司印刷
开本710×1000　1/16　印张25.25　字数320 000
2018年7月第1版　2018年7月第1次印刷

ISBN 978-7-5427-7264-0　定价：39.80元

前　言

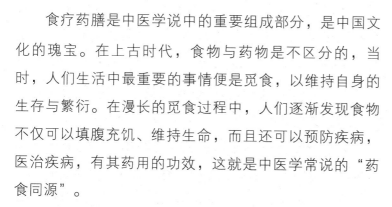

　　食疗药膳是中医学说中的重要组成部分，是中国文化的瑰宝。在上古时代，食物与药物是不区分的，当时，人们生活中最重要的事情便是觅食，以维持自身的生存与繁衍。在漫长的觅食过程中，人们逐渐发现食物不仅可以填腹充饥、维持生命，而且还可以预防疾病，医治疾病，有其药用的功效，这就是中医学常说的"药食同源"。

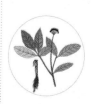

　　后世虽然对食物和药物有所区分，但日常生活中的很多食物仍然被医家所采用。例如我们日常食用的生姜，便具有辛散发汗、解表散寒之功效，对风寒感冒患者，有很好的疗效；大葱具有发表升阳、祛风解毒之功效，对风寒所引起的头痛、鼻塞很有疗效；胡萝卜性平味甘，具有降低血脂、促进肾上腺素合成、改善冠状动脉血流量的功效，是辅助治疗高血压、冠心病、高脂血症的有效食物；南瓜中所含的成分可促进人体内胰岛素的分泌，对糖尿病的治疗非常有益；西瓜性寒味甘，具有清热解毒、止渴祛烦的功效，对小便不利、暑热烦渴很有功效；香蕉具有滋阴润肠的功效，对便秘患者的治疗很有效，等等。同时，在食物中加入药物，药借食力，食助药威；既提高营养价

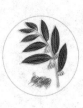

值，又可防病治病、保健强身、延年益寿。这也是中华膳食独具特色的地方。

随着科学技术的发展，食物中所含的营养与功效得到进一步发掘，人们不仅对怎样吃感兴趣，而且对吃什么有营养，吃什么可以预防和治疗疾病更感兴趣。这充分说明了人们对饮食保健有了更深刻的认识。为此，我们着手编著了《中医经典药膳大全》一书。全书分食疗药膳基础知识、食疗药膳原料、常见病调理药膳、保健美容药膳处方四章，其中常见病调理药膳一章中又包括了内科、外科、儿科、五官科、妇科、男科等常见病症的药膳处方近千种。

食疗药膳既不同于一般的中药方剂，又有别于普通的饮食，是一种兼有药物功效和食品美味的特殊膳食。它可以使食用者得到美食享受，又在享受中使其身体得到滋补，使疾病得到治疗。食疗药膳的制作和应用，不仅是一门科学，更可以说是一门艺术。

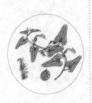

中医食疗药膳的内容博大精深、汗牛充栋，有很多枕中之秘、囊中之珍。我们力求去粗取精，删繁就简，以飨读者。期望本书既是家庭保健的必备之书，又可供基层医务工作者指导病人食疗时参考。由于作者水平有限，书中疏漏之处难免，敬请广大读者指正。

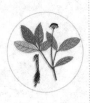

编　者

2018年6月

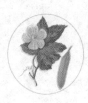

目 录 Contents

目 录

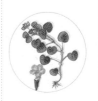

第一章 食疗药膳基础知识

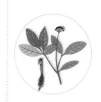

第二章 食疗药膳原料

中医经典药膳大全

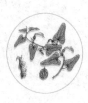

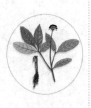

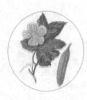

第二节　中药

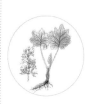

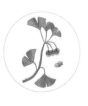

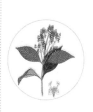

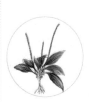

中医经典药膳大全

第三章 常见病调理药膳

第一节 内科病调理药膳

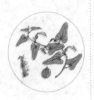

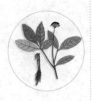

第二节　外科病调理药膳

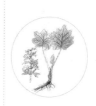

第三节　儿科病调理药膳

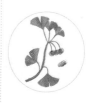

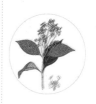

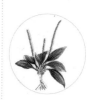

第四节　五官科疾病调理药膳

第五节　妇科病调理药膳

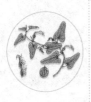

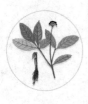

第六节　男科病调理药膳

第四章　保健美容药膳处方

第一节　养生保健药膳

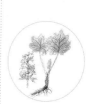

第二节　美容美体药膳

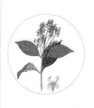

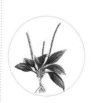

第一章

食疗药膳基础知识

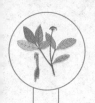

食疗药膳的概念

　　食疗药膳，是根据中医理论，选用食物，或配合某种药物，经过烹调加工，制作成具有药用效果的食品，以达到养生保健、治病防病的目的。

　　在上古时代，食物与药物是分不开的。那时人们处于一种以觅食为生的最原始的生活方式，人们在寻找食物的过程中，发现了许多食物既可以食用，也可以作为药用，这类食物不但能补养身体，填腹充饥，还能医治一些简单的病证。也有一些能治病的中药，同时具有食养作用，至今仍被视为药食兼用之品，这就是"食药同源"的缘故。所以，从广义的角度来说，食物也是药物，它不仅与药物一样，来源于大自然，同时很多食物也具有四气五味的特性，可以治疗疾病。直到今天，仍有很多食物被医家当做中药广泛使用，如大枣、百合、莲子、芡实、山药、白扁豆、茯苓、山楂、桑葚、生姜、葱白、肉桂等。同样，也有不少中药，人们也常当做食品服用，如枸杞子、首乌粉、冬虫夏草、薏仁米、金银花、西洋参等。

　　现代，食疗作为一门学科，在中医学理论的指导下，得到了更进一步的发展，已成为现代医疗保健综合措施中的重要组成部分。

　　食疗药膳被人们广泛的应用，这与它有取材方便、制作简单、美味可口、价格低廉、不良反应小等特点是分不开的。

食物为什么能治病

　　食物之所以能够治疗疾病，主要是因为它具有药物的功能，并且具有和药物一样的性能，也包括"性""味""归经"等内容。在中医理论的指导下，根据阴阳、五行、脏腑、病因、病机等来辨证施食，以达到保健身体、防治疾病的目的。

1 食 味

即辛、甘、酸、苦、咸五味(习惯上把淡附于甘，把涩附于酸)，其作用与药物五味的作用相同。辛味能宣散润燥、行气活血，用于治疗表症及气滞血瘀等病症。如葱、姜等辛味食品配制的姜糖苏叶饮，可以治疗风寒感冒；花椒、生姜、大枣水煎服，可以治疗寒凝气滞的痛经；酒味辛辣，各种酒剂能散行气瘀、活血通络。甘味能补益、和中、缓急，可以滋补五脏、气血阴阳等任何一方的虚损，也可以缓解拘挛疼痛。如糯米红枣粥能治疗脾胃气虚或胃阳不足等症；饴糖、蜂蜜可以缓急止痛；羊肝、牛肝等甘温之品，能够补血养肝，可以治疗目涩眼花、夜盲、腰膝酸软等虚损病症。酸味及涩味，能收敛固涩。对于气虚阳虚所致的自汗不止、遗精尿频等有辅助治疗作用，常用乌梅来涩肠止泻。酸味和甘味相配，即"酸甘化阴"，可以滋阴润燥，肺虚久咳可用五味子炖蜂蜜来治疗。苦味能清泄、燥湿，治疗各种热症和湿症。如苦瓜炒菜食用，可以治疗疮疡肿毒、目赤肿痛。茶叶性苦而凉，饮后可清利头目、除烦止渴、利尿解毒，是我国传统的保健饮品。咸味能软坚、散结、润下，多用于治疗痰核瘰疬、小便不利。海带、紫菜咸寒，可以治疗瘿瘤(甲状腺肿)。猪肾味咸，可治腰酸遗精，小便不利。另外，淡味渗湿利水，可治湿满之病。白菜、鲫鱼、冬瓜是利尿消肿的药用之品。

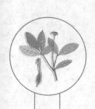
2 食性

即食气，是指食物所具有的寒、热、温、凉四种性质。寒性或凉性的食物同具有寒、凉特性的药物一样，食后具有清热、泻火、解毒、滋阴等作用。例如，寒凉性质的西瓜、梨、绿豆等用之可以清热解毒。同理，热性和温性的食物，则具有温中、补虚、除寒等作用，例如温热性质的羊肉是冬令御寒的佳品，又是阳虚体质的人应该经常食用的保健品。此外，还有一类性质比较平和、寒凉温热不甚明显的食物，另列为平性食物，日常食用的牛乳、粳米、大豆、冬瓜等即属此列，具有健脾、开胃、补益身体的作用。

3 归经

是药食对于机体某部分的选择性作用，主要对某经、某脏腑有明显作用，对其他脏腑作用较少。例如同属清热泻火的食物，梨偏于泻肺热，香蕉偏于泻大肠热。

综上所述，食物治疗疾病是有科学依据的，食物的四气、五味、归经等理论是中医食疗的重要依据。

食疗药膳的应用原则

食疗药膳具有丰富饮食、保健养生、治病防病等多方面的作用，在应用中应遵循一定的原则，不应滥用。

应正确对待食疗与药物的关系。药物是去病救疾的，见效快，重在治病；食疗多用以养生防病，见效慢，重在养与防。食物疗法不能代替药物疗法，但是食疗在保健、养生、康复中却有很重要的地位，尤其是慢性病、老年病，部分妇科、儿科疾病能在享受美味的同时，得到保养调理与治疗。中医治病之法不一而足，如药物、食疗、针灸、按摩、气功、心理、音乐、药浴等都是中医治病之法，各有所长，各有不足，应视具体人与病情而选定合适之法，不可滥用。

食疗要有针对性，针对不同疾病、疾病的不同阶段，采用不同的食疗，对症立方用膳。但对于不同年龄层次的人的保健、补养却有一些相同的生理特点和不同的病理变化，应注意有针对性地辨证施膳。

少年儿童　少儿与成人在生理上最主要的区别是少儿处在不断的生长、发育阶段，尚未成熟与完善，属于稚阴稚阳，脏腑娇嫩，易虚易实。根据少儿的生理特点易于出现热症、阳症，处于生长期需较多的营养物质，且少儿脾胃不足，过食生冷、油腻之品极易损伤脾胃，引起消化不良。因此少儿的饮食应少温补，多样化，富有营养，易于消化，且尤其应注意时时呵护脾胃，以补后天之本。

中年人　青年时期人体脏腑功能旺盛，各器官组织都处于鼎盛时期。中年期是一个由盛而衰的转折点，脏腑功能逐渐由强而弱，而这个时期的许多人又肩负工作、生活两副重

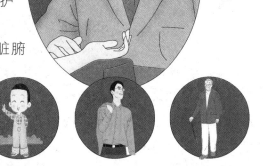

少年儿童　　中年人　　老年人

担，往往抓紧时间拼命工作，自恃身体好而忽视了必要的保养。中医认为过度劳体则伤气损肺，长此以往则少气力衰，脏腑功能衰败，加速衰老；而过度劳心则阴血内耗，导致记忆力下降、性功能减退、气血不足，久而久之出现脏腑功能失调，产生各种疾病。而中年人的身体状况本身不如青年时期，所以中医很注重中年人的保健调养。《景岳全书》指出："人于中年左右，当大为修理一番，则有创根基，尚

于强半"。中年时的补养不但使中年时期身体强壮，也可防治早衰。通过选用补肾、健脾、舒肝等功效的食疗方，可达到健肤美容、抗疲劳、增智、抗早衰、活血补肾强身的作用。

老年人　老年人由于大半辈子的忙碌奔波，过度劳心劳体，出现脏腑功能的不足，随着年龄的增长也出现了脏腑功能的减退和气血津液的不足，加之青壮年时期所遗留的一些病根，往往虚实夹杂，以虚为主，出现心、肝、脾、肺、肾的不足，表现出体力下降、记忆力减退、头晕、失眠、性功能减退、腰酸腿软、腹胀、纳差、便秘等。又夹有实证，血脉不通畅，痰湿内阻，出现骨质增生、动脉硬化、组织增生等。此时的饮食治疗应以补养为主。但老年人的补养与年轻人不同，不能一时达到疗效，应长期坚持，应清淡、熟软，易于消化、吸收，可适当多服用具有健脾开胃、补肾填精、益气养血、活血通脉、通便及延年益寿作用的药粥、汤等药膳。

饮食忌口论

忌口是中医理论与实践的一个内容。主要包括两类：一是某种病忌某类食物。如：肝病忌辛辣；心病忌咸；水肿忌盐；骨病忌酸甘；胆病忌油腻；寒病忌瓜果；疮疖忌鱼虾；头晕失眠忌胡椒、辣椒、茶等。另一类是指某类病忌某种食物。如凡证见阴虚内热、痰火内盛、津液耗伤的病人，忌食姜、椒、羊肉之温燥发热饮食；凡外感未除、喉疾、目疾、疮疡、痧痘之后，当忌食芥、蒜、蟹、鸡蛋等发风动气之品；凡属湿热内盛之人，当忌食饴糖、猪肉、酪酥、米酒等助湿生热之饮食；凡中寒脾虚、大病、产后之人，西瓜、李子、田螺、蟹、蚌等积冷损之饮食当忌之；凡各种失血、痔疮、孕妇等人忌食慈菇、胡椒等动血之饮食，妊娠期禁用破血通经、剧毒、催吐及辛热、滑利之品。

另外，中医学还认为，营养固属重要，如果摄入不当或过多，非旦不能取得预期效果，甚而还会出现病态反应，故文献中又有"酸走筋，多食之令人癃；咸走血，多食之令人渴；辛走气，多食之令人洞心；苦走骨，多食之令人变呕；甘走肉，多食之令人悗心"等论述。尽管某些论点可能出自"偶然性"的经验总结，但在未得到科学实验证明其有误之前，似乎不该轻易加以否定。对历代本草学所记载的各种"禁忌"，应该持谨慎与研究的态度。

 ## 药膳配伍禁忌

　　药膳的配伍禁忌，无论是古代和现在都是十分严格的，现将中药与食物配伍禁忌介绍如下：

　　（1）猪肉　反乌梅、桔梗、黄连；合苍术食，令人动风；合荞麦食，令人落毛发，患风病；合鸽肉、鲫鱼、黄豆食，令人滞气。

　　（2）猪血　忌地黄、何首乌；合黄豆食，令人气滞。

　　（3）猪心　忌吴茱萸。

　　（4）猪肝　同荞麦、豆酱食，令人发痼疾；合鲤鱼肠子食，令人伤神；合鱼肉食，令人生痈疽。

　　（5）羊肉　反半夏、菖蒲；忌铜、丹砂和醋。

　　（6）鲫鱼　反厚朴；忌麦门冬、芥菜、猪肝。

　　（7）鲤鱼　忌朱砂。

　　（8）龟肉　忌酒、果、苋菜。

　　（9）鳝鱼　忌狗肉、狗血。

　　（10）雀肉　忌白术、李子、猪肝。

　　（11）鸭蛋　忌李子、桑葚。

　　（12）鳖肉　忌猪肉、兔肉、鸭肉、苋菜、鸡蛋。

　　以上中药与食物配伍禁忌是古人的经验，值得重视。我们在烹调药膳时，应当加以注意。至于这些中药与食物的配伍禁忌的科学道理，有待今后进一步研究。

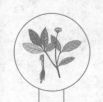

四季饮食宜忌

　　四时调食，即顺应自然界四时之变化，适当调节自己的饮食。这种四时调食的观点是建立在中医养生学整体观念的基础之上的。饮食是人体与外界联系的一个方面，所以在饮食方面也应适应自然界四时气候的变化，而做相应的调整。丘处机《摄生消息论》分四季论养生之道，他指出"当春之时，食味宜减酸益甘以养脾气"；"当夏饮食之味宜减苦增辛以养肺"；"当秋之时，饮食之味，宜减辛增酸以养肝气"，等等。

　　春三月，人体肝气当令，所以饮食宜减酸益甘，以免肝气生发太过，特别是素体肝阳偏亢者，春季最易复发，故除了注意饮食调节外，最好以药物预防，可用甘味食物养脾气。

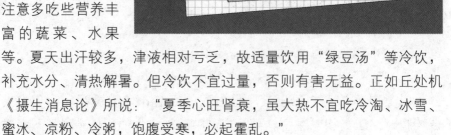

　　夏三月，气候暑热，人体消化机能下降，故宜吃清淡、易消化的食物，特别要注意多吃些营养丰富的蔬菜、水果等。夏天出汗较多，津液相对亏乏，故适量饮用"绿豆汤"等冷饮，补充水分、清热解暑。但冷饮不宜过量，否则有害无益。正如丘处机《摄生消息论》所说："夏季心旺肾衰，虽大热不宜吃冷淘、冰雪、蜜冰、凉粉、冷粥，饱腹受寒，必起霍乱。"

　　我国人民自古就有饮茶解暑的习惯。据《神农本草经》："茶味苦，饮之使人益思、少堕、轻身、明目。"近代名医蒲辅周也认为：

"茶叶微甘、微寒而兼芳香辛散之气，清热不伤阳，辛开不伤阴。芳香微甘，有醒胃悦脾之妙。"现代研究证明，茶叶除含有粗纤维、胶质、叶绿素外，还含有生物碱、黄酮类、鞣质、维生素、麦角甾醇、挥发油，以及少量的烟酸、硫胺、叶酸、蛋白质、矿物质等。饮茶能提神醒脑，解除疲劳，增强记忆力。因此，夏季饮茶解暑要比冷饮效果更好。

秋三月，是胃肠道疾病的好发季节，此时尤应注意饮食卫生，以防"病从口入"。此外，立秋之后，不可贪吃冷饮凉食，以免损伤脾胃。

冬三月，阴盛阳衰，是身体虚弱者进补的较好时机。冬季进补的关键是食补，补益之品甚多，可因人而异。气虚者，表现乏力、气短、头晕、出虚汗等症时，可用人参炖鸡汤；血虚者，表现面色萎黄、头晕眼花、手足麻木时，可以多吃红枣、桂圆、动物的血和肝脏；阴虚者可吃团鱼、乌龟和淡菜等；阳虚者可进补牛肉、羊肉等温中补虚、和血暖身的食品。

 常用中药补品

药补要根据具体情况，予以辨证，选用相应的药物补益。

常用滋阴药：有沙参、天冬、麦冬、玄参、石斛、玉竹、百合、枸杞子、女贞子、墨旱莲、龟板、鳖甲；常用中成药有六味地黄丸、大补阴丸等。

① 助阳药	有鹿茸、海狗肾、蛤蚧、冬虫夏草、巴戟天、淫羊藿、仙茅、肉苁蓉、补骨脂、胡桃、杜仲、菟丝子、韭菜子等；常用中成药有金匮肾气丸等。

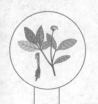

2 补气药	有人参、党参、太子参、黄芪、山药、白术、甘草、大枣、黄精等；常用中成药和方剂有四君子汤、补中益气汤、参苓白术散、生脉散等。
3 补血药	有熟地黄、何首乌、当归、白芍、阿胶、桂圆肉、桑葚子等；常用中成药和方剂有四物汤、归脾汤、当归补血汤等。
4 心阴虚	常用药物有天冬、麦冬、玉竹、玄参、生地、丹参、当归、柏子仁、首乌、枸杞子、龟板等；常用中成药或方剂有天王补心丹。
5 心阳虚	常用药物有人参、附子、肉桂、黄芪、白术、炙甘草等；常用中成药和方剂有参附汤、四逆汤。
6 心气虚	常用药物有党参、黄芪、茯苓、炙甘草、人参、五味子等；常用中成药或方剂有四君子汤、养心汤等。
7 心血虚	常用药物有当归、熟地、白芍、桂圆肉、枣仁、柏子仁、紫河车等；常用中成药或方剂有归脾汤、朱砂安神丸等。
8 肺阴虚	常用药物有麦冬、天冬、生地、沙参、玉竹、黄精、百合、阿胶、天花粉；常用中成药或方剂有沙参麦冬汤、百合固金汤等。

⑨ **肺气虚**	常用药物有人参、党参、太子参、黄芪、紫河车、蛤蚧、胡桃仁、冬虫夏草、炙甘草等；常用中成药或方剂有六君子汤、人参蛤蚧散等。
⑩ **脾气虚**	常用药物有人参、党参、太子参、黄芪、白术、山药、扁豆、薏苡仁、茯苓、大枣、炙甘草等；常用中成药或方剂有参苓白术散、补中益气汤等。
⑪ **脾阳虚**	常用药物有干姜、附子、益智仁、肉豆蔻、砂仁、白豆蔻、川椒等；常用中成药或方剂有桂附理中汤、附子理中丸等。
⑫ **肝阴虚**	常用药物有生地、熟地、白芍、首乌、山萸肉、女贞子、墨旱莲、枸杞、龟板、黑芝麻等；常用中成药或方剂有一贯煎、杞菊地黄丸等。
⑬ **肝血虚**	常用药物有生地、熟地、白芍、首乌、阿胶、紫河车、鸡血藤、枸杞子、酸枣仁、川芎、大枣等；常用中成药或方剂有四物汤、归芍地黄汤。
⑭ **肾阴虚**	常用药物有熟地、首乌、生地、枸杞、五味子、女贞子、墨旱莲、天冬、玄参、山萸肉、龟板、鳖甲、紫河车等；常用的中成药或方剂有六味地黄丸、左归丸、知柏地黄丸等。
⑮ **肾阳虚**	常用的药物有附子、肉桂、鹿茸、仙茅、淫羊藿、菟丝子、巴戟天、肉苁蓉、杜仲、海狗肾等；常用的中成药或方剂有金匮肾气丸、右归丸等。

食疗药膳的类型

　　食物(包括药食两用的中药)，尤其是干鲜果品，大多可直接食用。除此以外，一般要根据食疗保健及防治疾病的需要，通过烹饪做成不同的膳食供人们食用或饮用。有关食疗膳食的类型很多，常见的类型如下：

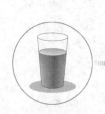

　　鲜汁　由新鲜并含有汁液丰富的植物果实、茎、叶和块根，经捣烂、压榨后所取得的汁液。一般为单饮，也可调加适量的水或酒。饮用量可按病情酌量增减，较为灵活。古代常用的鲜汁，有治疗热病烦渴的西瓜汁、雪梨汁、番茄汁，治疗血热出血的鲜荷叶汁、鲜藕汁，消导化痰的白萝卜汁等。

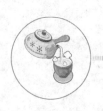

　　茶饮　由含茶或不含茶的药物或食物作为原料，经粉碎加工而制成粗末制品。茶饮制作特点是不用煎煮，饮用时沸水冲泡或温浸即可。此为我国古老剂型之一。《圣济总录》中用以治疗急性肠胃病的姜茶饮；《本草汇言》中用以治疗风寒感冒的姜糖饮、姜糖苏叶饮属此种类型。

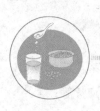

　　速溶饮　是用药料和食料的干品经煎煮、去渣取汁或用其鲜品液汁，再经浓缩，加入干燥糖粉或适宜的粘合剂，制成颗粒，最后干燥而成颗粒状制品，同时沸水冲化。常见速溶饮有治疗各种出血症的大小蓟速溶饮；治疗咽炎、喉炎的甘桔速溶饮等。

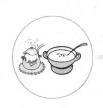

汤液 指将药物或食物用煎煮或浸泡去渣取汁的方法制成的液体剂型。它是我国应用最早、最广泛的一种剂型。食用汤液多为一煎而成，将不能吃的药料除去后，其余的可喝汤和吃所煮的食料。有些名贵的药、食原料制汤液时，也可采取蒸、炖等加热方法。如《千金方》中可治神经衰弱、病后体虚的葱枣汤；《仁斋直指方》中可治疗泌尿系统感染的莲子六一汤；《太平圣惠方》中治疗消化道出血的双荷汤等均为常见的食疗汤剂。

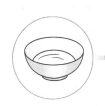

药酒 从成分来讲，有酒、醴、醪之分。酒剂系用白酒浸泡药材而制得的澄明液体，如枸杞酒、木瓜酒等。醴是以酒浸制原料，并添加糖而制成的液体成品，如可预防中暑的杨梅醴、可强健筋骨的五加皮醴等。醪则是除含有普通药材成分和糖以外，尚含有酿酒所产生的酒渣成分，即醪糟，如健脾、祛湿、美容的薏苡仁醪，可治疗肝热型高血压眩晕的菊花醪等。

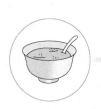

粥 是以大米、小米、秫米、大麦、小麦等富于淀粉性的糖食，经煮熬而成半液体的食品。而食疗粥即是以上述原料为基础，同时添加一些具有保健和医疗作用的食物或药材的煎汁。古人主张老年体弱、病后、产后之人都要"糜粥浆养"。常用的食疗粥食有《补缺肘后方》治疗水肿的茅根赤豆粥；《圣济总录》中治疗老年腰膝酸痛、脚跟痛的枸杞羊肾粥等。

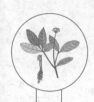
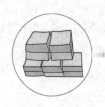

糖果　是用白糖或冰糖、饴糖、红糖加水熬炼至稠厚时，再添加其他食物或中药的汁液或粗粉，搅拌均匀，再煎熬至挑起呈丝状、不粘手为止，待冷后切块即成；有的是在熬好的糖中加入果仁、果脯等，混匀、整形，待冷时切块。糖果供嚼食，有的可含化咽食，如梨膏糖、薄荷糖、芝麻糖、胡桃糖等。

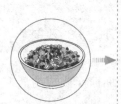

米面食品　是以稻米、糯米、小麦面粉等为基本材料制成的米饭和面食类食品。按形式分，可分为米饭、饼、糕、卷等种类；按制作方法一般可分为蒸食、煮食、烙食、炸食、烤食、凉食等类。具有保健医疗作用的米面品，是在上述食品中加入较多具有补益且性味平和的药物。古代流传至今的保健米面食品有茯苓饼、八珍糕、橘红糕、芸豆卷、参枣米饭等。

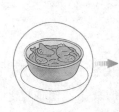

菜肴　一般包括生熟蔬菜、肉、蛋、水产品、乳品等，经过烹调加工，制成色香、味美的食品。保健医疗的菜肴，必须选择具有保健医疗作用的食料，再配加一些中药或药汁制成。目前保健医疗的菜肴种类繁多，如香椿鱼、黄芪鸡、冬虫夏草鸭、姜葱鲤鱼等。

 合理的膳食

中医养生学认为，合理的膳食应包括两方面的内容，一是五味的调和，二是烹制的合理。《素问·六节脏象论》说："五味入口，藏于肠胃。味有所藏，以养五气，气和而生，津液相成，神乃自生。"说明人体阴阳气血及脏腑机能协调，正气旺盛，身体健康的前提是人们应使摄入之食物五味比例协调，中医养生学把食物分为谷、肉、果、菜四大类，四类食物之间是养、助、益、充的关系，明确提出了相当科学的膳食原则，即便现代营养学的"合理膳食组成"或是"平衡饮食"，也未能脱离上述四类食物，只是增加了乳类。

膳食原则确定之后，烹制的合理与否就成为关键所在。

合理的烹调方法，能防止食物中营养成分的损失，增强食欲，有利于胃肠的吸收。

主食的烹制也应遵循上述原则。如淘米次数要尽量减少，蒸饭不可去米汤，煮粥不要加碱，面粉不宜加工过细、过精，少做油炸、炖煮食物等。

蔬菜含丰富的维生素、无机盐和其他营养素，不同的烧煮加工方法，其营养价值也往往不同。

一般说来，蔬菜应先洗后切，立即烹调。一些蔬菜在烹调前的不恰当处理，如先切后洗、开水浸烫等，都会导致维生素C不同程度的丢失。以新鲜蔬菜中的维生素C含量按100％计，卷心菜切后冲洗，维生素C损失率为5.4％，开水浸烫则高达45.5％；青椒经开水浸烫，维生素C的损失在50％以上。蔬菜洗切后，应立即烹调，如搁置30分钟，黄瓜中的维生素C损失率为30.6％，青椒为17.2％。这是因为维生素C性质不稳定且易溶解于水的缘故。

蔬菜炒熟后应立即食用，不但可以保持菜肴的色、香、味，还可以避免营养素的损失。如果烹调后搁置一段时间，营养素的损失会随之加大。如卷心菜炒后搁置5小时，其维生素C的损失率由27.8％增加到52.7％，黄瓜由35.8％增加到77.1％，马铃薯由37.3％增加至79.7％。

做菜最好的方法是炒菜，急火快炒，可以减少营养素的破坏。煮菜时间不要太久，煮菜时应加锅盖，防止维生素B_1、维生素C丢失。由于维生素C易溶于水，煮菜时部分营养素会转入菜汁中，因此要菜和汤一起吃。

炒菜或做汤，可加适量的醋或淀粉，对维生素C有保护作用，并能调味。

动物性食物，一般都比较难消化，烹调时应烧熟煮烂，以利消化吸收。煮肉时，盐应迟些时间放，以利于煮烂；炒肉时可先用淀粉或酱油拌一下，这样既能保护维生素、蛋白质，而且肉质鲜嫩可口。

我国豆制品类食材丰富多彩，黄豆含有丰富的蛋白质和维生素，加工成豆浆、豆腐等，不仅保留原来的营养成分，而且有利于机体的吸收。在加工过程中，加入一些矿物质，更能提高营养价值。

炊具的使用，以铁锅炒菜效果最好，维生素损失较少，还可补充铁质。若用铜锅煮菜，维生素C的损失要比用其他炊具高2~3倍。这是因为铜锅煮菜会产生铜盐，可促使维生素C氧化。

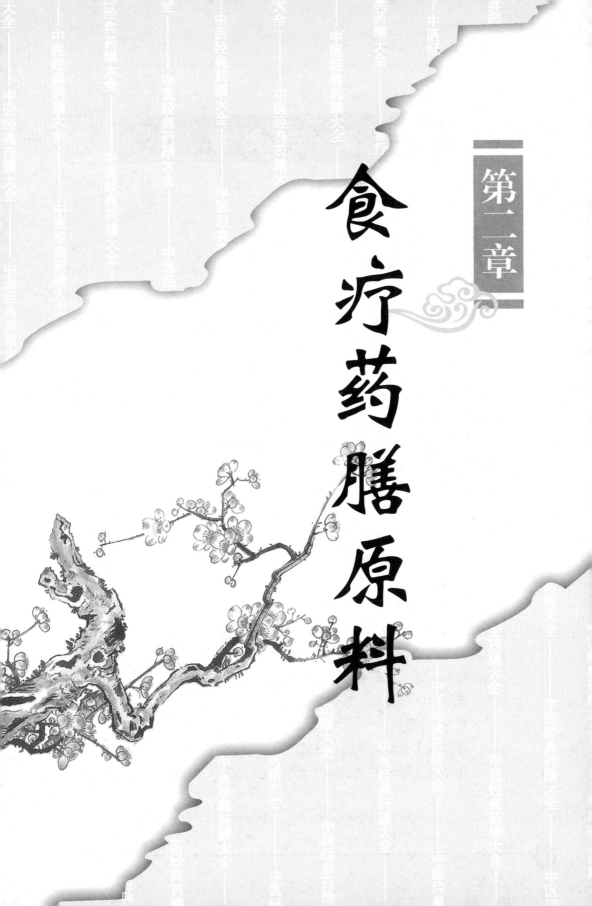

第二章

食疗药膳原料

第一节　食物

大米

简介 大米，又称白米、稻米，稻子的种仁，是中国人的主食之一。有白色的，也有乌白色、紫色和黑色的；有的较细长，有的呈短胖型。中医认为大米性平味甘。

糙米中的无机盐、B族维生素（特别是维生素B_1）、膳食纤维含量都较精米中的高。

大米有糯米、粳米和籼米三种，从黏性程度上分，糯米黏性最强，籼米最弱，粳米居中。

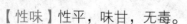

营养成分 / 性味 / 功效

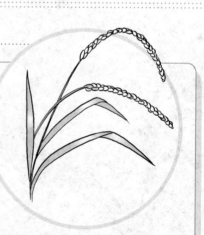

【营养成分】每100克含水分13.7克，蛋白质7.7克，脂肪0.6克，膳食纤维0.6克，灰分0.6克，糖类76.8克，钙11毫克，磷121毫克，铁1.1毫克，锌1.45毫克，硫胺素0.16毫克，核黄素0.08毫克，烟酸1.3毫克。

【性味】性平，味甘，无毒。

【功效】健脾和胃，补中益气，除烦渴，止泻痢，长肌肉，壮筋骨。

黑米

简介 黑米，古称"粳谷奴"，又名乌米、药糯、黑粳米等。其外表纯黑发亮，比普通大米略扁、香味独特。我国种植黑米有悠久的历史，且品种繁多。在我国七大珍米中，黑米就占4种，即陕西黑米、云南紫米、常熟血糯米、东兰墨米。

黑米和紫米都是稻米中的珍贵品种，属于糯米类，营养成分基本相同。用黑米或紫米熬制的米粥清香油亮、软糯适口、营养丰富，具有很好的滋补作用。陕西洋县黑米色泽乌黑，内质色白，煮成粥为深棕色，味道浓香，营养价值甚高，因此被人们称为"黑红双绝""补血米""长寿米"。民间更有"逢黑必补"之说。

营养成分／性 味／功 效

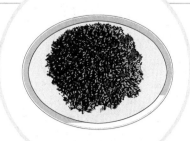

【营养成分】每100克含水分14.3克，蛋白质9.4克，脂肪2.5克，膳食纤维3.9克，糖类68.3克，灰分1.6克，钙12毫克，核黄素0.13毫克，烟酸7.9毫克。

【性味】性凉，味甘，无毒。

【功效】止渴，解烦渴，调肠胃。适用于心脏病及水肿等。

小米

简介 小米又称粟米，即谷子去皮。谷子的别名有白粱粟、粢粟、粟谷、硬粟、籼粟、黄粟等，为禾本科植物粟的种仁。米粒小、卵圆形，色泽呈乳白或淡黄，主要分为粳性小米、糯性小米和混合小米三种。科学家研究证实，我国是谷子的唯一原产地。据内蒙古华夏第一村的出土文物考证，谷子在我国已有7000多年的栽培历史，西安半坡遗址里出土的6000年前的谷子，证明它已是古人食用的主要粮食。

在我国原始农业中，粟米的种植居首要地位，历来就有"五谷杂食，谷子为首"的说法。由于它的适应能力强，自古以来就是我国北方干旱地区种植的主要粮食作物之一，也是大旱之年老百姓的"救命粮"。

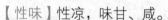

营养成分 / 性 味 / 功 效

【营养成分】每100克含蛋白质9.7克，脂肪3.5克，糖类72.8克，膳食纤维1.6克，钙29毫克，磷240毫克，铁4.7毫克，胡萝卜素0.19毫克，硫胺素0.57毫克，核黄素0.12毫克，烟酸1.6毫克。

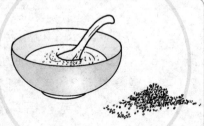

【性味】性凉，味甘、咸。

【功效】和中，益肾。除热解毒。治脾胃虚热、反胃呕吐、消渴、泻泄。

【附注】不宜与杏仁同食，否则令人呕吐腹泻。

小麦

简介 小麦秋季播种，冬季生长，春季开花，夏季结实，吸四时之气，是五谷中营养价值最高的一种，北方过于寒冷的地方，冬季土冻，因此，在春天播种。北方产小麦皮薄面多，南方产小麦则相反。立秋以前同苍耳一同晒干收藏，否则秋后会生虫。

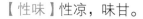

营养成分 性味 功效

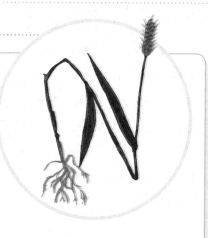

【营养成分】每100克含蛋白质7.2克，脂肪1.3克，糖类77.8克，膳食纤维0.2克，钙20毫克，磷101毫克，铁2.7毫克，硫胺素0.06毫克，核黄素0.07毫克，烟酸1.1毫克。

【性味】性凉，味甘。

【功效】养心，益肾，除热，止渴。用于脏燥、烦热、消渴、泄痢、痈肿、外伤出血、烫伤等。

高粱米

简介 高粱，别称蜀黍、芦粟、稷米等。茎杆很高。形状像芦苇，但中间是实心的，叶也像芦苇，黍穗像大扫帚，颗粒像花椒般大，呈红黑色。

营养成分 / 性 味 / 功 效

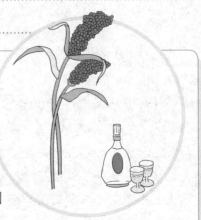

【营养成分】每100克红高粱米含水分11.4克，蛋白质8.4克，脂肪2.7克，糖类75.6克，膳食纤维0.6克，灰分1.3克，钙7毫克，磷188毫克，铁4.1毫克，硫胺素2.26毫克，核黄素0.09毫克，烟酸1.5毫克。

【性味】性温，味甘、涩。

【功效】温中，利气，止泄，涩肠胃，止霍乱。适用于下痢及小便湿热不利等。

玉米

简 介 玉米又名蜀黍、苞谷、珍珠米等，它与水稻、小麦并称为世界三大农作物，被公认为"黄金作物"。玉米原产于南美洲，1492年哥伦布在古巴发现了玉米，两年后他把玉米带回西班牙，后逐渐传至世界各地，中国大约在16世纪中期开始引进种植。玉米是粗粮中的保健佳品，多食玉米对人体的健康有益。

营养成分 / 性 味 / 功 效

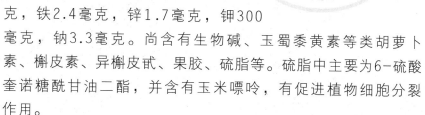

【营养成分】每100克黄玉米含水分13.2克，蛋白质8.7克，脂肪3.8克，膳食纤维6.4克，糖类66.6克，硫胺素0.21毫克，核黄素0.13毫克，烟酸2.5毫克，钙14毫克，磷218毫克，铁2.4毫克，锌1.7毫克，钾300毫克，钠3.3毫克。尚含有生物碱、玉蜀黍黄素等类胡萝卜素、槲皮素、异槲皮甙、果胶、硫脂等。硫脂中主要为6-硫酸奎诺糖酰甘油二酯，并含有玉米嘌呤，有促进植物细胞分裂作用。

【性味】性平，味甘。

【功效】调中开胃，益肺宁心，清利湿热，利尿利胆。适用于高血压、糖尿病、咯血、鼻衄、肝炎等。

黄豆

简介 黄豆，又名黄大豆，它与青豆、黑豆一起统称为大豆。黄豆古称"菽"，是我国最古老的农作物之一，在我国已有5000年的栽培历史。其产量和种植面积均居世界第一位。它兼有粮食、油料二者之长，是一种营养丰富的食物。

黄豆的营养价值很高，仅蛋白质一项就比瘦肉多1倍，比鸡蛋多2倍，比牛奶多1倍，故被称为"植物肉""绿色的牛乳"等，是所有植物食品中最受营养学家推崇的食物。

现在，我国从黑龙江到海南，几乎各地皆有黄豆的栽种，其中以东北地区所产为好，其子大粒满，含蛋白质和油分饱满，在国内外享有很高声誉。

营养成分 / 性味 / 功效

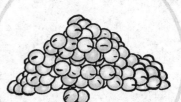

【营养成分】每100克含水分6.7克，蛋白质35.1克，脂肪16克，膳食纤维15.5克，糖类18.6克，灰分4.6克，胡萝卜素0.22毫克，硫胺素0.41毫克，核黄素0.20毫克，烟酸2.1毫克，钙191毫克，磷465毫克，铁8.2毫克，锌3.34毫克。

【性味】性平，味甘。

【功效】健脾宽中，润燥消水。适用于腹胀羸瘦、疳积泻痢、妊娠中毒、疮痈肿毒、外伤出血等。

绿豆

简介 绿豆，又名青豆子、交豆等，也有人称它为吉豆，意为吉祥保健之豆。它是豆科植物绿豆的种子。绿豆原产于我国，在我国已有2000多年的栽培历史了。现在全国各地普遍栽种，以北方各省产量较高。绿豆营养价值高，其中蛋白质含量多于鸡肉，热量是鸡肉的3倍，钙是鸡肉的3倍多，铁是鸡肉的4.5倍，硫胺素是鸡肉的17.5倍，所含核黄素、磷等也比鸡肉多。无怪乎李时珍称其为"食中要物""菜中佳品"。

营养成分 / 性 味 / 功 效

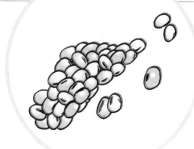

【营养成分】每100克含蛋白质22.1克，脂肪0.8克，糖类59克，膳食纤维6.4克，钙49毫克，磷268毫克，铁3.2毫克，胡萝卜素1.8毫克，尚含有硫胺素、核黄素、烟酸、磷脂等。

【性味】性寒，味甘。

【功效】清热解毒，清暑利水，对葡萄球菌有抑制作用。适用于暑热烦渴、水肿、丹毒、痈肿、食物中毒等。

【附注】慢性胃肠炎、慢性肝炎、甲状腺功能低下等患者不宜服食。服药期间不宜多吃绿豆。

绿豆芽

简介 食用豆芽菜是我国人民的传统饮食习惯，近年来逐渐成为健康饮食追求者的新时尚。芽菜中以绿豆芽最为大众喜爱。绿豆在发芽的过程中，维生素C会增加很多，蛋白质也会分解成各种人体所需的氨基酸而被吸收利用。据测算，绿豆芽中氨基酸的含量是干豆原含量的7倍，所以绿豆芽的营养价值比干绿豆更大、更全面。

营养成分 / 性味 / 功效

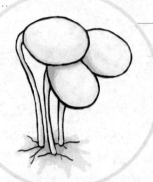

【营养成分】每100克含水分91.9克，蛋白质3.2克，脂肪0.1克，糖类3.7克，膳食纤维0.7克，钙23毫克，磷51毫克，铁0.9毫克，胡萝卜素0.04毫克，硫胺素0.07毫克，核黄素0.06毫克，烟酸0.7毫克，抗坏血酸6毫克。

【性味】性寒，味甘。

【功效】清热解毒。适用于酒毒、热毒、利三焦。

【附注】脾胃虚寒者不宜久食。

红小豆

简介 红小豆又名赤豆、赤小豆、红赤豆、小豆。今江淮地区多有种植，此豆中紧小而暗红色的可作为药用，而呈鲜红、淡红色的，并不能治病。赤小豆在夏至后播种，豆苗茎高30厘米左右，它的枝叶像豇豆的枝叶，到秋季开花，比豇豆的花小，颜色呈银褐色，有异味。结的荚长二三寸，比绿豆荚稍大，皮色微白带红，半青半黄时就收割。一般用它来做豆包、粽子的馅。

营养成分　性　味　功　效

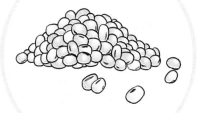

【营养成分】每100克含蛋白质20.7克，脂肪0.5克，糖类58克，膳食纤维4.9克，灰分3.3克，钙67毫克，磷3.5毫克，铁5.2毫克，硫胺素0.31毫克，核黄素0.11毫克，烟酸2.7毫克。

【性味】性平，味甘、酸。

【功效】利水消肿，解毒排脓，具有抗菌、利尿、降压、降低胆固醇以及抗癌等作用。适用于水肿胀满、脚气水肿、黄疸尿赤、风湿热痹、痈肿疮毒、肠痈腹痛等。

【附注】口干舌燥、形体消瘦、低热盗汗、无湿热者禁大量久服。

豇豆

简介 豇豆，又名江豆、长豆、腰豆、白豆、饭豆、豆角、甘豆等。原产于亚洲中南部，我国自古就有栽培，且品种多，资源丰富。其豆荚细长，有绿、紫等色。根据果荚长短、质地和实用可分为饭豇豆和长豇豆两种。饭豇豆为粮用种，因豆荚粗纤维过多不可嫩食，只用于豆粒成熟后煮食。长豇豆为菜用种，嫩荚、老豆均可食。因此，李时珍称"此豆可菜、可果、可谷，备用最好，乃豆中之上品"。这里的豇豆指的是老熟的籽粒。

营养成分　性　味　功　效

【营养成分】每100克含水分10.9克，蛋白质19.3克，脂肪1.2克，膳食纤维7.2克，糖类58.5克，硫胺素0.16毫克，核黄素0.08毫克，烟酸1.9毫克，钙40毫克，磷344毫克，铁7.1毫克，锌3.04毫克，钾737毫克，钠6.8毫克。

【性味】性平，味甘。

【功效】健脾，补肾。适用于脾胃虚弱、泻痢、吐逆、消渴、遗精、白带、白浊、小便频数等。

豌豆

简介 豌豆，又名胡豆，青小豆，回鹘豆。豌豆原产自西域，现在北方种植得很多。在八九月时种下，苗生性柔弱，长有须，叶子像蕨藜叶，两两对生，嫩时可以食用。三四月份时开如蛾形状小花，淡紫色。结荚有一寸多长，子圆如药丸。煮、炒食都很好。磨出的粉面白而细腻。

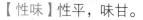

营养成分 性味 功效

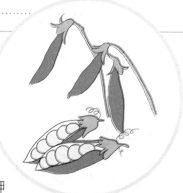

【营养成分】每100克含水分10.4克，蛋白质20.3克，脂肪1.1克，膳食纤维10.4克，糖类55.4克，硫胺素0.49毫克，核黄素0.14毫克，烟酸2.4毫克，钙259毫克，铁4.9毫克，锌2.35毫克，钾823毫克，钠9.7毫克。

【性味】性平，味甘。

【功效】和中下气，利小便，解疮毒。适用于霍乱转筋、脚气、痈肿等。

扁豆

简介 扁豆即菜豆或芸豆，也称四季豆，是扁豆角的种子。扁豆原产美洲的墨西哥和阿根廷，我国在16世纪末才开始引种栽培。扁豆有红、白、黄、黑或斑纹彩色等多种。扁豆对气候、土壤的适应性较强，我国南、北方均有种植。其鲜嫩时的豆角（即常称做扁豆荚或菜豆）青荚是有名的蔬菜，而老熟后的籽粒（即芸豆）可作糖食食用。这里所说的扁豆，是指老熟后的籽粒。

扁豆营养丰富，其蛋白质、B族维生素的含量都比鸡肉高，而钙的含量是鸡肉的7倍，铁则为4倍。扁豆颗粒饱满肥大，色泽鲜明，可煮可炖，是制作糕点、豆馅、甜汤、豆沙的优质原料。其保健食疗的药用价值也很高。

营养成分 / **性味** / **功效**

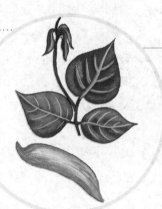

【营养成分】每100克白扁豆，含水分19.4克，蛋白质19克，脂肪0.1克，膳食纤维13.4克，糖类42.2克，硫胺素0.33毫克，核黄素0.11毫克，烟酸1.2毫克，钙68毫克，磷340毫克，铁4毫克，锌1.93毫克，钾1070毫克，钠1.0毫克。

【性味】性平，味甘，无毒。

【功效】健脾和中，消暑化湿。适用于暑湿吐泻、脾虚、呕逆、食少久泻、水停消渴、赤白带下、小儿疳积等。

蚕豆

简介 蚕豆又叫胡豆、佛豆、马齿豆、倭豆等。因其豆荚状如老蚕，又成熟于养蚕时节，故名蚕豆。它是张骞出使西域时带回的豆种，之后才在我国开始种植，主产于我国南方各省，按其形状可分为长圆、椭圆、扁平等数种。

蚕豆既可和大米等配合煮成豆饭、豆粥，又可和其他菜肴一起烹调，作为佐餐美馔，还可以与其他调料相配，制成怪味蚕豆、蚕豆糖、糖醋蚕豆、兰花豆等令人喜爱的小食品。

营养成分 / 性 味 / 功 效

【营养成分】每100克含水分11.5克，蛋白质24.6克，脂肪1.1克，膳食纤维10.9克，硫胺素0.13毫克，核黄素0.23毫克，烟酸2.2毫克，钙49毫克，磷339毫克，铁2.9毫克，锌4.76毫克，钾992毫克，钠49毫克。

【性味】性平，味甘。

【功效】补中益气，健脾利湿，涩精实肠，暖胃和腑。适用于膈食、水肿，并有止血降压作用。

【附注】中气虚者忌食，多食使腹胀。

黑豆

简介 黑豆，又名乌豆、黑大豆等。是豆科植物大豆的黑色品种，故名黑豆。黑豆主要生长在气温较冷的地方，我国黑龙江的黑豆最为著名。据分析，其营养极为丰富，黑豆中蛋白质、脂肪、钙、磷、铁等的含量相当高，其蛋白质含量约为稻米的7倍。黑豆为著名的黑色食品，与黑芝麻、黑米、豆豉、黑枣、黑醋、发菜、海参、黑木耳及乌骨鸡等合称"黑十珍"。

营养成分 / 性味 / 功效

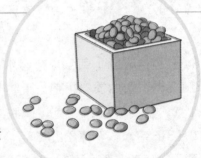

【营养成分】每100克含蛋白质49.8克，脂肪12.1克，糖类18.9克，膳食纤维6.8克，钙250毫克，磷450毫克，铁10.5毫克，硫胺素0.51毫克，核黄素0.19毫克，烟酸2.5毫克。

【性味】性平，味甘。

【功效】活血，利水，祛风，解毒。用于水肿胀满、风毒脚气、黄疸浮肿、风痹筋挛、产后风疼、口禁、痈肿疮毒和解药毒。

豆腐

简介 豆腐是我国的一种古老传统食品，据说在秦代，中国人开始食用豆腐，使豆腐成为嘉惠世人的健康食品。豆腐还具有养生保健的作用。五代时人们就把豆腐称为"小宰羊"，认为其营养价值可与羊肉媲美。豆制品是豆腐的加工制品，其营养价值与豆腐基本相同。

营养成分 / **性 味** / 功 效 ┈┈┈┈┈

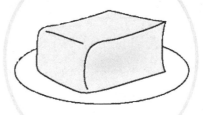

【营养成分】每100克含蛋白质7.4克，脂肪3.5克，糖类2.8克，膳食纤维0.1克，钙240毫克，磷64毫克，铁2.1毫克，硫胺素0.15毫克，核黄素0.15毫克，烟酸1.0毫克。

【性味】性凉，味甘。

【功效】宽中益气，和脾胃，消胀满，清热散血等。

【附注】痛风及血尿酸浓度增高的患者慎食。

韭菜

简介 韭菜又名起阳草、长生韭、草钟乳、扁菜。韭菜是我国的古老蔬菜，距今已有3000多年的栽培历史。从"韭"字的字型考查，就能看出韭菜在中国文字出现以前就已被人们所熟悉和利用了。韭菜是北方人过年包饺子的主菜。其颜色翠绿、味浓色艳，无论用来拌制荤馅或是素馅，都十分提味。韭黄是韭菜的软化栽培品种，因不见阳光而呈黄白色又名韭黄、韭白，其营养价值不及韭菜。

营养成分 / 性 味 / 功 效

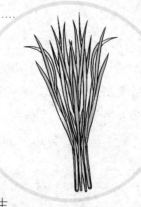

【营养成分】每100克春荏韭菜中含蛋白质2.4克，脂肪0.6克，糖类4克，膳食纤维1.1克，钙56毫克，磷46毫克，铁1.6毫克，维生素A原（胡萝卜素）0.3~2.8毫克，维生素C39毫克，维生素$B_1$0.03毫克，维生素$B_2$0.09毫克，烟酸0.9毫克，能量67~163.3千焦，另含多种其他矿物质。

【性味】性温，味辛。

【功效】温中，行气，散血，解毒。适用于胸痹、噎嗝、反胃、吐血、衄血、尿血、痢疾、消渴、痔漏、脱肛、跌打损伤、虫蝎螫伤等。

菠菜

简介 菠菜原名菠棱，古代中国人称之为"红嘴绿鹦哥"，又叫波斯菜、赤根菜。菠菜于公元7世纪由尼泊尔传入我国，已有1000多年历史。《本草纲目》中认为菠菜可以"通血脉，开胸膈，下气调中，止渴润燥"。古代阿拉伯人称它是"蔬菜之王"。菠菜含有大量的β胡萝卜素和铁，也是人体中维生素B_6、叶酸和矿物质钾的最佳食源。菠菜还含有丰富的蛋白质，每500克菠菜相当于两个鸡蛋的蛋白质含量。

| 营养成分 | 性味 | 功效 |

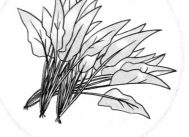

【营养成分】每100克含蛋白质2.4克，脂肪0.5克，糖类3.1克，膳食纤维0.7毫克，钙72毫克，磷53毫克，铁1.8毫克，胡萝卜素3.87毫克，硫胺素0.04毫克，核黄素0.13毫克，烟酸0.6毫克，抗坏血酸39毫克。

【性味】性凉，味甘。

【功效】滋阴润燥，养血止血。用于衄血、便血、坏血病、消渴引饮、大便涩滞。

芹菜

简介 芹菜，又名水英、楚葵等。原产于中国，早在《诗经》中就有关于这方面的记载。很久以前，欧洲人就知道用野芹煎汤熏洗患处治冻伤。芹菜一般分水芹和旱芹两种。通常把生于江湖沼泽处的叫水芹，长于平地的叫旱芹。芹菜是常用蔬菜之一，它既可热炒，又可凉拌食用，深受人们喜欢。近年来的研究表明，芹菜是一种具有很好药用价值的蔬菜。

营养成分 / 性 味 / 功 效

【营养成分】每100克含水分94.2克，蛋白质0.8克，脂肪0.1克，膳食纤维1.4克，糖类2.5克，硫胺素0.01毫克，核黄素0.08毫克，烟酸0.08毫克，钙48毫克，磷103毫克，铁0.8毫克，锌0.46毫克，钾154毫克，钠73.8毫克。芹菜茎叶尚含有芹菜甙、佛手柑内酯、挥发油、有机酸。

【性味】性凉，味甘、苦。

【功效】平肝清热，祛风利湿，有降压、利尿作用。适用于高血压、眩晕头痛、面红目赤、血淋、痈肿等。

【附注】脾胃虚寒者禁食。

荠菜

荠菜，别名护生草、菱角菜。它的茎坚硬而且生有细毛，能避蚊子和飞蛾叮咬。开白色的小花，许多小花集在一起。结出的荚呈三角形。四月收摘。

营养成分 / 性 味 / 功 效 ....

【营养成分】每100克含水分90.6克，蛋白质2.9克，脂肪0.4克，膳食纤维1.7克，糖类3.0克，硫胺素0.04毫克，核黄素0.15毫克，烟酸0.6毫克，抗坏血酸43毫克，钙294毫克，磷81毫克，铁0.8毫克，锌0.46毫克，钾280毫克，钠31.6毫克。

【性味】性平，味甘。

【功效】和脾，利水，止血，明目。荠菜有类似麦角碱的作用。其浸膏对动物离体子宫或肠管均有明显的收缩作用；所含的荠菜酸有明显的止血作用。适用于痢疾、水肿、淋病、乳糜尿、吐血、便血、血崩、月经过多、目赤疼痛等。

苋菜

简介 苋菜又名野苋菜、紫苋、雁来红。原本是一种野菜，近几年才摆上餐桌，有的地区把苋菜称为"长寿菜"。苋菜又是一种含大量膳食纤维的减肥菜，由于纤维可以促进胃肠蠕动减少脂肪吸收，故可减肥。

营养成分 / 性 味 / 功 效

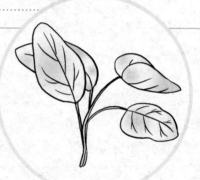

【营养成分】紫苋菜每100克含水分88.8克，蛋白质2.8克，脂肪0.4克，膳食纤维1.8克，硫胺素0.07毫克，核黄素0.12毫克，烟酸0.9毫克，抗坏血酸40毫克，钙96毫克，磷147毫克，铁3.9毫克，锌2.25毫克，钾172毫克，钠4.6毫克。

【性味】性凉，味甘。

【功效】清热利窍。适用于赤白痢疾、大便不通等。

【附注】苋菜含草酸较高，食用时用开水焯一下可减少草酸含量。

空心菜

简介 空心菜，又名通菜、雍菜、无心菜，是夏秋季节主要绿叶菜之一。由于空心菜很易繁殖，产量大，售价相对便宜，是一种价廉的营养蔬菜。

现代科学研究发现，空心菜含有多种营养成分。在嫩梢中，蛋白质比同等量的番茄高4倍，钙含量比番茄高12倍多，并含有较多的胡萝卜素。空心菜中膳食纤维的含量较丰富，这种纤维由纤维素、半纤维素、木质素、胶浆及果胶等组成，具有促进肠蠕动、通便解毒作用。空心菜为碱性食物，食后可降低肠道的酸度，预防肠道内的细菌群失调，对防癌有益。此外，所含胡萝卜素、维生素C均有抗癌协同作用。空心菜中的叶绿素有"绿色精灵"之称，可洁齿防龋，健美皮肤，堪称美容佳品。

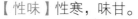

营养成分 / 性味 / 功效

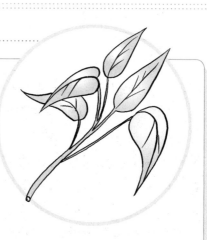

【营养成分】每100克含水分90.1克，蛋白质2.3克，脂肪0.3克，糖类4.5克，膳食纤维1.0克，钙100毫克，磷37毫克，铁1.4毫克，胡萝卜素2.1毫克，硫胺素0.06毫克，核黄素0.16毫克，抗坏血酸28毫克。

【性味】性寒，味甘。

【功效】清热解毒，止血，通便。适用于鼻衄、便血、痔疮、便秘、淋浊、痈肿等。

油菜

简介 油菜颜色深绿，帮如白菜，是十字花科的植物。油菜的营养成分含量及其食疗价值可称得上诸种蔬菜中的佼佼者。据测定，油菜中含多种营养素，含有丰富的钙、铁和维生素C，其所含的维生素C比大白菜高1倍多；胡萝卜素也很丰富，是人体黏膜及上皮组织维持生长的重要营养源，对于抵御皮肤过度角化大有脾益。爱美人士不妨多摄入一些油菜，会收到意想不到的美容效果。油菜还有促进血液循环、散血消肿的作用。

食用油菜时要现做现切，并用旺火爆炒，这样即可保持鲜脆，又可使其营养成分不被破坏。吃剩的熟油菜过夜后就不要再吃，以免造成亚硝酸盐沉积，易引发癌症。

营养成分 / 性 味 / 功 效 ....

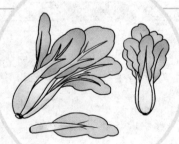

【营养成分】每100克油菜，含水分93.5克，蛋白质2.6克，脂肪0.4克，糖类2.0克，膳食纤维1.1克，钙140毫克，磷30毫克，铁1.4毫克，胡萝卜素3.15毫克，硫胺素0.08毫克，核黄素0.11毫克，烟酸0.9毫克，抗坏血酸51毫克，尚含有少量的槲皮甙和维生素K。

【性味】性凉，味辛。

【功效】散血消肿。适用于劳伤吐血、血痢、丹毒、热毒疮、乳痈、产后血瘀等。

大白菜

简介 白菜古代被叫作菘、包心白菜、黄芽白菜、结球白菜。其品种丰富，至今已达500余种。在我国白菜可分为结球白菜和不结球白菜两大类，为了便于区别，习惯上称结球白菜为大白菜，不结球白菜为白菜或青菜。白菜按其叶梗的长短又可粗分为长梗白菜和短梗白菜两种。常见的长梗白菜有菜秧、鸡毛菜、小白菜、白菜、青菜、矮脚黄、三月青、油冬儿等。

　　大白菜有"菜中之王"之誉，据说这是齐白石老先生提出来的。齐老有一幅写意的大白菜图，其题句说："牡丹为花中之王，荔枝为百果之先，独不论白菜为蔬之王，何也？"于是"菜中之王"的美名就不胫而走，流传至今。由于大白菜具有丰富的营养价值，故有"百菜不如白菜"的说法。

营养成分 / 性 味 / 功 效 ……………

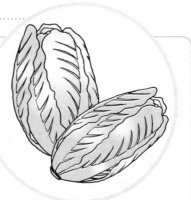

　　【营养成分】每100克含水分95.4克，蛋白质1.4克，糖类3克，膳食纤维0.5克，钙33毫克，磷42毫克，铁0.4毫克，胡萝卜素0.11毫克，硫胺素0.22毫克，核黄素0.04毫克，烟酸0.3毫克，抗坏血酸24毫克。

　　【性味】性平，味苦。

　　【功效】解热除烦，通利肠胃。适用于肺热咳嗽、便秘、丹毒、痈疮等。

藕

简介 藕又称莲藕、莲根、水鞭蓉、塘藕、荷。它是睡莲科植物的肥大根茎。莲的柄名荷梗，蒂名荷蒂，叶名荷叶，花名荷花，蕊名莲须，果皮名莲蓬，果实为莲子或莲肉，其胚芽为莲心，莲的地下茎名为藕。莲藕原产于印度，很早就传入中国，在南北朝时期，莲藕的种植就相当普遍了。

莲藕微甜而脆，十分爽口，可生食也可做菜，药用价值相当高，是老幼妇孺、体弱多病者的滋补食品。曾被清朝皇帝钦定为御膳贡品。

营养成分 / 性 味 / 功 效

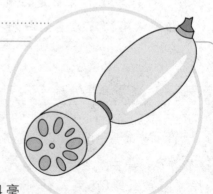

【营养成分】每100克含水分77.9克，蛋白质1.0克，脂肪0.1克，糖类19.8克，膳食纤维0.5克，钙19毫克，磷51毫克，铁0.5毫克，胡萝卜素0.02毫克，硫胺素0.11毫克，核黄素0.04毫克，烟酸0.4毫克，抗坏血酸25毫克。

【性味】性寒，味甘。

【功效】生用：清血，凉血，散瘀。适用于热病烦渴、吐血、衄血、热淋。熟用：健脾，开胃，益血，生肌，止泻。

【附注】忌铁器。

白萝卜

简介 白萝卜又名莱菔、罗服等。我国是白萝卜的故乡，栽培及食用的历史悠久，早在《诗经》中就有关于白萝卜的记载。白萝卜的种类很多，如象牙白萝卜、苄萝卜、心里美、青萝卜等。各种萝卜都有各自的食用方法，总体来说，萝卜价格低廉而营养价值甚高，是普通百姓的养生食品，常言说得好："冬吃萝卜夏吃姜，一年四季保安康。""扬州八怪"之一的郑板桥曾写过这样一幅养生保健联："青菜萝卜糙米饭，瓦壶天水菊花茶。""萝卜就茶"是郑板桥的养生之道。

营养成分 / 性 味 / 功 效

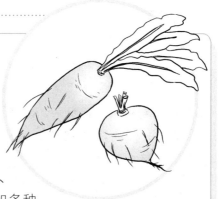

【营养成分】每100克含水分91.7克，蛋白质0.6克，膳食纤维0.8克，糖类5.7克，钙49毫克磷34毫克，铁0.5毫克，锌0.3毫克，钾173毫克，钠61.8毫克。尚含有香豆酸、咖啡酸、阿魏酸、苯丙酮酸、龙胆酸、羟基苯甲醇和多种氨基酸。鲜根含甲硫醇7.75毫克。锰0.41毫克，硼约7毫克。

【性味】性凉，味甘、辛。

【功效】消积滞，化痰热，下气，宽中，解毒。适用于食积胀满、痰咳失音、吐血、衄血、消渴、痢疾、偏头痛等。萝卜捣汁服可防止胆石症的形成。

【附注】不可与地黄、何首乌同食；脾胃虚寒、食不易化者不宜食。

莴笋

简介 莴笋别名莴苣，因食用部位不同可分为叶用莴苣和茎用莴苣。叶用莴苣茎短缩、粗硬，而叶肥大能生食，称为生菜。茎用莴苣茎基肥大，肉质能食，形如笋，又名生笋、千重菜。原产于地中海沿岸，传入我国后各地均有栽培，是春秋两季的主要蔬菜之一。莴笋口感脆嫩，色泽淡绿，制作菜肴可荤可素，可凉可热，口感爽脆，具有独特的营养价值。

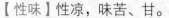

营养成分 / 性 味 / 功 效

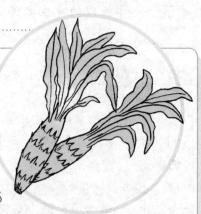

【营养成分】每100克含水分95.5克，蛋白质0.6克，脂肪0.1克，糖类2克，膳食纤维0.6克，钙7毫克，磷31毫克，铁2.0毫克，胡萝卜素0.02毫克，硫胺素0.03毫克，核黄素0.02毫克，烟酸0.5毫克，抗坏血酸1毫克。

【性味】性凉，味苦、甘。

【功效】利五脏，补筋骨，开膈热，通经脉，去口气，白牙齿，明眼目。适用于小便不利、尿血、乳汁不通、冷积虫积、痰火凝结、热毒、疮肿、口渴等。

胡萝卜

简介 胡萝卜，又名红萝卜、黄萝卜、金笋、丁香萝卜等。它不仅是可口的食品，还是一种良药，素有"小人参"之称。原产于中亚、西亚等寒冷干燥的高原地区，西汉时传入中国。胡萝卜在西方名气颇大，被视为菜中上品。荷兰人把它列为"国菜"之一。胡萝卜在我国各地均有栽种，分红、黄、紫三种颜色，但市场上较多的是红萝卜和黄萝卜两种。

　　红萝卜一般糖分高，味甜，而黄萝卜味淡。胡萝卜是一种很好的营养蔬菜，含有极丰富的胡萝卜素，还有维生素B_1、维生素B_2和维生素C等。胡萝卜中还含有9种氨基酸，其中人体必需的氨基酸占5种，尤其以赖氨酸含量最多。此外，它还含有钙、磷、铜、铁等矿物质。是养生保健的重要蔬菜之一。

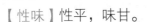

营养成分 / 性 味 / 功 效

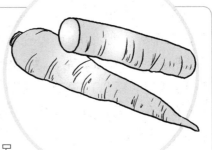

【营养成分】每100克含蛋白质0.6克，脂肪0.3克，糖类8.3克，膳食纤维0.8克，钙19毫克，磷29毫克，铁0.7毫克，硫胺素0.04毫克，核黄素0.04毫克，烟酸0.4毫克，抗坏血酸12毫克；另含挥发油。

【性味】性平，味甘。

【功效】明目，健脾，化滞。适用于消化不良、久痢、咳嗽和夜盲症。

西红柿

简介 西红柿，又名洋柿子、番茄。在国外又有"金苹果""爱情果"之美称。16世纪时，西红柿并不是一种红色的、既可做菜又可当水果吃的诱人果实。当时的西红柿是黄色的，大不过樱桃，只供观赏，不敢品尝。在经历了近200年的培育之后，意大利人终于把这小小的"金苹果"培植成了一种稍大点儿的红色果实。西红柿是亦蔬亦果的菜品，含有丰富的β胡萝卜素、B族维生素和维生素C，尤其是维生素P的含量居蔬菜之首，是十大健康食品之一。

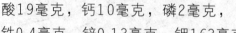

营养成分／性　味／功　效

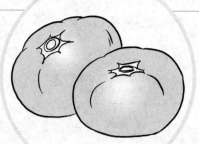

【营养成分】每100克含水分94.4克，蛋白质0.9克，脂肪0.2克，膳食纤维0.5克，糖类3.54克，硫胺素0.03毫克，核黄素0.03毫克，烟酸0.6克，抗坏血酸19毫克，钙10毫克，磷2毫克，铁0.4毫克，锌0.13毫克，钾163毫克，钠5.0毫克。尚含有苹果酸、柠檬酸、腺嘌呤、葫芦巴碱、胆碱和少量番茄碱。

【性味】性微寒，味甘、酸。

【功效】生津止渴，健胃消食。番茄碱有抗真菌作用，能抑制某些致病真菌。适用于口渴、食欲不振等。

南瓜

简介 南瓜，又称倭瓜、饭瓜，是葫芦科植物，包括中国南瓜、印度南瓜和西葫芦等。在我国，南瓜是一种既可当菜又可代粮的食物，特别是在饥荒年间普受欢迎。最近，研究人员发现南瓜不但可以充饥，而且还有一定的食疗价值，特别适合于肥胖和糖尿病患者食用，因此少人问津的南瓜受到现代都市人的青睐。

営养成分 / 性 味 / 功 效

【营养成分】每100克含水分93.5克，蛋白质0.7克，脂肪0.1克，膳食纤维0.8克，糖类4.5克，胡萝卜素0.89毫克，硫胺素0.03毫克，核黄素0.04毫克，烟酸0.4毫克，钠0.8毫克。尚含有瓜氨酸、天门冬素、葡萄糖及甘露醇等。

【性味】性温，味甘。

【功效】补中益气，消炎止痛，解毒杀虫。

冬瓜

简介 为葫芦科植物的果实，我国各地均产。冬瓜古称水芝、地芝，因其形状如枕，又叫枕瓜。冬瓜早春寒冷时播种、收获于夏季。为什么夏季所产的瓜，即取名为冬瓜呢？这是因为冬瓜成熟后，表面有层白色的粉状物，像是冬天所结的白霜；另一方面，冬瓜耐贮存，是北方冬季的主要蔬菜之一。现代医学研究，冬瓜是一种非常有效的减肥食物，常食冬瓜，对肥胖症有明显的疗效。

营养成分 / 性味 / 功效

【营养成分】每100克含水分96.6克，蛋白质0.4克，膳食纤维0.7克，糖类1.9克，硫胺素0.01毫克，核黄素0.01毫克，烟酸0.3毫克，抗坏血酸18毫克，钙19毫克，磷12毫克，铁0.2毫克，锌0.07毫克，钾78毫克，钠1.8毫克。

【性味】性凉，味甘、淡。

【功效】利水消痰，清热解毒。适用于水肿、脚气、淋病、痰喘、喘咳、暑热烦闷、消渴、泻痢、痈肿、痔漏等，并解鱼、酒毒等。

苦瓜

简介 苦瓜，又叫癞瓜、凉瓜，原产于印度尼西亚，大约在宋元时传入中国。历史上吃苦瓜最有名的人物，可能是明末清初的画家石涛。其自号苦瓜和尚，餐餐不离，甚至于在案头供奉都离不开苦瓜。苦瓜虽具有特殊的苦味，但依然受到大家的喜爱。苦瓜虽苦，它却从不会把苦味传给"别人"，如用苦瓜烧鱼，鱼块绝不沾苦味，所以苦瓜又有"君子菜"的雅称。

营养成分 / 性 味 / 功 效

【营养成分】每100克含水分93.4克，蛋白质1.0克。脂肪0.1克，膳食纤维1.4克，糖类3.5克，硫胺素0.03毫克，核黄素0.03毫克，烟酸0.4毫克，钙14毫克，磷35毫克，锌0.36毫克，钾256毫克，钠2.5毫克。尚含有苦瓜甙、5-羟基色胺和多种氨基酸、半乳糖醛酸、果胶等。

【性味】性寒，味苦。

【功效】清暑除热，明目解毒。适用于热病烦渴引饮、中暑、痢疾、赤眼疼痛、痈肿丹毒、恶疮等。

【附注】脾胃虚寒者忌食。

丝瓜

简介 丝瓜又称吊瓜，因其老熟后的瓢子网络如丝，故名。用它可以洗涤饮具，所以又有"洗锅罗瓜"之称。丝瓜原产于印度，唐末传入我国，明初广泛种植于南北各地，成为人们经常食用的蔬菜。丝瓜的药用价值较高，所含皂甙类、丝瓜苦味质、黏液质、木胶、瓜胶、瓜氨酸、木聚糖和干扰素等物质具有一定的药用和保健功效。

营养成分 / 性 味 / 功 效

【营养成分】每100克含水分94.3克，蛋白质1.0克，脂肪0.2克，膳食纤维0.6克，糖类3.6克，硫胺素0.02毫克，核黄素0.04毫克，烟酸0.4毫克，抗坏血酸5毫克，钙14毫克，磷29毫克，铁0.4毫克，锌0.21毫克，钾115毫克，钠2.6毫克。尚含有皂甙、丝瓜苦味质、多量黏液、瓜氨酸、木聚糖等。

【性味】性凉，味甘。

【功效】清热化痰，凉血解毒。适用于热病身热烦渴、痰喘咳嗽、肠风痔漏、崩漏、带下、血淋、疔疮、乳汁不通、痈肿等。

黄瓜

简介 黄瓜又名胡瓜，原产于印度。汉代张骞出使西域时被引进我国，在我国已有2000多年的栽培历史了。黄瓜是夏季的时鲜，含水量高达96%~98%，现在一年四季均有。黄瓜不但脆嫩适口，味道鲜香，而且营养十分丰富，是消暑、美容、减肥的佳蔬。

営养成分 / 性 味 / 功 效

【营养成分】每100克含水分95.8克，蛋白质0.8克，脂肪0.2克，膳食纤维0.5克，糖类2.4克，胡萝卜素0.09毫克，硫胺素0.02毫克，核黄素0.03毫克，烟酸0.2毫克，抗坏血酸9克，钙24毫克，磷24毫克，铁0.5毫克，锌0.18毫克，钾102毫克，钠5毫克。尚含有多糖类、甙类、咖啡酸、绿豆酸、多种游离氨基酸、葫芦素A、葫芦素B、葫芦素C、葫芦素D等。

【性味】性凉，味甘。

【功效】清热解毒，利水消肿。适用于烦渴、咽喉肿痛、美容、减肥、烫火伤等。

【附注】脾胃虚寒者忌食。

茄子

简介 茄子又名茄瓜、昆仑瓜、矮瓜、吊菜子。古名为酪酥，茄子是俗名。茄子原产印度，已有4 000多年的栽培历史，后向东传入中国，在我国栽培已达2 000年之久，遍及南北名地，是我国人民的重要蔬菜。茄子是为数不多的紫色蔬菜之一，它的紫皮中含有丰富的维生素E和维生素P，这是绿叶蔬菜所不及的。

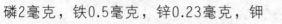

营养成分 / 性 味 / 功 效

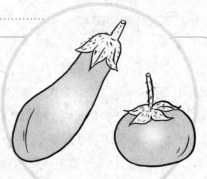

【营养成分】每100克含水分95.5克，蛋白质1.1克，脂肪0.2克，膳食纤维1.3克，糖类3.6克，硫胺素0.02毫克，核黄素0.04毫克，烟酸0.6毫克，抗坏血酸5毫克，钙24毫克，磷2毫克，铁0.5毫克，锌0.23毫克，钾142毫克，钠5.4毫克。尚含有葫芦巴碱、水苏碱、胆碱、龙葵碱等多种生物碱。种子中龙葵含量高。茄皮中含色素茄色甙、紫苏甙等。

【性味】性凉，味甘。

【功效】清热和血，止血消肿。适用于肠风下血、热毒疮痈、皮肤溃疡等。

葡萄

简介 葡萄，又名草龙珠、山葫芦等，原产西亚，据说是汉朝张骞出使西域时由中亚经丝绸之路带入我国，栽培历史已有两千年之久。葡萄果实为圆形或椭圆形，成熟后为紫色或黄绿色，味酸甜，多汁，大者如乒乓，小者如珍珠，葡萄的含糖量达8%~10%。此外它还含有多种无机盐、维生素以及多种具有生理功能的物质。葡萄含钾量也相当丰富。

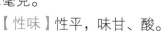

营养成分 性味 功效

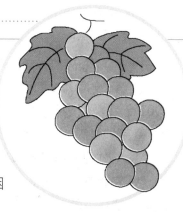

【营养成分】每100克含水分87.9克，蛋白质0.4克，脂肪0.6克，糖类8.2克，膳食纤维2.6克，钙4毫克，磷7毫克，铁0.8毫克，胡萝卜素0.04毫克，硫胺素0.05毫克，核黄素0.01毫克，烟酸0.2毫克。

【性味】性平，味甘、酸。

【功效】补气血，强筋骨，利小便。用于气血虚弱、肺虚咳嗽、心悸盗汗、风湿痹痛、淋病、水肿等。

【附注】有表证者忌用。

梨

【简介】梨，又称快果、玉乳等。原产我国，古人称梨为"百果之宗"，在果品中地位重要，适应性比苹果还要广泛。梨一般外皮为青色或黄色、白色等，肉质白色。因其鲜嫩多汁，酸甜适口，所以又有"天然矿泉水"之称。

营养成分 / 性味 / 功效

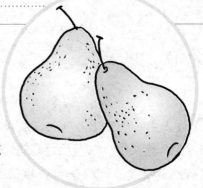

【营养成分】每100克含水分78.3克，蛋白质0.1克，脂肪0.1克，糖类9.0克，膳食纤维0.01毫克，硫胺素0.02毫克，核黄素0.01毫克，烟酸0.1毫克，抗坏血酸4毫克。

【性味】性凉，味甘、微酸。

【功效】生津，润燥，清热化痰。用于热病津伤口渴、消渴、热痰咳嗽、惊狂、噎膈、便秘等。

【附注】脾虚便溏及寒嗽者忌服。

樱桃

简介 樱桃，又名含桃、莺桃和荆桃等，是上市最早的一种乔木果实，号称"百果第一枝"。据说黄莺特别喜啄食这种果子，因而又名"莺桃"。每年春末夏初，当其他果树还在开花时，樱桃就已经先百果而熟，光彩夺目。樱桃的果实虽小似珍珠，但色泽红艳光洁，个个犹如体态玲珑的玛瑙宝石一样，十分惹人喜爱。樱桃的味道甘甜而微酸，备受人们的青睐。除了可以鲜食外，又可腌制或作为其他菜肴食品的点缀，很受欢迎。

营养成分　性味　功效

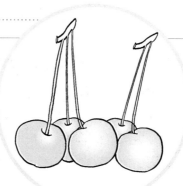

【营养成分】每100克含水分88克，蛋白质1.1克，脂肪0.2克，膳食纤维0.4克，糖类9.1克，核黄素0.02毫克，烟酸0.6毫克，抗坏血酸10毫克，钙11毫克，磷27毫克，铁0.4毫克，锌0.23毫克，钾232毫克，钠8毫克。尚含有柠檬酸，酒石酸等。

【性味】性温，味甘。

【功效】益气，祛风湿，美颜。适用于瘫痪、四肢不仁、风湿腰腿酸痛、冻疮、面色不华等。

柿子

简介 柿子原产我国，栽种历史至少有2 500年。柿子的文字记载最早见于《礼记·内则》篇。柿子是我国北方的水果，营养丰富，甜度适口，在冬季吃冻柿子、柿饼，别有一番滋味。柿子所含维生素和糖分比一般水果高1~2倍。每天吃2个柿子，所摄取的维生素C就能满足机体的需要量。

营养成分 / 性 味 / 功 效

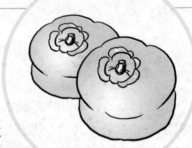

【营养成分】每100克含水分79.4克，蛋白质0.7克，脂肪0.1克，膳食纤维1.5克，糖类18.1克，硫胺素0.01毫克，核黄素0.02毫克，烟酸0.3毫克，抗坏血酸30毫克，钙9毫克，磷23毫克，铁0.2毫克，烟酸0.3毫克，抗坏血酸30毫克，钙9克，磷23毫克，铁0.2毫克，锌0.08毫克，钾151毫克，钠0.8毫克。

【性味】性寒，味甘、涩。

【功效】清热润肺，止渴涩肠。适用于热渴、咳嗽、吐血、口疮、高血压等。

【附注】凡中气虚寒、痰湿内盛、体弱多病、产后病后和感风寒等不宜食用。忌与蟹同食。

桑葚

简介 桑葚又名桑果，早在2 000多年前，桑葚已经是中国皇帝御用的补品。桑树生长在特殊的环境里，所以桑果具有天然无污染的特点，被称为"民间圣果"。桑葚是一种椭圆形的小浆果，成熟后色深红或黑紫，大小似小枣，味甜多汁，略带酸味，风味独特，营养丰富，含有丰富的活性蛋白、维生素、氨基酸、胡萝卜素、矿物质等成分，能显著提高人体免疫力，具有延缓衰老，美容养颜的功效。被医学界誉为"21世纪的最佳保健果品"。

营养成分 / **性 味** / **功 效**

【营养成分】每100克含水分82.8克，蛋白质1.7克，脂肪0.4克，膳食纤维4.1克，糖类9.7克，硫胺素0.02毫克，硫黄素0.61毫克，烟酸4.8毫克，抗坏血酸7毫克，钙37毫克，磷33毫克，铁0.4毫克，锌0.26毫克，钾32毫克，钠2毫克。

【性味】性寒，味甘。

【功效】滋阴补血，润肠通便。适用于肝肾阴亏之眩晕、耳鸣、须发早白、消渴、便秘、瘰疬、关节不利等。

【附注】脾胃虚寒泄泻者忌服。

甘蔗

简介 甘蔗，别名竿蔗。甘蔗种植在地里，丛生。茎似竹而内充实，长六七尺，粗数寸，根下节密，向上渐疏。八九月份收茎，可留过三四月份，作果品用。

营养成分　性　味　功　效

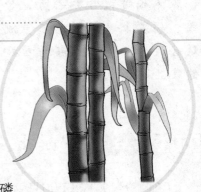

【营养成分】每100克甘蔗汁含水分83.1克，蛋白质0.4克，脂肪0.1克，膳食纤维0.6克，糖类15.4克，硫胺素0.01毫克，核黄素0.02毫克，烟酸0.2毫克，抗坏血酸2毫克，钙14毫克，磷14毫克，铁0.4毫克，锌1.0毫克，钾95毫克，钠3.0毫克。

【性味】性寒，味甘。

【功效】清热生津，润燥，下气。适用于热病伤津、心烦口渴、反胃呕吐、肺燥咳嗽、大便燥结等，并可解酒毒。

【附注】脾胃虚寒者慎用。

杨梅

简介 杨梅，又名龙睛、朱红，它和梅子并没有关系，只是因其形似水杨子、味道似梅子，因而才取名杨梅。杨梅是我国特产水果之一，主产地只有浙江、福建和苏南，素有"初梅一颗值千金"之美誉，在吴越一带，又有"杨梅赛荔枝"之说。杨梅果实表面有粒状突起物，果皮为白色或紫红色，色泽鲜艳，汁液多，甜酸适口，营养价值高。杨梅不仅是江南佳果，也是一味可治疗多种疾病的良药，其实用价值较梅子要大。

营养成分 / 性味 / 功效

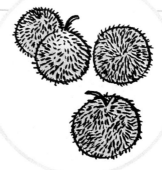

【营养成分】每100克可食部分中约含蛋白质0.75克，脂肪0.15克，膳食纤维1克，糖类5.8克，能量138千焦，维生素A原（胡萝卜素）0.04毫克，钙14.5毫克，磷7.5毫克，铁1.1毫克，镁10.5毫克，锰0.7毫克，锌0.14毫克，钾150毫克。

【性味】性温，味酸。

【功效】生津止渴，和胃消食。适用于胃阴不足、津伤口渴、或饮食不消、食后饱胀、饮酒过度等。

【附注】不宜多食，多食则令人发热、发疮。

菠萝

简介 菠萝，又称凤梨或肚兜子，原产巴西，16世纪传入我国。是热带和亚热带地区的著名水果之一，与香蕉、荔枝、柑橘同为我国华南的四大名果。菠萝果形美观，呈现黄色或黄青色，外皮有许多类似鱼鳞的圆孔，孔中生有毛刺。果肉汁多味甜，有特殊香味，是深受人们喜爱的水果。如果在室内放上一个，能消除异味，使满屋清香。

营养成分 / 性味 / 功效

【营养成分】 每100克菠萝果肉中，含蛋白质0.4克，脂肪0.3克，糖类9克，膳食纤维0.4克，钙18毫克，磷28毫克，铁0.5毫克，维生素A（原胡萝卜素）0.08毫克，维生素$B_1$0.02毫克，维生素$B_2$0.05毫克，维生素C24毫克。

【性味】 性平，味甘、微酸。归胃、肠经。

【功效】 生津止渴，开胃消食，去暑热，壮精神。适用于胃阴不足、口干烦渴及消化不良、少食纳呆等。菠萝汁中含有一种蛋白水解酶，称为菠萝朊酶，对保持人体健康有重要的意义。

【附注】 因菠萝汁中含有生物碱及菠萝蛋白酶，对人体不利。食盐能破坏菠萝中的生物碱和菠萝蛋白酶。因此食用新鲜菠萝时宜将菠萝肉用盐水浸洗。

橘子

简介 橘子又名橘、桔，常与柑子一起统称为柑橘，颜色呈红色或黄色，皮薄光亮，果肉有七瓣，酸甜可口，是日常生活中最常见的水果之一。它含有丰富的糖类、苹果酸、柠檬酸、琥珀酸、并富含维生素B_1、维生素B_2和维生素C、胡萝卜素及钙、磷、铁等矿物质。它所含的蛋白质、钙、铁、磷、维生素B_1、维生素B_2和维生素C是梨的数倍，可谓营养丰富。

营养成分 / 性 味 / 功 效

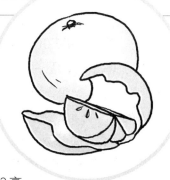

【营养成分】每100克橘肉中含热量为138.2~247千焦，含蛋白质0.95克，脂肪0.25克，膳食纤维平均为0.7克，糖类10.4克，维生素A（原胡萝卜素）0.22~0.6毫克，维生素$B_1$0.02~0.08毫克，维生素$B_2$0.03毫克，烟酸0.25毫克，维生素C平均为30毫克，维生素E 0.3~1.4毫克，钙平均为40毫克，磷18毫克，铁0.2~0.9毫克，钠0.9~1.7毫克，钾一般为130毫克，硒平均为0.4毫克。

【性味】性凉，味甘、微酸。

【功效】理气开胃，生津止渴，润肺止咳。适用于消化不良、呕逆少食、或胃阴不足、口中干渴，以及肺热咳嗽等。

甜瓜

【简介】甜瓜，别名甘瓜、果瓜。中原及北方处处都有，有青、白两种，入药用的早青瓜蒂为上等。二三月份下种，延蔓而生，叶大数寸，五六月份瓜成熟。瓜的种类繁多，有圆有长，有尖有扁，有棱没有枝，大的可超过一尺，小的接近一寸。颜色有青有绿，或黄斑、糁斑，或白道、黄路。瓜瓤或白或红，瓜子或黄或红或白或黑。

营养成分 / 性 味 / 功 效

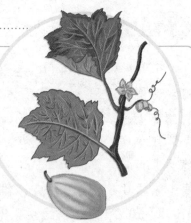

【营养成分】每100克可食部分含水分96.1克，蛋白质0.2克，脂肪0.1克，糖类2.9克，膳食纤维0.4克，钙8毫克，磷18毫克，胡萝卜素0.1毫克，硫胺素0.02毫克，核黄素0.04毫克，烟酸0.3毫克，抗坏血酸9毫克。

【性味】性寒，味甘，无毒。

【功效】清暑热，解烦渴，利小便。适用于口鼻疮、风湿麻木、四肢疼痛等。

【附注】脾胃虚寒、腹胀便溏及患脚气者忌食。

石榴

简介 石榴，原名安石榴，原产于西域，由汉代时传入我国，主要有玉石子、玛瑙石榴、粉皮石榴、青皮石榴、白皮石榴等不同品种。成熟的石榴皮色鲜红或粉红，常会裂开，露出晶莹如宝石般的籽粒，石榴籽富含糖、苹果酸、枸橼酸以及维生素C和磷、钙等矿物质，其汁酸甜，回味无穷。因其色彩鲜艳、子多饱满，具有象征多子多福、子孙满堂的含义，常被用作为喜庆水果。

营养成分 / 性 味 / 功 效

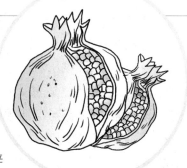

【营养成分】每100克含水分78.7克，蛋白质1.3克，脂肪0.1克，膳食纤维4.9克，糖类14.5克，硫胺素0.05毫克，核黄素0.03毫克，抗坏血酸8毫克，钙6毫克，磷68毫克，铁0.2毫克，锌0.18毫克，钾243毫克，钠1.3毫克。
石榴种子油中含石榴酸、雌酮及雌二醇、甘露醇。果皮含鞣质、生物碱。

【性味】性温，味酸、甘、涩。

【功效】适用于滑泻、久痢、崩漏、带下等。

第二章 食疗药膳原料

63

西瓜

简介 西瓜，又叫夏瓜、寒瓜，原产非洲，有"瓜中之王"之称，因是在汉代从西域引入，故称"西瓜"。西瓜的个体较大，皮和瓤有各种不同的颜色，甘甜多汁，清爽解渴，是盛夏绝好的水果。西瓜几乎含有人体所需的各种营养元素（除了不含脂肪和胆固醇），是一种富有营养、纯净、安全的果品。

营养成分 / 性 味 / 功 效

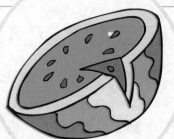

【营养成分】每100克可食部分含水分94.1克，蛋白质1.2克，糖类4.2克，膳食纤维0.2克，钙6毫克，铁0.2毫克，胡萝卜素0.17毫克，硫胺素0.02毫克，核黄素0.02毫克，烟酸0.2毫克，抗坏血酸3毫克，瓜肉中含有瓜氨酸和精氨酸。

【性味】性寒，味甘。

【功效】清热解暑，止渴除烦，能增进尿素形成，具有利尿作用。适用于暑热烦渴、热盛津伤、小便不利、喉痹、口疮等。

芒果

简介 芒果原名蜜望，又名沙果梨、檬果等，因芒果树高数丈，花开极繁，蜜蜂望之而喜，故名蜜望。原产于热带地区，这几年在北方市场上也颇为常见了。芒果的外形很有趣：有的为鸡蛋形，也有圆形、肾形、心形；皮色有浅绿色、黄色或深红色，大小形似木瓜或鸡蛋；果肉为黄色，有纤维，味道酸甜不一，有香气，汁水多而果核大。芒果集热带水果精华于一身，被誉为"热带果王"。

营养成分 / 性味 / 功效

【营养成分】每100克含水分90.6克，蛋白质0.6克，脂肪0.2克，膳食纤维1.3克，糖类7克，硫胺素0.01毫克，核黄素0.04毫克，烟酸0.3毫克，抗坏血酸23毫克，铁0.2毫克，锌0.09毫克，钾138毫克，钠2.8毫克。尚含有芒果酮酸等多种有机酸、多酚类化合物等。

【性味】性凉，味甘、酸。

【功效】生津止渴，去痰止咳，益胃，利尿。常食可润泽皮肤，预防眼病。

柚子

简介 柚子，又叫文旦、雪柚、香抛，产于我国的南方。柚子与柑、橘、橙相比，个头特别大，呈扁圆形或梨形，熟后果皮较厚呈黄色或橙色，果肉多为白色，种子多而粒大，它味道酸甜，略带苦味，含有丰富的维生素C以及其他多种营养素，所以它的营养比较全面，是医学界公认的最具食疗效果的水果。

营养成分 / 性 味 / 功 效

【营养成分】每100克含水分89克，蛋白质0.8克，脂肪0.2克，膳食纤维0.4克，糖类9.1克，核黄素0.03毫克，烟酸0.3毫克，抗坏血酸23毫克，钙4毫克，磷24毫克，铁0.3毫克，锌0.4毫克，钾119毫克，钠3.0毫克。柚皮含有柚皮甙、新橙皮甙、挥发油等。

【性味】性寒，味甘、酸。

【功效】消食化痰，芳香健胃，行气解酒。柚皮甙具有抗炎作用。新鲜果汁中含有胰岛素样成分，有降血糖作用。适用于消化不良、食欲减少、脘腹胀满、咳嗽痰多、饮酒中毒等。

无花果

简介 无花果，又名天生子、映日果、文仙果、密果、奶浆果等。由于无花果树叶浓绿厚大，所开之花却很小，被枝叶掩盖，不容易被发现；当果子长大时，花已经脱落，所以人们认为它是"不花而实"，因此得名。无花果是夏季开花，秋季结果，果实呈扁圆形或卵形，成熟时顶端开裂，肉质软烂，味甘甜如香蕉，营养丰富而全面，除含有人体必需的多种氨基酸、维生素、无机盐外，还含有柠檬酸、延胡索酸、琥珀酸、奎宁酸、脂肪酶、蛋白酶等多种成分，具有很好的食疗功效，被誉为"人类健康的守护神"。

营养成分 / **性 味** / 功 效

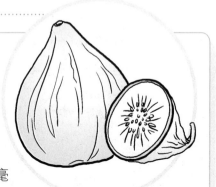

【营养成分】每100克含水分81.3克，蛋白质1.5克，脂肪0.1克，膳食纤维3克，糖类13克，硫胺素0.03毫克，核黄素0.02毫克，烟酸0.1毫克，抗坏血酸2毫克，钙67毫克，磷18毫克，铁0.1毫克，锌1.42毫克，钾212毫克，钠5.5毫克。果实尚含有柠檬酸等多种有机酸及植物生长激素(茁长素)。干果、未成熟果实和植物乳汁中都含有抗癌成分。乳汁中还含有淀粉糖化酶、脂酶、脂肪酸、蛋白酶等，有缓泻及降压作用。

【性味】性平，味甘。

【功效】健胃清肠，解毒消肿。适用于肠炎、痢疾、便秘、痔疮、喉痛、痈疮疔癣等。

中医经典 药膳大全

橄榄

简介 橄榄又名青果、忠果、谏果等，是一种硬质肉果。橄榄原产我国，橄榄的果实呈长椭圆形，两端稍尖，绿色或淡黄色。橄榄的口味十分别致，果肉水分少，初入口时，又酸又涩，细嚼之后渐觉满口清香，余味无穷。土耳其人将橄榄、石榴和无花果并称为"天堂之果"。揽橄还是和平的象征，联和国的旗帜上就有橄榄枝的图案。

营养成分 / 性 味 / 功 效

【营养成分】每100克含水分83.1克，蛋白质0.8克，脂肪0.2克，膳食纤维4.0克，糖类11.1克，硫胺素0.01毫克，核黄素0.02毫克，烟酸0.07克，抗坏血酸7毫克，钙49毫克，磷18毫克，铁0.2毫克，锌0.25毫克，钾23毫克。

【性味】性酸，味甘、涩。

【功效】生津，润肺，利咽，解毒。适用于咽喉肿痛、烦渴、咳嗽吐血、菌痢、癫痫、解河豚中毒及酒毒。

猕猴桃

简介 猕猴桃又名毛桃、藤梨、猴子梨。因猕猴桃是猕猴喜爱的一种野生水果，故名猕猴桃。其形体大小如鸡蛋，外皮绒毛丛生，果肉青绿似翡翠，清香多汁，酸甜可口。维生素C的含量很高，一颗猕猴桃所含的维生素C，是人体每日需求量的两倍还多，被誉为"维C之王"，猕猴桃是维生素缺乏者的首选水果。

营养成分 / 性味 / 功效

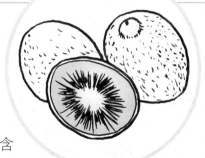

【营养成分】每100克含蛋白质1.6克，脂类0.3克，糖类11克，膳食纤维2.6克，抗坏血酸300毫克，硫胺素0.007毫克，钙56.1毫克，铁1.6毫克，钾320毫克，镁19.7毫克，钠3.3毫克。还含有猕猴碱等。

【性味】性寒，味甘，酸。

【功效】健胃调中，活血理血，生津润燥，清热解毒，消炎催乳，镇咳祛痰，祛风利湿功效。具有降低胆固醇、甘油三酯和降血压作用，对心血管疾病等有较好疗效，并且有防癌抗癌作用。适用于呕吐、食欲不振、消化不良、跌打损伤、烧伤及烫伤、风湿性关节炎、产后乳汁不下、哮喘、高脂血症及动脉硬化等。

【附注】脾胃虚寒、先兆性流产、月经过多、尿频者忌用。

香蕉

简介 香蕉是人们喜爱的水果之一，因为生长时一叶舒展，一叶枯焦，所以又叫焦果，原产地印度和马来西亚，随后被传到了世界各地。香蕉的香味清幽，肉质软糯，甜蜜可口，是许多人喜爱的水果，而且香蕉营养丰富，含钠很少，不含胆固醇，热量较低，含钾量很丰富，对高血压患者十分有益，含有称为"智慧之盐"的磷，又有丰富的蛋白质、糖、维生素A、维生素B、维生素C和维生素E，还有含有大量的微量元素镁和铁等，同时纤维素也多，堪称相当好的营养食品。

营养成分 / 性 味 / 功 效

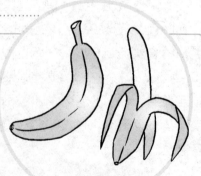

【营养成分】每100克含水分75.8克，蛋白质1.4克，脂肪0.2克，膳食纤维1.2克，糖类20.8克，硫胺素0.02毫克，核黄素0.02毫克，烟酸0.1毫克，抗坏血酸2毫克，钙67毫克，磷18毫克，铁0.1毫克，锌1.42毫克，钾250毫克，钠0.8毫克。尚含有少量5-羟色胺、去甲肾上腺素和二羟苯基乙胺等。

【性味】性寒，味甘。

【功效】滋阴润肠，清热解毒。成熟香蕉之果肉甲醇提取物的水溶性部分有抑制真菌、细菌的作用。适用于热病烦渴、便秘、痔血等。

【附注】脾胃虚寒、便溏者忌食。

大枣

简介 大枣，又名红枣。自古以来就被列为"五果"（桃、李、梅、杏、枣）之一，约有2500年的历史。大枣一般农历七月中旬上市，首先是清脆或红嫩的鲜枣上市，尔后是红干枣上市。大枣最突出的特点是维生素含量高，有"天然维生素丸"的美誉。据现代医学临床研究证明，经常吃大枣的病人，健康恢复比单纯吃维生素药剂的人快3倍以上。

营养成分 / 性 味 / 功 效

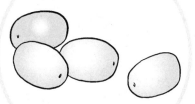

【营养成分】每100克鲜枣含蛋白质1.2克，脂肪0.2克，糖类23.2克，膳食纤维1.6克，钙41毫克，磷23毫克，铁0.5毫克，硫胺素0.06毫克，核黄素0.04毫克，烟酸0.6毫克，抗坏血酸540毫克。

【性味】性平，味甘。

【功效】补益脾胃，滋养阴血，缓解药性。用于脾气虚所致的食少、泄泻，阴血虚所致的妇女脏躁。

【附注】胃脘胀满及痰湿盛、小儿疳积、胃肠积滞、齿常痛者忌用。

荔枝

简介 荔枝又称丹荔、妃子笑等，是我国特产的一种水果，为中国南方四大珍果之一，有"岭南果王"之称。荔枝的果实为圆形或心脏形，外皮有鳞状突起物，呈鲜红、紫红、青绿或清白色，果肉为半透明状的凝脂物，柔软多汁，含有丰富的糖分、蛋白质、多种维生素、脂肪、柠檬酸、果胶以及磷、铁等，是有益人体健康的水果。荔枝饱含浆汁，落口融化，香甜爽口，味道极佳，是一种夏季珍果。当年杨贵妃"一骑红尘妃子笑"的故事更令荔枝的声名远播海内外。

营养成分 / 性 味 / 功 效

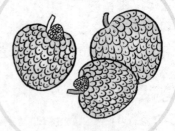

【营养成分】每100克可食部分含蛋白质0.7克，脂肪0.6克，糖类13.3克，膳食纤维0.2克，钙6毫克，磷34毫克，铁0.5毫克，硫胺素0.02毫克，核黄素0.04毫克，烟酸0.7毫克，抗坏血酸30毫克。

【性味】性温，味甘、酸。

【功效】生津，养血，理气止痛。用于烦渴、呃逆、胃痛、瘰疬、疔肿、外伤出血等。

龙眼

简介 龙眼有桂圆、益智、骊珠等别称，因其种子圆黑光泽，种脐突起呈白色，看似传说中的"龙"的眼睛，所以得名。龙眼树春季开花，终年长绿，秋季结果，桂月（家历八月）成熟，故又称桂圆。龙眼大小似荔枝，剥去外壳后即可见到白乳色的果肉，透明，多汁，味甜。新鲜的龙眼肉质极嫩，汁多甜蜜，美味可口，实为其他果品所不及。

营养成分 / 性味 / 功效

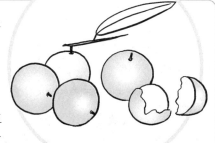

【营养成分】每100克鲜龙眼肉中含能量247~343.3千焦，蛋白质1.25克，脂肪0.1克，膳食纤维0.5克，糖类16克左右，维生素A（原胡萝卜素）0.02毫克，维生素$B_1$0.01毫克，维生素$B_2$0.18毫克，烟酸1.3毫克，维生素C43毫克，钙5毫克，磷28毫克，铁0.3毫克，另含若干其他矿物质。

每100克干龙眼肉中含能量1143千焦，蛋白质5克，脂肪0.2克，膳食纤维2克，糖类62.8克，磷118毫克，铁0.7毫克，钙19~30毫克，另有维生素类和各类其他矿物质，尤其是硒的含量较高，达到0.83毫克。

【性味】性平，味甘。

【功效】补益脾胃，补血安神。用于食欲不振、浮肿、心悸、失眠、健忘等。

【附注】外感表证初起，热盛所致的痰黄黏者忌用。

山楂

简介 山楂，又名山里红、红果、胭脂果，有很高的营养和医疗价值，味道甘酸，能够开胃，中老年人常吃山楂制品能增强食欲，改善睡眠，保持骨和血中钙的恒定，预防动脉粥样硬化，使人延年益寿，故山楂被人们视为"长寿食品"，一般用于制药或制成糖葫芦、山楂饼、山楂片、山楂糕、山楂丸等食品。

营养成分 / 性 味 / 功 效

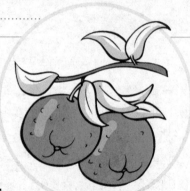

【营养成分】每100克含水分73克，蛋白质0.5克，脂肪0.6克，膳食纤维3.1克，糖类22克，胡萝卜素0.1毫克，硫胺素0.02毫克，核黄素0.02毫克，烟酸0.4毫克，钙52毫克，磷24毫克，铁0.9毫克，锌0.28毫克，钾299毫克，钠5.4毫克。尚含有山楂酸、酒石酸、黄酮类、甙类、烟酸、鞣质等。

【性味】性微温，味酸、甘。

【功效】消食健胃，行气散瘀。适用于肉食积滞、胃脘胀痛、泻痢腹痛、瘀血闭经、产后瘀阻、疝气疼痛、高脂血等。焦山楂消食导滞作用增强。适用于肉食积滞、泻痢不爽。

桃子

简介 桃子原产于我国，在汉武帝时沿着丝绸之路，传入波斯和印度，而后传入希腊，经罗马及欧美而至全世界。在果品资源中，桃以其果形美观、肉质甜美被称为"天下第一果"。千百年来人们总是把桃作为福寿祥瑞的象征，有"寿桃""仙桃"的美称。俗话说鲜桃养人，主要是因桃子的营养价值高。桃子不仅含有蛋白质、脂肪，还含有多种维生素、果酸以及钙、磷、铁等矿物质，值得一提的是桃子的含铁量为苹果和梨的4~6倍，对缺铁性贫血大有补益。桃仁更是一味良药，有破血祛瘀、润燥顺肠的功效。

营养成分 / 性 味 / 功 效

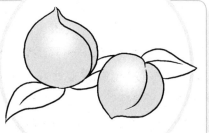

【营养成分】每100克含水分86.4克，蛋白质0.9克，脂肪0.1克，膳食纤维1.3克，糖类10.9克，胡萝卜素0.02毫克，硫胺素0.01毫克，核黄素0.03毫克，烟酸0.7毫克，抗坏血酸7毫克，钙6毫克，磷20毫克，铁0.8毫克，锌0.34毫克，钾166毫克，钠5.7毫克。尚含有挥发油、有机酸等。

【性味】性温，味甘、酸。

【功效】生津，润肠，活血，消积。适用于伤津口渴、肠燥便秘、瘀血作痛、积滞内停等。因含钾高、含钠低，有利水消肿作用。

苹果

简介 苹果，古称柰，酸甜可口，营养丰富，世界上产量最多的水果，老幼皆宜。它的营养价值和医疗价值都很高，被越来越多的人称为"大夫第一药"，国外有句俗语叫"每天吃苹果，医生远离我"，中国人则常说"饭后吃苹果，老头赛小伙"。苹果越来越成为想要苗条人士的佳品，许多美国人把苹果作为瘦身的必备食品，每周要有一天只吃苹果，号称"苹果日"。

营养成分 / 性 味 / 功 效

【营养成分】每100克红富士苹果含水分86.9克，蛋白质0.7克，脂肪0.4克，膳食纤维2.1克，糖类9.6克，胡萝卜素0.6毫克，硫胺素0.01毫克，抗坏血酸2毫克，钙3毫克，磷11毫克，铁0.7毫克，锌0.2毫克，钾115毫克，钠0.7毫克。尚含有苹果酸、奎宁酸、柠檬酸等。

【性味】性凉，味甘。

【功效】补心益气，润肺除烦，生津止渴，解暑醒酒，开胃通便。适用于消化不良、气壅不通者。挤汁服之，可消食顺气。

鸡肉

简介 鸡肉自古就是人们盘中的美味，更是现代人的健康食品。中国人爱吃鸡，就像西方人爱吃牛肉一样。清代的袁枚指出："鸡功最巨，诸菜融之。"鸡肉的肉质细嫩，滋味鲜美，营养丰富。其加工方法多样而食用方便，价格便宜而质优量大，长期食用其滋补养身的作用甚于其他畜禽。

营养成分 / 性味 / 功效

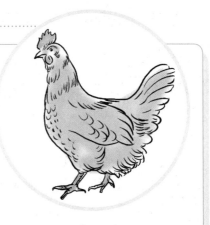

【营养成分】每100克含蛋白质24.2克，脂肪2.8克，钙22毫克，磷194毫克，铁4.7毫克，硫胺素0.03毫克，核黄素0.17毫克，烟酸3.6毫克；并含钾、钠、氯、硫。

【性味】性温，味甘。

【功效】温中，益气，补精，添髓。用于虚劳羸瘦、食少、泄泻、下痢、消渴、水肿、小便频数、崩漏带下、产后乳少、病后虚弱等。

鸭肉

简介 我国有驯养鸭子的悠久历史，人们常言"鸡鸭鱼肉"四大荤，可见鸭肉在人们生活中的地位非同一般。以鸭肉为原料制成的北京烤鸭、南京板鸭、江南香酥鸭等，均为国宴中不可缺少的名菜。

营养成分 / 性味 / 功效

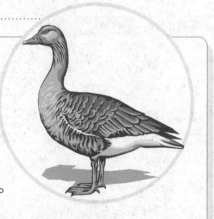

【营养成分】每100克含蛋白质16.5克，脂肪7.5克，糖类0.5克，硫胺素0.07毫克，核黄素0.15毫克，烟酸4.7毫克。

【性味】性凉，味甘、咸。

【功效】滋阴养胃，利水消肿。用于劳热骨蒸、咳嗽、水肿等。

鹅肉

简介 鹅，别名家雁、野雁。有青、白两种颜色，眼睛绿，嘴黄脚掌红。善斗，夜晚叫声合着更次。

营养成分 / 性　味 / 功　效

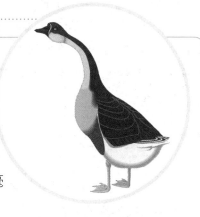

【营养成分】每100克（带骨）含水分62.9克，蛋白质17.9克，脂肪19.9克，硫胺素0.07毫克，核黄素0.23毫克，烟酸4.9毫克，钙4毫克，磷144毫克，铁3.8毫克，锌1.36毫克，钾232毫克，钠58.8毫克。

【性味】性平，味甘。

【功效】止渴，益气，解毒。适用于消渴、脏腑内热、虚羸等。

【附注】脾胃阳虚、皮肤疮毒、湿热内蕴者忌食。

鹌鹑

简介 鹌鹑，古称鹑鸟，宛鹑。为补益佳品。鹌鹑原是一种野生鸟类，体重只有100克左右。鹌鹑肉，味道鲜美，营养丰富，素以"动物人参"之美誉闻名于世。其肉鲜美细嫩，是典型的高蛋白、低脂肪、低胆固醇食物，食不腻人，故从古至今均被视为野味上品。民谚有"要吃飞禽，还是鹌鹑"之说。鹌鹑肉既可做高级佳肴，又有滋补强身作用，可治疗多种疾病，其药用价值为鸡所不及，特别适合中老年人以及高血压、肥胖症患者食用。

营养成分 / 性 味 / 功 效

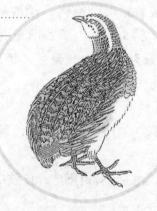

【营养成分】每100克含水分75克，蛋白质20.2克，脂肪3.1克，糖类0.2克，硫胺素0.04毫克，核黄素0.32毫克，烟酸6.3毫克，钙48毫克，磷157毫克，铁2.3毫克，锌1.19毫克，钾204毫克，钠48.4毫克。

【性味】性平，味甘。

【功效】补五脏，益气，健骨，止咳，止痢，清利湿热。适用于虚弱、泻痢、疳积、湿痹、百日咳等。

鸽肉

简介 鸽子又名白凤，其肉味鲜美，营养丰富，还有一定的辅助医疗作用。著名的中成药乌鸡白凤丸，就是用乌鸡骨和白凤为原料制成的。鸽子营养价值较高，古有"一鸽胜九鸡"之说，对老年人、体虚弱者、手术患者、孕妇及儿童非常适合。

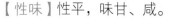

【营养成分】 性味 功效

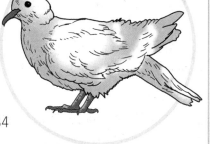

【营养成分】每100克(带骨)含水分66.6克，蛋白质16.5克，脂肪14.2克，糖类1.7克，硫胺素0.06毫克，核黄素0.2毫克，烟酸6.9毫克，钙30毫克，磷136毫克，铁3.8毫克，锌0.82毫克，钾334毫克，钠63.6毫克。

【性味】性平，味甘、咸。

【功效】滋肾益气，祛风解毒。适用于虚羸、消渴、久疟、妇女血虚闭经、恶疮疥癣等。

鸭蛋

简介 除咸鸭蛋和松花蛋以外，鸭蛋是不太受人们欢迎的。有的人是因为鸭蛋有腥味，有的人认为鸭蛋的营养不如鸡蛋丰富。其实，据科学分析，鸭蛋同样富有营养，完全可以和鸡蛋媲美。松花蛋又叫皮蛋，是用石灰等原料腌制后的蛋类食品。因剥开蛋壳后胶冻状的蛋白中常有松针的结晶或花纹而得名。

营养成分 / 性 味 / 功 效

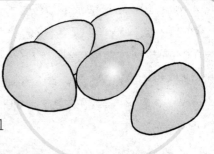

【营养成分】每100克含蛋白质8.7克，脂肪9.8克，糖类10.3克，钙71毫克，磷210毫克，铁3.2毫克，硫胺素0.15毫克，核黄素0.37毫克，烟酸0.1毫克。

【性味】性凉，味甘、咸。

【功效】清肺滋阴。用于膈热、咳嗽、喉痛、齿痛、泄疾。

【附注】脘冷痛、寒食泄泻或食后胃脘胀满等脾胃阳虚之症，宜少食或忌食；本品不宜与鳖鱼、李子同食。

鸡蛋

简介 鸡蛋分为蛋清、蛋黄两个部分。蛋清含脂类很少，蛋白质含有量高，含有人体必需的所有氨基酸。蛋黄中含有大量脂类，其中10%是磷脂，而磷脂中又以卵磷脂为主。一个受过精的鸡蛋，在合适的条件下，不需要从外界补充任何养料，就能诞生一个小生命，这说明鸡蛋的营养是非常完美的。鸡蛋最突出的特点是含有自然界中最优良的蛋白质。

/营养成分/ 性 味 / 功 效 /·············

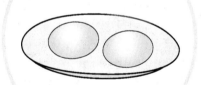

【营养成分】每100克含蛋白质14.7克，脂肪11.6克，糖类1.6克，钙55毫克，磷210毫克，铁2.7毫克，硫胺素0.16毫克，核黄素0.31毫克，烟酸0.1毫克。

【性味】性平，味甘。其中鸡蛋清：性凉，味甘；鸡蛋黄：性平，味甘。

【功效】养心安神，补血，滋阴润燥。用于心烦不眠、燥咳声哑、目赤咽痛、胎动不安、产后口渴、下痢、烫伤等。

鹌鹑蛋

简介 鹌鹑蛋与鹌鹑肉一样，历来都是食物中的珍品，且具有很高的药用价值，古代为帝王将相食用，故有"宫廷珍贵食品"之称。鹌鹑蛋外壳为灰白色，并杂有红褐色或紫褐色的斑纹。优质蛋色泽鲜艳，壳硬；蛋黄呈深黄色，蛋白黏稠。

营养成分 / 性 味 / 功 效

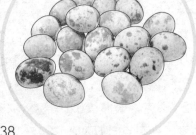

【营养成分】每100克含水分73克，蛋白质12.8克，脂肪11.1克，糖类2.1克，硫胺素0.11毫克，核黄素0.49毫克，烟酸0.1毫克，钙47毫克，磷180毫克，铁3.2毫克，锌1.61毫克，钾138毫克，钠106.6毫克。

【性味】性平，味甘。

【功效】补五脏，实筋骨，补虚损。

猪肉

简介 猪，古称豕，于8000年前由野猪驯化而来，猪肉是中国人餐桌上重要的动物性食品。猪肉纤维较为细软，结缔组织较少，肌肉组织中含有较多的肌间脂肪，因此，经过烹调加工后肉味特别鲜美。

营养成分 / 性 味 / 功 效

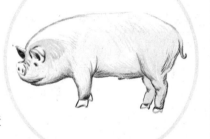

【营养成分】每100克(肥瘦)含蛋白质9.5克，脂肪59.8克，糖类0.9克，钙6毫克，磷101毫克，铁1.4毫克，硫胺素0.53毫克，核黄素0.12毫克，烟酸4.2毫克。

【性味】性平，味甘、咸。

【功效】滋阴润燥。用于热病伤津、消渴羸瘦、燥咳、便秘等。

【附注】虚肥身体或痰湿盛者宜少食。

猪蹄

简介 猪蹄又叫猪脚、猪手，含有丰富的蛋白质和脂肪。其中蛋白质主要是胶原蛋白，其脂肪含量也较肥肉低，并且不含胆固醇。现代医学研究发现，人体中胶原蛋白质缺乏，是人衰老的一个重要因素。猪蹄能防治皮肤干瘪起皱、增强皮肤弹性和韧性，对延缓人体衰老和促进儿童生长发育都具有特殊意义。因此，人们把猪蹄称为"美容食品"。

营养成分 / 性味 / 功效

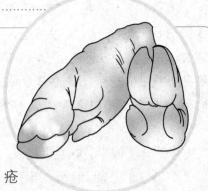

【营养成分】每100克可食部分含蛋白质15.8克，脂肪26.3克，糖类1.7克。

【性味】性平，味甘、咸。

【功效】补血，通乳，托疮。用于虚弱、妇人乳少、痛肿、疮毒等。

牛肉

简介 牛肉也是中国人喜爱食用的肉类食品，其消耗量仅次于猪肉。牛肉蛋白质含量高，而脂肪含量较低，味道鲜美，深受人们喜欢，并享有"肉中骄子"的美称。

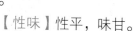

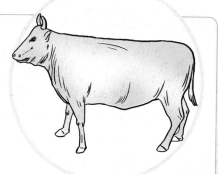

【营养成分】每100克含蛋白质20.7克，脂肪12.7克，并含维生素B_1、维生素B_2、钙、磷、铁。蛋白质中含多种人体所需氨基酸。

【性味】性平，味甘。

【功效】补脾胃，益气血，强筋骨。用于虚损羸瘦、消渴、脾虚不运、痞积、水肿、腰膝酸软等。

【附注】热盛、湿热证不宜食用。

第二章 食疗药膳原料

羊肉

简介 羊是我国三大肉用家畜之一，其肉也是全国食用范围最广、烹饪方法最多且最具有特色的肉类之一。因为羊是纯食草动物，所以其肉较牛肉的肉质要细嫩，较猪肉和牛肉的脂肪、胆固醇含量都要少。冬季食用，可达到进补和防寒的双重效果。

营养成分 性味 功效

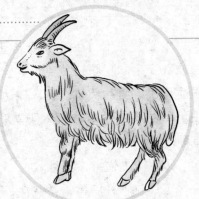

【营养成分】每100克含蛋白质16.5克，脂肪3.2克，糖类0.2克，钙48毫克，磷279毫克，铁11.7毫克，硫胺素0.49毫克，核黄素1.78毫克，烟酸8.2毫克，抗坏血酸7毫克。

【性味】性温，味甘。入肾经。

【功效】补肾气，益精髓。用于肾虚劳损、腰膝酸软、足膝痿弱、耳聋、消渴、阳痿、尿频、遗尿等。

兔肉

简介 兔有家兔、野兔之分，供食用的一般是肉兔。民间谚语有，"飞禽莫如鸽，走兽莫如兔"之说，兔肉肉质细嫩，味美香浓，久食不腻。兔肉属于高蛋白质、低脂肪、少胆固醇的肉类。其含蛋白质量高达70%，比一般肉类都高，但脂肪和胆固醇含量却低于所有的肉类，故有"荤中之素"的说法。

营养成分 / 性 味 / 功 效

【营养成分】每100克含蛋白质21.2克，脂肪0.4克，糖类0.2克，钙16毫克，磷175毫克，铁2.0毫克。

【性味】性凉，味甘。

【功效】补中益气，凉血解毒，治消渴羸瘦、胃热呕吐、便血等。

【附注】脾胃虚寒者禁用。

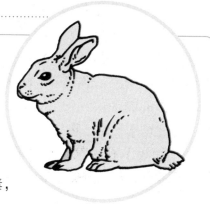

泥鳅

简介 泥鳅，别名鳛、鱼。泥鳅生活在湖池，形体很小，只有三、四寸长，形状有点像鳝而有点小，头是尖的，体圆身短，没有鳞，颜色青黑，浑身沾满了自身的黏液，因而滑腻难以握住。

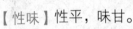

营养成分 / 性 味 / 功 效

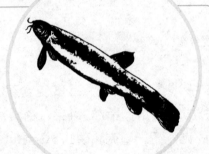

【营养成分】每100克含蛋白质22.6克，脂肪2.9克，钙51毫克，磷154毫克，铁3.0毫克、硫胺素0.08毫克，核黄素0.16毫克，烟酸9.0毫克。

【性味】性平，味甘。

【功效】补中气，祛湿邪。用于消渴、阳痿、传染性肝炎、痔疮、疥癣等。

鲫鱼

简介 鲫鱼又叫鲫瓜子，肉味鲜美，肉质细嫩，口感好。鲫鱼营养价值丰富，营养全面，含糖分多、脂肪少，吃起来既鲜嫩又不肥腻，自古以来就是产妇催乳的补品。

营养成分 / 性味 / 功效

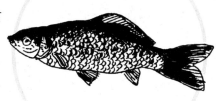

【营养成分】每100克可食部分含蛋白质13.0克，脂肪1.3克，糖类0.1克，钙54毫克，磷203毫克，铁2.5毫克，硫胺素0.06毫克，核黄素0.07毫克，烟酸2.4毫克。

【性味】性平，味甘。

【功效】健脾利湿。治脾胃虚弱、纳少无力、痢疾、便血、水肿、淋病、痈肿、溃疡等。

【附注】不宜与麦冬、沙参同用；不宜与芥菜同食。

鲤鱼

简介 鲤鱼，也叫拐子、鲤子，因鳞上有十字纹理，故得名。鲤鱼体态肥壮、色彩艳丽，有金鲤、红鲤等不同品种，是重要的观赏鱼类。鲤鱼肉质细嫩鲜美，是人们日常生活中，经常食用的水产品。传统年节喜庆之日，餐桌上都少不了它，取其"年年有余（鱼）""鱼跃龙门"之意，增添喜庆气氛。

营养成分 / 性 味 / 功 效

【营养成分】每100克可食部分含水分77克，蛋白质17.3克，脂肪5.1克，核黄素0.10毫克，烟酸3.1毫克，钙25毫克，磷175毫克，铁1.6毫克，鲤鱼肉所含的氨基酸如谷氨酸、基氨酸、组氨酸最为丰富。

【性味】性平，味甘。

【功效】健脾祛湿，利水消肿，下气，通乳，安胎。适用于水肿胀满、脚气、黄疸、咳嗽气逆、乳汁不通等。

海参

简介 海参又名刺参、海鼠、海黄瓜等，是一种名贵的海产动物。因其补益作用类似于人参而得名。我国人民采食海参有悠久的历史，现在养殖生产可供食用的海参约20余种，产量较高的是刺参、瓜参、梅花参等，其中以刺参为上品。海参肉质软嫩，营养丰富，是典型的高蛋白、低脂肪食物。滋味腴美，风味高雅，久负盛名，与燕窝、鲍鱼、鱼翅齐名。

营养成分 / **性味** / 功效

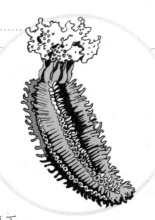

【营养成分】每100克干品含蛋白质76.5克，脂肪1.1克，糖类13.2克，并含碘、甾醇、钙、磷、铁、三萜醇等。

【性味】性温，味甘、咸。

【功效】补肾益精，养血润燥。适用于精血亏损、身体虚弱、消瘦乏力、阳痿遗精、小便频数、肠燥便艰等。

【附注】脾虚腹泻、痰多者忌食。

带鱼

简介 带鱼为海鱼，又叫刀鱼、裙带鱼、白带鱼等，因其身体扁长，形似带子而得名。带鱼性凶猛，以鱼类、小虾为食物，所以其肉质醇厚，极富营养。我国带鱼以山东舟山产的为最佳。带鱼肉肥刺少，味道鲜美，营养丰富，鲜食、腌制、冷浆均可，深受食者欢迎。

营养成分 / 性 味 / 功 效

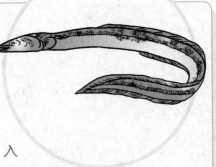

【营养成分】每100克含蛋白质18.1克，脂肪7.4克，钙24毫克，磷160毫克，铁1.1毫克，硫胺素0.01毫克，核黄素0.09毫克，烟酸1.9毫克。

【性味】性平，味甘、咸。入脾、胃经。

【功效】补五脏，和中开胃，泽肤。

【附注】发疥风病人忌食。

虾

简介 虾的种类繁多，以其生长环境主要可分为淡水虾和海水虾。我们常见的河虾、青虾、草虾、小龙虾等都是淡水虾；对虾、琵琶虾、基维虾、明虾、龙虾等都是海水虾。海虾去皮壳，留肉煮熟晾干叫海米，海产毛虾经煮熟晒干叫虾皮，都是营养价值高，味道鲜美的食品。虾的肉质肥嫩美，食时既无鱼腥味，又没有骨刺，老少皆宜，备受青睐。虾肉历来被认为即美味，又滋补壮阳之妙品。

营养成分 / 性 味 / 功 效

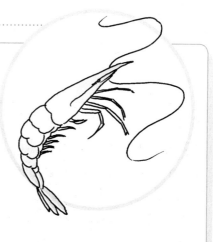

【营养成分】每100克可食部分含蛋白质20.6克，脂肪0.7克，糖类0.2克，并含钙、磷、铁、硫胺素、核黄素、烟酸，体肌含原肌球蛋白、副肌球蛋白等。

【性味】性温，味甘、咸。

【功效】补肾壮阳，化痰开胃。

【附注】阴虚火旺和疮肿及皮肤病患者忌食。

栗子

简介 栗子，又名板栗、毛栗、风栗等，栗子果实呈圆形或椭圆形，外皮为棕色或棕红色，可生食，也可熟食，不仅含有大量淀粉，而且含有蛋白质、脂肪、B族维生素等多种营养物质，所以素有"干果之王"的美称。栗子历史悠久，分布极广，适应能力极强，又与枣、柿子被并称为"铁杆庄稼""木本粮食"。栗子对人体的滋补功能，可与人参、黄芪、当归等媲美，对肾虚有良好的疗效，故又称为"肾之果"，是一种价廉物美、营养丰富的滋补品及补养的良药。

营养成分 / 性 味 / 功 效

【营养成分】每100克可食部分含蛋白质4.8克，脂肪1.5克，糖类44.8克，膳食纤维1.2克，钙15毫克，磷91毫克，铁1.7毫克，硫胺素0.19毫克，核黄素0.13毫克，烟酸1.2毫克，抗坏血酸36毫克。

【性味】性温，味甘。

【功效】补肾气，强筋骨，健脾胃，活血止血。适用于反胃、泄泻、腰脚软弱、吐、衄、便血、疔疮、折伤肿痛、瘰疬等。

花生

简介 花生又名落花生、地果等。花生能滋养补益，有助于延年益寿，所以民间称其为"长生果"。花生被全世界共认为是一种植物性高营养食品，被称为"绿色牛乳"，营养价值比粮食高，可与鸡蛋、牛奶、肉类等一些动物性食品媲美。花生含有大量的蛋白质和脂肪，特别是不饱和脂肪酸的含量很高，很适宜制造各种营养食品，和黄豆一样被誉为"植物肉""素中之荤"。

营养成分 / 性 味 / 功 效

【营养成分】每100克花生仁含蛋白质27.6克，脂肪41.2克，糖类23.0毫克，膳食纤维2.7毫克，钙71毫克，磷399毫克，铁2.0毫克，硫胺素0.21毫克，核黄素0.14毫克，烟酸13.1毫克。

【性味】性平，味甘。

【功效】养血补脾，润肺化痰，止血增乳、润肠通便。用于燥咳、反胃、脚气、乳妇奶少等。

【附注】寒湿停滞及腹泻者忌服，炒制多食则动火，发霉者勿食。

榛子

简介 榛子，又称为山板栗、尖栗、棰子等。它果形似栗子，卵圆形，外壳坚硬，黄褐色，果仁肥白而圆，有香气，含油脂量很大，吃起来味道像栗子，特别香美，余味绵绵，因此成为颇受人们欢迎的坚果类食品，有"坚果之王"的称呼。榛子营养丰富，富含脂肪，有抗衰养颜之功，自古以来人们就把榛子视为珍果。

营养成分 / 性 味 / 功 效

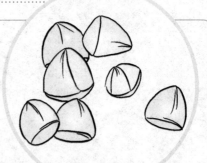

【营养成分】每100克可食部分含蛋白质15.9克，脂肪49.6克，糖类19.9克，膳食纤维0.9克，硫胺素0.20毫克，核黄素0.20毫克，烟酸2.6毫克。

【性味】性平，味甘。

【功效】调中，开胃，明目。适用于饮食减少、体倦乏力、易疲劳、眼花、肌体消瘦等。

核桃

简介 核桃，又称胡桃、羌桃，原产我国西北，汉代张骞出使西域时带到中原栽培，因当时西北称为胡羌，故此得名。核桃春季开花，秋季结果，果实如乒乓大小，晒干后有壳，壳内有果仁，可以生食、炒食，也可以榨油、配制糕点、糖果等，不仅味美，而且营养价值也很高，所以又被称做"万岁子""长寿果"。并与扁桃、腰果、榛子并称为世界著名的"四大干果"。

营养成分 / 性味 / 功效

【营养成分】每100克干核桃仁约含能量2637.7千焦，含蛋白质14克，含脂肪高达55~65克，膳食纤维8克，糖类10克，维生素E9~57毫克，钙40毫克，磷330毫克，钾150~467毫克，铁2.8毫克，镁107~188毫克，锰4毫克，硒13微克。

【性味】性温，味甘。

【功效】补肾纳气，滋阴润燥，化石通淋，补血益髓，治疗肾阳不足的咳嗽、气喘；阴液不足的便秘和肌肤干燥、须发早白、头晕、目花、腰膝酸软等。

【附注】素有内热盛及痰湿重者忌食；常人也不宜一次进食过多，以免生热和生痰湿。

莲子

简介 莲子，又名莲实、蓬莲子、藕实，大小如弹子，呈青色或青褐色，含有蛋白质、碳水化合物、并含有丰富的维生素和钙、磷、铁等矿物质，它有很好的滋补作用，是常见的滋补之品，对它的品评是"享清芳之气，得稼穑之味，乃脾之果也"。用它制成的冰糖莲子汤、银耳莲子羹，或者八宝粥，有很好的补养效果。莲子自古以来被视为补益的佳品，古人认为经常服用莲子，百病可祛。

营养成分 / 性 味 / 功 效

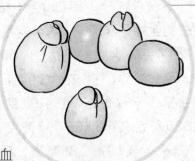

【营养成分】每100克含蛋白质4.9克，脂肪0.6克，膳食9.2克，粗纤维1.0克，钙18毫克，磷54毫克，铁1.2毫克，硫胺素0.17毫克，核黄素0.09毫克，烟酸1.7毫克，抗坏血酸17毫克。

【性味】性平，味甘、涩。

【功效】补虚损，养心安神，健脾止泻，补肾止遗，用于心虚或心肾不交所致的失眠、心悸、脾虚泄泻、遗精、尿频、白浊、带下等。

【附注】外感初起表证及大便干结、疟疾、疳积等症忌用。

芝麻

简介 芝麻又叫胡麻、脂麻等，是西汉张骞出使西域时带回的品种。芝麻即可食用，又可榨油。古代养生学家陶弘景对它的评价是"八谷之中，惟此为良"。芝麻有两种，白芝麻以食用为好，黑芝麻补益药用较佳。人们日常生活中食用最多的是芝麻制品，即芝麻酱和芝麻油。

营养成分 / 性 味 / 功 效 ....

【营养成分】每100克含蛋白质21.9克，脂肪61.7克，糖类4.3克，膳食纤维6.2克，钙564毫克，磷368毫克，铁50毫克。

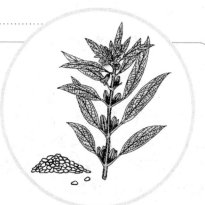

【性味】性平，味甘。

【功效】补肝肾，润五脏。用于肝肾精血不足的眩晕、须发早白、腰膝酸软、步履艰难、肠燥便秘等。

松子

简介 松子，又叫罗松子、海松子、红松果等。唐代的《海药本草》中就有"海松子温胃肠，久服轻身，延年益寿"的记载。是老少皆宜的食物。松子状如米粒，大者如小栗子，为三角棱形。古人认为，松子是延年益寿的长寿果，有"多食松子，其寿如松"之说，故松子被视为"长寿果"，被称为"坚果中的仙品"，为人们所喜爱，对老人最为有益。

营养成分／**性 味**／功 效

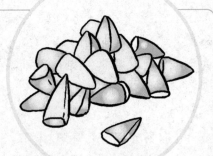

　　【营养成分】每100克可食部分含蛋白质15.3克，脂肪63.3克，糖类12.4克，膳食纤维2.8克，钙77毫克，磷234毫克，铁6.6毫克，并含挥发油等。

　　【性味】性微温，味甘。

　　【功效】滋阴，息风，润肺，滑肠。适用于风痹、头眩、燥咳、吐血、便秘等。

　　【附注】便溏、精滑及湿痰患者忌用。

杏仁

杏仁是杏或山杏的种仁，有苦、甜两种。苦杏仁（山杏仁）可入药，甜杏仁可食用。杏仁含量有蛋白质、脂肪、维生素和无机盐等营养成分以及人体必需的其他微量元素，其营养价值高，是一种健康的保健食品。

营养成分 / 性味 / 功效

【营养成分】每100克含水分5.6克，蛋白质24.7克，脂肪44.8克，膳食纤维19.2克，糖类2.8克，硫胺素0.8毫克，核黄素1.25毫克，钙71毫克，磷27毫克，铁1.3毫克，锌3.64毫克，钾1.6毫克，钠7.1毫克。尚含有苦杏仁甙和各种游离氨基酸等。

【性味】性温，味苦，有小毒。

【功效】降气，止咳，平喘，润肠通便。适用于咳嗽气喘、胸满痰多、血虚津枯、肠燥便秘等。

南瓜子

简介 南瓜子，即白瓜子，又称南瓜仁，生吃、熟吃都可以。它可以驱除人体内的寄生虫，并且对于治疗前列腺疾病有特殊的作用，是一种价值极高的保健佳品。

营养成分 / 性 味 / 功 效

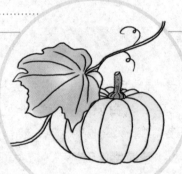

【营养成分】每100克南瓜子仁含水分9.2克，蛋白质33.2克，脂肪48.1克，膳食纤维4.9克，糖类3.2克，硫胺素0.23毫克，核黄素0.16毫克，烟酸3.3毫克，钙37毫克，铁6.5毫克，锌7.12毫克，钾102毫克，钠20.6毫克。

【性味】性平，味甘。

【功效】驱虫。适用于绦虫、蛔虫、产后手足浮肿、百日咳、痔疮、糖尿病等。

【附注】不宜多食，多食壅气滞膈。

葵花子

简介 葵花子，又名向日葵子、天葵子等，在人们生活中是不可缺少的零食，可以生食，也可以熟食，是瓜子中的佼佼者。葵花子的品种很多，不但可以作为零食，而且还可以作为制作糕点的原料。葵花子含有丰富的油脂，是重要的榨油原料。葵花子油是营养学家大力推荐的高档健康油脂。

营养成分 / 性 味 / 功 效

【营养成分】每100克葵花子仁含水分7.8克，蛋白质19.1克，脂肪53.4毫克，膳食纤维4.5克，糖类12.2克，硫胺素1.89毫克，核黄素0.16毫克，烟酸4.5毫克，钙1毫克，磷6.4毫克，铁2.9毫克，锌0.50毫克，钾547毫克，钠50毫克。尚含有磷脂，β-谷甾醇等甾醇。

【性味】性平，味淡。

【功效】滋阴，止痢，透疹。具有降血脂和胆固醇、抗衰老的作用。适用于食欲不振、虚弱头风、血痢、麻疹不透等。

西瓜子

简介 西瓜子也是深受人们欢迎的休闲食品之一，是日常零食的代表。西瓜子经过加工可制成五香瓜子、奶油瓜子、多味瓜子等，味道十分鲜美，深受人们的喜爱。

营养成分 / 性 味 / 功 效

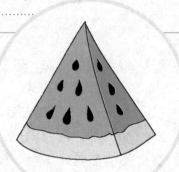

【营养成分】每100克西瓜子仁含水分9.2克，蛋白质32.4克，脂肪45.9克，膳食纤维5.4克，糖类3.2克，硫胺素0.20毫克，核黄素0.08毫克，烟酸1.4毫克，钙30毫克，铁4.7毫克，锌0.39毫克，钾186毫克，钠9.7毫克。

【性味】性平，味甘。

【功效】清肺润肠，和中止渴。适用于吐血、久嗽等。

紫菜

简介 紫菜，又名紫英、索菜、灯塔菜等，多生长在浅海岩礁上，呈现膜状，颜色有红紫、绿紫及黑紫的区别，但干燥后却均呈紫色，故名紫菜。汉代以前我国就有食用紫菜的记载，几千年来，紫菜一直被当做珍贵的海味之一，味道极为鲜美，深受人们的喜爱。

　　紫菜不仅味道鲜美，而且营养十分丰富，尤其是碘的含量很丰富，所以在古代就用于治疗因缺碘而引起的大脖子病，也就是现在所说的"甲状腺肿"。

营养成分 / 性 味 / 功 效

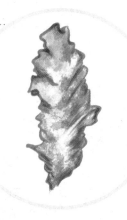

　　【营养成分】每100克可食部分含水分12.7克，蛋白质26.7克，脂肪1.1克，膳食纤维21.6克，糖类22.5克，硫胺素0.27毫克，核黄素1.02毫克，烟酸7.3毫克，抗坏血酸2毫克，钙264毫克，磷350毫克，铁54.9毫克，锌2.47毫克，钾1796毫克，钠710.5毫克，尚含有生物素、胆碱、磷脂、有机酸等。

　　【性味】性寒，味甘、咸。

　　【功效】软坚化痰，清热利尿。适用于瘿瘤、脚气、水肿、淋病等。

香菇

简介 香菇又称香菌、冬菇。由于香菇的菌肉呈白色，肥厚，质滑嫩，有韧性，味道独特鲜美，香气沁人，营养丰富，不但位列草菇、平菇之上，而且素有"植物皇后"之誉，为"山珍"之一。香菇的营养非常丰富，具有高蛋白、低脂肪、多糖、多种氨基酸和多种维生素的营养特点，而且香菇中含有一般食品中罕见的伞菌氨酸、口蘑酸等，故味道特别鲜美，被称为"干菜之王"。

营养成分 性味 功效

【营养成分】每100克干品含水分13克，脂肪1.8克，糖类54克，膳食纤维7.8克，灰分4.9克，钙124毫克，磷415毫克，铁25.3毫克，硫胺素0.07毫克，核黄素1.13毫克，烟酸18.9毫克。尚含有蛋白质2.35克，其中谷氨酸含量为17.5％。此外还含有甘露醇、海藻糖、葡萄糖、糖原、戊聚糖、甲基戊聚糖等。

【性味】性平，味甘。

【功效】补气益胃，和血化痰。具有降血脂的作用。可抑制人体中血清胆固醇上升，纠正人体酶缺乏病，增强机体免疫力。并具有解毒、促进钙吸收、防癌抗癌作用。适用于脾胃气虚所致的纳少便溏、不耐劳累、易感冒、气血两虚所致的少气乏力、头晕目花、夜寐欠佳等，以及胃癌、冠心病、肝硬化等。

银耳

简介 银耳，又叫白木耳、白耳子和雪耳，质量上乘者称作雪耳，因它形似人耳并呈银色而得名。它既是名贵的营养滋补佳品，又是扶正强壮之补药，其药用的价值历来与人参、鹿茸齐名，被人们誉为"菌中之冠""山珍"，历代皇家贵族将银耳看作是嫩肤美容、延年益寿之上品。

营养成分 / 性 味 / 功 效

【营养成分】每100克可食部分含蛋白质5.0克，脂肪0.6克，糖类78.3克，膳食纤维2.6克，钙380毫克，硫胺素0.002毫克，核黄素0.14毫克，烟酸1.5毫克。

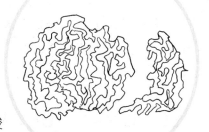

【性味】性平，味甘。

【功效】滋阴润燥。用于肺胃阴虚所致的口干渴、便秘、咽喉干燥、干咳、咯血、阴虚液亏之症等。

【附注】风寒咳嗽不宜食用。

黑木耳

简介 黑木耳，又称云耳、树耳、黑菜等，因形似人耳而得名。色泽黑褐，质地呈胶质状半透明，薄而有弹性，味道鲜美，营养丰富，可素可荤，其营养价值可与动物性食物相媲美。黑木耳能养血驻颜，祛病延年。黑木耳被现代营养学家盛赞为"素中之荤"。

营养成分／性味／功效

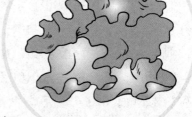

【营养成分】每100克干黑木耳含水分15.5克，蛋白质12.1克，脂肪1.5克，膳食纤维29.9克，糖类35.7克，胡萝卜素0.1毫克，硫胺素0.17毫克，核黄素0.44毫克，烟酸2.5毫克，钙247毫克，磷292毫克，铁97.4毫克，锌3.18毫克，钾757毫克，钠48.5毫克。尚含有卵磷脂、脑磷脂、甾醇等。

【性味】性平，味甘。

【功效】凉血，止血，补血。适用于肠风、血痢、血淋、崩漏、痔疮等。

海带

简介 现代所谓海带，包括古籍中记载的昆布、裙带菜和鹅掌菜。昆布长可达3米，裙带菜长约1米。海带生长在较冷的海洋中，附生央礁上，即便是在寒风凛冽的冬天，也依然有很强的生命力。我国东海、黄海、渤海沿岸都有分布，大连、青岛、烟台等为主要产区。海带素有"长寿菜""海上之蔬""含碘冠军"的美誉。从其营养价值来看，的确是一种长寿保健食品。

营养成分 / 性 味 / 功 效 ⋯⋯⋯⋯⋯

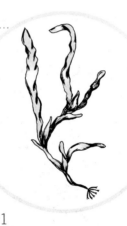

【营养成分】每100克干海带含水分70.5克，蛋白质1.8克，脂肪0.1克，膳食纤维6.1克，糖类17.3克，胡萝卜素0.24毫克，硫胺素0.01毫克，核黄素1毫克，烟酸0.8毫克，钙348毫克，磷52毫克，铁4.7毫克，锌0.65毫克，钾761毫克，钠327.4毫克。尚含有大叶藻素、鞣质等。

【性味】性寒，味咸。

【功效】软坚化痰，利水泄热。适用于肿瘤结核、癥瘕、水肿、脚气等。

醋

简介 食醋,古时写作醯,也称酢、苦酒、"食总管"等,其主要由高粱米、大米、酒糟发酵制成。在我国至少已有3000多年的食用历史。醋的种类很多,其中以醋和陈醋为日常食用的主要醋型。

营养成分 / 性 味 / 功 效

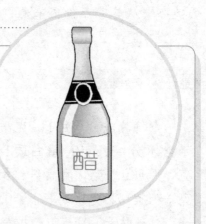

【营养成分】每100克熏醋含水分80.8克,蛋白质3克,脂肪0.4克,糖类6.8克,硫胺素0.04毫克,核黄素0.03毫克,烟酸0.2毫克,钙41毫克,磷320毫克,铁4.8毫克,锌2.15毫克,钾276毫克,钠444毫克。

【性味】性温,味酸、苦。

【功效】散瘀,止血,解毒,杀虫。适用于产后血晕、黄疸、吐血、衄血、大便下血、阴部瘙痒、痈疽疮肿等。醋还有一定的解药和食物中毒的作用。

大葱

简介 葱是人们喜爱的调味品，上部为青色的葱叶，下部为白色的葱白。北方以大葱为主，多用于煎炒烹炸，南方多以小葱为主，一般都是生吃或拌凉菜用。它不仅可作调味之品，有特殊的香味，能去荤、腥膻等油腻厚味及各种异味，而且能防治疫病，有很强的杀菌作用，可谓佳蔬良药。

营养成分 / 性 味 / 功 效 ⋯⋯⋯⋯⋯

【营养成分】每100克鲜大葱含水分91克，蛋白质1.7克，脂肪0.3克，糖类5.2克，钙29毫克，磷38毫克，铁0.7毫克，锌0.4毫克，钾144毫克，钠4.8毫克，硫胺素0.03毫克，核黄素0.05毫克，烟酸0.5毫克，抗坏血酸17毫克。尚含有挥发油、脂肪油、黏液汁等成分。

【性味】性温，味辛。

【功效】发表，升阳，解毒。葱白所含的挥发成分对白喉杆菌、结核杆菌、葡萄球菌、链球菌有抑制作用。适用于风寒感冒头痛鼻塞、虚寒腹痛、虫积、二便不通、痢疾、痈肿等。用作调料，可增加特殊的香味，消除腥膻味，增进食欲，并能解鱼、肉中毒。

大蒜

简介 大蒜，又名蒜头，是烹饪中不可缺少的调味品，南北风味的菜肴都离不开大蒜。大蒜原产欧洲南部及中亚细亚，大约是汉代张骞出使西域后才引进中国的。大蒜可调味，增加菜肴及汤类的香味，因而是全世界范围内使用率最高的调味品之一；又能防病健身，防止多种疾病，被人们誉为"天然抗生素"。

营养成分 / 性 味 / 功 效

【营养成分】每100克含水分66.6克，蛋白质4.5克，脂肪0.2克，糖类26.5克，硫胺素0.04毫克，烟酸0.6毫克，抗坏血酸7毫克，钙39毫克，磷117毫克，铁1.2毫克，锌0.88毫克，钾3.2毫克，钠19.6毫克。

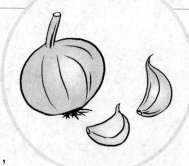

【性味】性温，味辛。

【功效】行气，温胃，消积，解毒，杀虫。适用于饮食积滞、脘腹冷痛、腹泻、痢疾、疟疾、百日咳、痈疽肿毒等，并能防治感冒。用作调料可以增加特有的香辣味，消除腥膻味，开胃，增进食欲。

生姜

简介 姜又称生姜，原产东南亚，我国的种植史可追溯到战国以前，是一种极为重要的调味品。它可将自身的辛辣味和特殊芳香渗入到菜肴中，使之鲜美可口，味道清香，所以成为人们餐桌上一种重要的调味品，吃饭不香或饭量减少时吃上几片姜或者在菜里放上一点嫩姜，都能改善食欲，增加饭量，所以俗话说："饭不香，吃生姜"。姜一般很少有人把它作为蔬菜单独食用，不过它却是一味重要的中药材，有生发的作用，也是心血管系统的有益保健品。生姜是传统的治疗恶心、呕吐的中药，有"呕家圣药"之誉。

营养成分 / 性味 / 功效

【营养成分】每100克含水分87.0克，蛋白质1.3克，脂肪0.6克，糖类7.6克，钙27毫克，磷25毫克，铁1.4毫克，锌0.34毫克，硫胺素0.02毫克，核黄素0.03毫克，烟酸0.8毫克，抗坏血酸4毫克，钾295毫克，钠14.9毫克。尚含有挥发油，姜辣素，氨基酸等。

【性味】性温，味辛。

【功效】发汗解表，温肺止咳，温中止呕。能促进消化，增进食欲；能兴奋呼吸中枢和心脏；能升高血压；并有发汗和止吐作用。适用于感冒风寒、呕吐、痰饮、咳嗽、食滞、腹泻等。调料用姜可以增加香辣味，消除腥膻味，开胃，增进食欲。

辣椒

简介 辣椒，又名尖椒、海椒，有辣、甜两种，甜辣椒个大色青皮厚，可以作为蔬菜食用，辣椒个小色红皮溥，是许多人都喜爱的调味品。干红辣椒是全世界人们都不可缺少的调味品，印度人称辣椒为"红色牛排"；墨西哥人将辣椒视为国食。在我国，辣椒在许多地区都是非常重要的调味品，在湖南、四川等地方，甚至没有它就吃不下饭，可见人们对它的钟爱。

营养成分 / 性味 / 功效

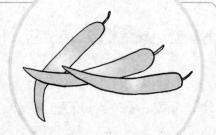

【营养成分】每100克红辣椒干品含水分14.6克，蛋白质15克，脂肪12克，糖类11克，膳食纤维41.7克，硫胺素0.53毫克，核黄素0.16毫克，烟酸1.2毫克，钙12毫克，磷29毫克，锌8.2毫克，钾1085毫克，钠1.8毫克，镁131毫克。尚含有辣椒碱、辣椒红素、柠檬酸、龙葵碱等。

【性味】性热，味辛。

【功效】温中散寒，开胃消食。辣椒酊和辣椒碱内服可作为健胃剂，有促进食欲和改善消化功能的作用。适用于寒滞腹痛、呕吐、泻痢、冻疮、疥癣等。调料用辣椒能增加香辣味，消除腥味，上色，开胃，增进食欲。

胡椒

简介 胡椒又名味履支、玉椒等，原产于印度、马来西亚、泰国等地，有黑、白两种。黑胡椒尤比白胡椒的辛辣味浓。其种子含有挥发油、胡椒碱、粗脂肪、粗蛋白等，是人们喜爱的调味品。胡椒气味芳香，有刺激性及强烈的辛辣味。

营养成分 / 性 味 / 功 效

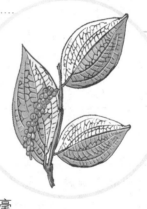

【营养成分】每100克胡椒粉含水分10.2克，蛋白质9.6克，脂肪2.2克，糖类74.6克，胡萝卜素60微克，硫胺素0.9毫克，核黄素0.06毫克，烟酸1.8毫克，钙2毫克，磷172毫克，铁9.1毫克，锌1.2毫克，硒7.6微克，钾154毫克，钠4.9毫克，尚含挥发油、胡椒碱、胡椒脂碱、胡椒新碱等。

【性味】性热，味辛。

【功效】温中下气，消痰，解毒。有健胃、驱风作用。适用于寒痰食积、脘腹冷痛、呕吐清水、反胃腹泻等。用作调料时能增加香辣味，消除腥味，增进食欲。

红糖

简介 红糖是人们日常膳食中必不可少的食品。它是以甘蔗和甜菜中提取出来的。它的营养极高，对老年体弱、孕妇产后，特别是大病初愈的人，有极好的疗虚进补作用。

营养成分 / 性 味 / 功 效

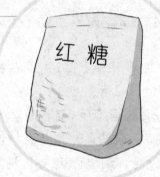

红 糖

【营养成分】每100克含水分1.9克，蛋白质0.7克，糖类96.6克，烟酸0.3克，钙157毫克，磷11毫克，铁2.2毫克，锌0.35毫克，硒4.20微克，钾240毫克，钠18.3毫克。

【性味】性温，味甘。

【功效】补气，缓中，温胃，活血。适用于脘腹冷痛、感寒痛经、行经不畅、产后腹痛等。

茶叶

简介 我国是茶叶的故乡，是世界上最早种茶和饮茶的国家。中国人饮茶历史已有数千年之久。人工栽培茶树，始于四川，故有"蜀土茶称圣"之说。如今，茶已是中国最普通的饮料。茶叶一般可分三大类：绿茶、红茶和乌龙茶。其中绿茶在日本、韩国、印度等亚洲国家较普及；西方国家更习惯于饮红茶。

营养成分 | 性 味 | 功 效

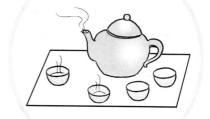

【营养成分】每100克绿茶中约含能量294千焦，蛋白质33.7克，脂肪2.4克，糖类50.2克，维生素A417微克，维生素$B_1$0.02毫克，维生素$B_2$0.38毫克，克酸7.1毫克，维生素E18毫克，钙268毫克，磷253毫克，钾1617毫克，铁15.6毫克，镁172毫克，钠268毫克，锰42毫克，锌3.9毫克，铜1.9毫克，硒3.5微克。

【性味】性凉，味甘、苦。

【功效】止渴，消食，祛痰，利尿，明目，提神，醒脑，爽身散热，抗菌解毒，软化血管，消除口臭，减肥美容，促进血液循环，增加肌肉收缩能力等。适用于头痛、目昏、多睡善寐、心烦口渴、食积痰滞等。

第二节 中药

补气药

【药理成分】含人参皂甙、人参酸、挥发油、糖类、胆碱、烟酸、维生素B_1、维生素B_2等。能加强机体对有害刺激的抵抗力，提高抗疲劳能力；能增强大脑皮层的兴奋过程，有强心及促进造血机能作用，并有促进性腺机能的作用。

【性味】性温，味甘、微苦。

【功效】大补元气，补脾益肺，宁神益智，生津止渴。适用于虚脱、心衰、气短、喘促、自汗肢冷、心悸与怔忡、久病体虚、神经衰弱等。

【宜忌】本品服量过大，有兴奋、眩晕、皮肤瘙痒等不良反应。服人参应忌食萝卜、茶叶。

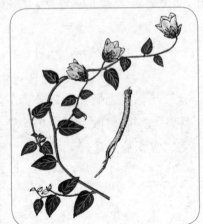

【药理成分】含皂甙、蛋白质、维生素B_1、维生素B_2、蔗糖、菊糖、生物碱等。对神经系统有兴奋作用，能增强网状内皮系统的吞噬功能，提高机体抗病能力；能增强红细胞及血红蛋白而有补血作用；有降压及升高血

糖作用；对化疗和放射疗法引起的白细胞下降，有使其升高的作用。

【性味】性平，味甘。

【功效】补中益气，养血补肺。适用于气短、心悸、体倦乏力、食少便溏等。

【药理成分】含果糖、淀粉、皂甙等成分，其水煎醇沉剂有明显的刺激淋巴细胞增殖的作用。

【性味】性微温，味甘、苦。

【功效】补气养血，滋养强壮，健脾生津。适用于脾胃虚弱、气血不足、病后虚弱、疲乏无力、食欲不振、肺虚喘咳、津液不足、口渴尿多、自汗盗汗、心悸等。

【宜忌】不宜与藜芦同用。

【药理成分】含人参皂甙、树脂、挥发油等。有强壮和镇静作用。

【性味】性凉，味甘、苦。

【功效】益气生津，润肺清热。适用于阴虚所致少气、口干、口渴、乏力等症。

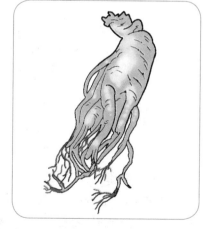

【药理成分】含五味子素、苹果酸、柠檬酸、酒石酸、维生素C、挥发油、糖类、树脂、鞣质等。能调节中枢神经系统的兴奋过

程与抑制过程，使之趋于平衡，故能提高工作效率，减轻疲劳；有强心、降压及兴奋呼吸、兴奋子宫作用，能降低血清转氨酶，对肝脏有一定保护作用；对绿脓杆菌、痢疾杆菌、伤寒杆菌、金色葡萄球菌、人型结核杆菌等有抑制作用。

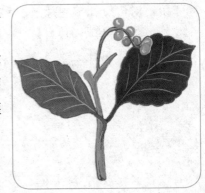

【性味】性温，味酸、甘。

【功效】益气生津，补肾养心，收敛固涩。适用于肺虚喘嗽、津亏口渴、自汗、慢性腹泻、神经衰弱等。

 山 药

【药理成分】含皂甙、黏液质、胆碱、淀粉、糖类、蛋白质、自由氨基酸、多酚氧化酶、维生素C等。有营养作用，并能助消化，降低血糖。

【性味】性平，味甘。

【功效】健脾，除湿，益肺固肾，益精补气。适用于脾虚泄泻、久痢、虚劳咳嗽、消渴、遗精带下、小便频数等。

 甘 草

【药理成分】含甘草甜素、甘草素、异甘草素、甘草甙、异甘草甙等。动物实验证明，甘草素具有肾上腺皮质激素样作用和抗炎、抗变态反应作用。此外，尚具有镇咳、镇痛、抗惊厥作用。甘草所含的甘草次酸对大白鼠移植的骨髓瘤有抑制

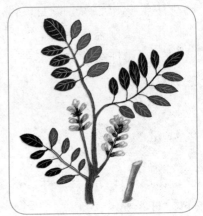

作用。

【性味】性平，味甘。

【功效】补脾和中，缓急止痛，润肺止咳，解毒，调和诸药。适用于脾胃虚弱、脘腹疼痛、咳嗽、心悸、疮疡肿毒、中毒等。

【宜忌】①湿邪内停所致的脘腹胀满、恶心呕吐、苔厚腻等症忌用；②甘草反大戟、芫花、甘遂、海藻。

【药理成分】含蔗糖、葡萄糖醛酸、黏液质、氨基酸、苦味素、胆碱、甜菜碱、叶酸等。有提高机体的抵抗力及强心、降压、利尿、保肝、抑菌等作用。

【性味】性微温，味甘。

【功效】补气升阳，益卫固表，托毒生肌，利水退肿。适用于自汗、盗汗、血痹、浮肿、痈疽不溃、内伤劳倦、脾虚泻泄、脱肛及一切气衰血虚之症。

【宜忌】高热、大渴、便秘等实热证忌用。阳虚有热者宜慎用。

【药理成分】含挥发油，维生素A。有利尿、降血糖、抗凝血及强壮作用。

【性味】性温，味甘、苦。

【功效】腱脾益胃，燥湿利水，益气止汗。用于脾胃虚弱、不思饮食、倦怠、少气、水肿、泄泻、自汗、胎动不安、小便不利等。

【宜忌】阴虚燥渴及气滞胀满者忌用。

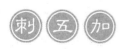

【药理成分】含有多糖苷、胡萝卜甾醇、丁香苷、香豆精苷等。

具有降低血糖、镇静安神、抗氧化及抗衰老作用，并可增强非特异性防御能力。

【性味】性温，味辛、微苦。

【功效】益气补中，益精坚筋骨，安神强志。适用于脾肾阳虚、体虚无力、食欲不振、腰膝酸痛、失眠多梦等。

【宜忌】肝肾虚而有火者、肺气虚阴津不足者忌用。

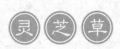

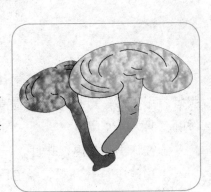

【药理成分】含糖类、蛋白质、有机酸、麦角甾醇、树脂、氨基葡萄糖、甘露醇等。有镇静、保肝、降压、降糖、调节自主神经系统功能、提高机体抗病力等作用。

【性味】性平，味甘。

【功效】滋补强壮，镇静，解痉，镇痛，镇咳，祛痰，平喘，强心。适用于咳喘、气喘、虚劳、食欲不振、胃脘疼痛、心悸失眠、胸闷疼痛等症。

【宜忌】有文献记载，灵芝不与常山、蓄、茵陈同用。

补血药

【药理成分】含挥发油、蔗糖、维生素B_{12}、维生素A类物质、棕榈酸、硬脂酸、不饱和油酸、亚油酸、β-谷甾醇等。具有调节子宫收缩、保肝、镇静、抗维生素E缺乏症及抗菌等作用。

【性味】性温，味甘、辛。

【功效】补血和血，调经止痛，润燥滑肠。用于月经不调、经闭腹痛、癥瘕结聚、崩漏、血虚头痛、眩晕、肠燥便难等。

【宜忌】脾虚湿盛之食欲不振，脘腹胀满、腹泻、舌苔厚腻者忌用。阴虚火旺盛者慎用。

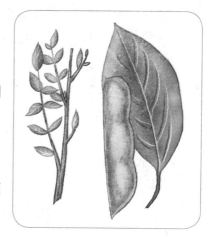

【药理成分】含鸡血藤醇。煎剂对实验性贫血家兔有补血作用。

【性味】性平，味甘、涩。

【功效】行血补血，通经活络，强筋骨。适用于腰膝酸痛、麻木瘫痪、月经不调等。

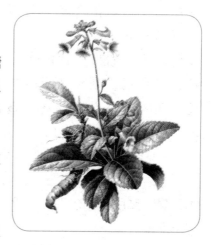

【药理成分】含樟醇地黄素、糖类、维生素A、甘露醇、氨基酸。有强心、利尿、降血压作用。

【性味】性微温，味甘。

【功效】滋阴补血。适用于血虚及肺肾阴虚、腰膝痿弱、劳嗽骨蒸、遗精、月经不调、耳聋、目昏等。

【宜忌】脾虚食少、气滞痰多及便溏者不宜用。

【药理成分】含胶原、钙、硫等。胶原水解后产生多种氨基酸，如赖氨酸、精氨酸、胱氨酸、组氨酸。能促进红细胞和血红蛋白的形成，改善体内钙的平衡，促进钙的吸收，有助血清中钙的存留，有防治进行性肌营养障碍的作用，能对抗创伤性休克。

【性味】性平，味甘。

【功效】补血和血，滋阴润肺。适用于贫血、心悸、燥咳、咯血、崩漏、先兆流产、产后血虚、腰瘘无力等。

【宜忌】本品不宜直接入煎，须单独加水蒸化，加入汤液中服，称烊化服。病人不受，经蛤粉炒后也可入煎。制作丸散：用蛤粉炒至体酥脆时研粉。本品性质滋腻，凡脾胃虚弱、消化不良者应忌用。

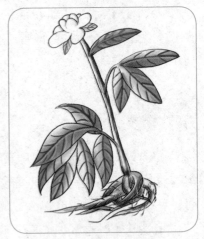

【药理成分】白芍含丹皮酚、β-谷甾醇、挥发油、树脂、鞣质、糖、淀粉、三萜类化合物、芍药甙、芍药碱等成分。芍药甙有较好的解痉作用，还有镇静、镇痛、抗炎、抗溃疡、扩张冠状动脉及四肢血管等作用。还能提高人健康淋巴细胞转化率，增强机体抗病能力。

【性味】性微寒，味苦、酸。

【功效】具有平肝止痛、养血调经、敛阴止汗之功效。适用于头痛眩晕、胸胁疼痛、四肢挛痛、血虚萎黄、月经不调、自汗盗汗、崩漏带下等。

【宜忌】不宜与藜芦同用；虚寒腹痛泄泻者慎服。

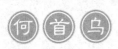

【药理成分】含蒽醌类（主要为大黄酚、大黄素、大黄酸）、卵

磷脂、淀粉、膳食纤维等。能降低血清胆固醇，缓解动脉粥样硬化形成；卵磷脂有强壮神经作用，有缓泻作用，有肾上腺皮质激素样作用，对人型结核杆菌、福氏痢疾杆菌有抑制作用。

【性味】性微温，味甘、苦、涩。

【功效】制首乌补肝肾、益精血、乌须发。适用于头晕耳鸣、头发早白、腰膝痠软、肢体麻木、高血脂症等。生首乌解毒、通便。适用于便秘、痈疽、瘰疬等。

【宜忌】①本品生用与制用功能有别；②忌用铁器煎药。

【药理成分】含糖、鞣酸、苹果酸、维生素B_1、维生素B_2、维生素C和胡萝卜素、脂肪酸等。对毛细血管有保护作用，可提高毛细血管韧性，减少其通透性，在心血管疾病防治方面有重要意义。

【性味】性寒，味甘、酸。

【功效】补血滋阴，生津润燥。适用于眩晕耳鸣、心悸失眠、须发早白、津伤口渴、内热消渴、血虚便秘等。

【宜忌】大便稀溏或泄泻者忌用；宜用砂锅煎煮，不宜用铁锅。

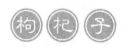

【药理成分】含胡萝卜素、维生素C、维生素B_1、维生素B_2、烟酸、β-谷甾酸等。有保肝、降低血糖、降低胆固醇的作用。

【性味】性平，味甘。

【功效】滋阴补血，益精明目。适用于目昏、眩晕、耳鸣、腰膝酸软、糖尿病等。

补阴药

 北沙参

【药理成分】含淀粉、生物碱、挥发油、豆甾醇、三萜酸、β-谷甾醇。有祛痰、解热、镇痛作用。

【性味】性微寒，味甘、微苦。

【功效】润肺止咳，益胃生津。适用于肺燥干咳、热病伤津、口渴等。

【宜忌】虚寒作嗽及肺胃虚者忌用。反藜芦。

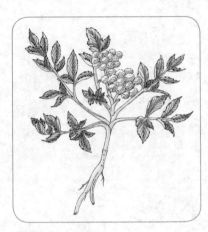

 南沙参

【药理成分】含沙参皂甙、淀粉等。有祛痰、强心、抗真菌作用。

【性味】性微寒，味甘。

【功效】养阴清肺，祛痰止咳。适用于肺热燥咳、虚劳久咳、阴伤咽干喉痛等。

 玄参

【药理成分】含生物碱、糖类、甾醇、氨基酸、脂肪酸、挥发油、胡

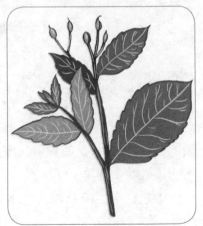

萝卜素等成分。有降血压、降血糖、解热和强心作用。

【性味】性微寒，味苦、甘、咸。

【功效】滋阴降火，除烦解毒。适用于热病伤阴、骨蒸劳热、温毒发斑、津伤便秘、咽喉肿痛、痛肿疮毒、瘰疬等。

【宜忌】脾胃有湿及孕妇脾虚便溏者忌服。不宜与藜芦同用。

【药理成分】含铃兰甙、铃兰苦甙以及山柰酚、槲皮素和维生素A、烟酸、淀粉、黏液质。小量有强心作用，大量能抑制心脏并能降血糖。

【性味】性平，味甘。

【功效】养阴润燥，生津止渴。治热病伤阴、咳嗽、烦渴、虚劳发热、小便频数等症。

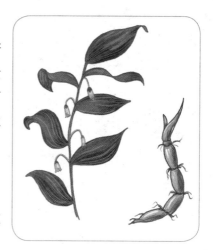

【药理成分】黄精含烟酸、黏液质、蒽醌类成分；多花黄精含强心甙。有抗菌、抗真菌、降血压作用。

【性味】性平，味甘。

【功效】补中益气，养阴润肺。适用于体虚乏力、心悸气短、肺燥干咳、糖尿病等。

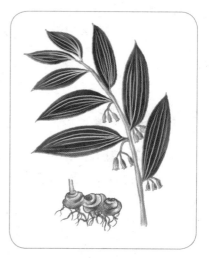

石斛

【药理成分】含黏液质、石斛碱、石斛次碱、石斛胺等。石斛碱有解热、镇痛作用，煎剂内服能促进胃液分泌而助消化。

【性味】性微寒，味甘、淡。

【功效】益胃生津，养阴清热，益精明目。适用于热病伤津、口干烦渴、病后虚热、阴伤目暗等症。

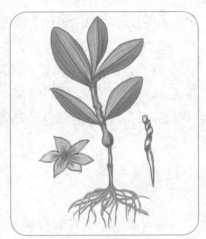

女贞子

【药理成分】果实含齐墩果酸、甘露醇、葡萄糖、脂肪酸。

【性味】性微寒，味甘、苦。

【功效】补肝肾，强腰膝，明目。适用于阴虚内热、头晕、目花、耳鸣、腰膝酸软、须发早白等症。

【宜忌】脾胃虚寒泄泻及阳虚者忌服。

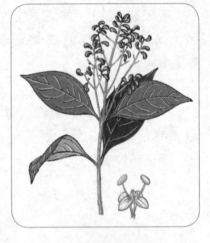

墨旱莲

【药理成分】含皂甙、挥发油、鞣质、维生素A、墨旱莲素。有止血作用。

【性味】性凉，味甘、酸。

【功效】养阴补肾，凉血止血。适用于肝肾阴虚之眩晕、须发早白、

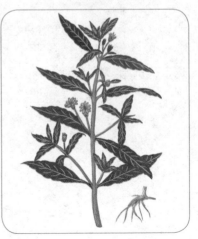

吐血、衄血、尿血、便血、血痢、带下、淋浊等。

【药理成分】含各种甾体皂甙、黏液质、葡萄糖甙、β-谷甾醇、维生素A样物质。有镇咳祛痰、强心利尿作用。

【性味】性微寒，味甘、微苦。

【功效】养阴润肺，清心除烦，益胃生津。适用于肺燥干咳、吐血、咯血、肺痿、肺痈、虚劳烦热、热病伤津、便秘等。

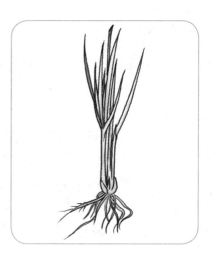

【药理成分】含天门冬素、黏液质、β-谷甾醇、甾体皂甙、糖醛衍生物等。有镇咳、祛痰、抑菌等作用。

【性味】性寒，味甘、苦。

【功效】滋阴清热，润肺生津。适用于阴虚发热、咳嗽、吐血、肺痈、消渴、便秘、咽喉肿痛等。

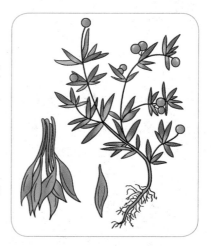

【药理成分】含多种生物碱、淀粉、蛋白质、脂肪等。煎剂对小鼠有止咳作用，并使肺灌流量增加。

【性味】性平，味微苦。

【功效】润肺止咳，清心安神。适用于阴虚久咳、痰中带血、虚烦惊悸等。

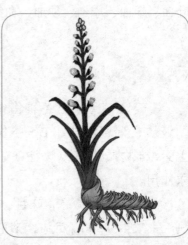

【药理成分】含有多种皂甙、烟酸、黏液质。有抗菌、解热、镇静等作用。

【性味】性寒，味苦、甘。

【功效】滋阴降火，润燥滑肠。适用于外感热病、高热烦渴、骨蒸劳热、肺热咳嗽、大便燥结、小便不利。

【宜忌】脾胃虚寒、大便溏泻、胃气亏损者忌用。

【药理成分】含动物胶、角蛋白、碘、维生素D等。能抑制结缔组织增生，增加血浆蛋白。

【性味】性微寒，味咸。

【功效】滋阴潜阳，软坚散结，退热除蒸。适用于骨蒸劳热、阴虚发热、虚风内动、闭经等。

【药理成分】含胶质、蛋白质、脂肪、钙等。能调节机体功能、激发机体自身的调节机能、增强稳定状态、提高免疫能力。

【性味】性微寒，味咸、甘。

【功效】滋阴潜阳，益肾强骨，养血补心。适用于肾阳不足、骨蒸潮热、腰膝酸软、遗精、崩漏、吐血、衄血、久疟、小儿囟门不合等。

【宜忌】孕妇及外感邪气和寒湿者忌服。

补阳药

 鹿茸

【药理成分】含雌酮及骨质、胶质、蛋白质、钙、磷、镁等，并含极少量的卵泡激素。有强壮作用，表现为提高机体的工作能力，改善睡眠和食欲，降低肌肉的疲劳；中剂量有强心作用。

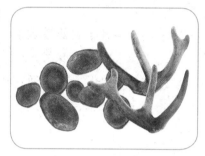

【性味】性温，味甘、咸。

【功效】壮元阳，补气血，益精髓，强筋骨。适用于肾阳虚之阳痿、滑精、腰膝酸冷、虚寒带下、精亏眩晕耳鸣等。

【宜忌】阴虚阳亢者忌服。

 鹿角胶

【药理成分】含胶质、磷酸钙、碳酸钙及氮化物。有强壮作用。

【性味】性温，味甘、咸。

【功效】补血，益精。适用于腰膝无力、阳痿滑精、虚寒崩漏等。

【宜忌】阴虚火旺、目赤、口舌干燥、五心烦热、尿黄、便秘以及外感发热、舌质红、苔黄者忌用。

鹿角胶

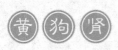

【药理成分】含雄性激素、蛋白质、脂肪等。有兴奋性机能作用。

【性味】性温,味甘、咸。

【功效】补肾壮阳,益精。适用于肾阳虚所致的阳痿、腰膝酸痛、耳鸣、妇女子宫寒冷不孕等。

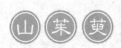

【药理成分】含雄性激素、蛋白质、脂肪等。有兴奋性机能作用。

【性味】性温,味甘、咸。

【功效】补肾壮阳。适用于肾阳虚、阳痿、腰酸、尿频等。

【宜忌】阳强易举及阴虚火旺者忌用。

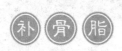

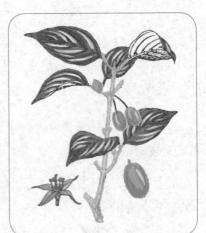

【药理成分】含维生素A、山茱萸甙、皂甙、鞣质、熊果酸、没食子酸、苹果酸、酒石酸等。有利尿及降血压作用;对痢疾杆菌、金黄色葡萄球菌及某些皮肤真菌有抑制作用;对因化学疗法及放射疗法引起的白细胞下降有升高作用。

【性味】性微温,味甘、酸。

【功效】补益肝肾,敛汗涩精。用于耳鸣眩晕、腰膝酸软、自汗盗汗、小便频数、遗精、月经过多等。

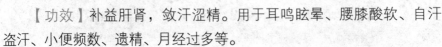

【药理成分】含挥发油、树脂、香豆精衍生物、黄酮类化合物

（补骨脂甲素、补骨脂乙素等）。
挥发油有抗癌作用，对葡萄球菌有
一定抑制作用；香豆精衍生物可使
局部皮肤色素新生；补骨脂乙素能
扩张冠状动脉，兴奋心脏，提高心
脏功能。

【性味】性温，味辛。

【功效】补肾助阳，温脾止泻。
适用于肾虚、腰膝冷痛、尿频、遗
尿、泄泻等。外治白癜风，鸡眼。

【宜忌】阴虚火旺者忌服。

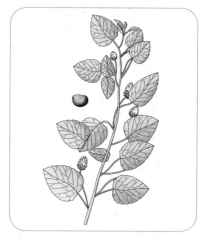

【药理成分】含维生素C、糖类、
树脂类。有皮质激素样作用及降压
作用。

【性味】性微温，味辛、甘。

【功效】补肾阳，强筋骨，祛内
湿。适用于腰膝无力、关节酸痛、小
便失禁、阳痿、遗精、风寒湿痹等症。

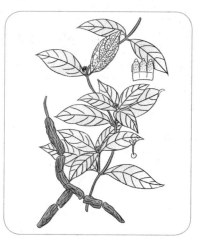

【药理成分】含羊藿甙、植物甾
醇、挥发油、鞣质、油脂、维生素E
等。能兴奋性机能；有降压作用；对
金黄色葡萄球菌、肺炎双球菌、结核
杆菌有抑制作用。

【性味】性温，味辛、甘。

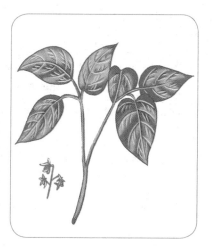

【功效】补肾壮阳，强筋骨，祛风湿。适用于阳痿、腰膝痿弱、四肢麻痹、健忘等症。

 仙茅

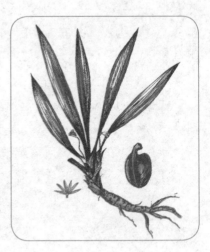

【药理成分】含树脂、鞣质、脂肪、淀粉等。

【性味】性热，味辛，有小毒。

【功效】补肾阳，强筋骨，祛寒湿。适用于阳痿、四肢麻痹、腰膝冷痛等。

【宜忌】凡阴虚火旺者忌服。本品不宜与牛肉同炖，以免减效。用量不可过大。

 杜仲

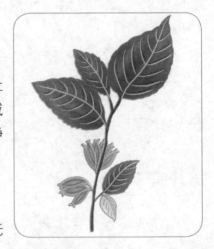

【药理成分】含杜仲胶、树脂、糖甙、有机酸等。有降压作用。炒杜仲比生杜仲作用强，炒杜仲煎剂能减少胆固醇的吸收，有利尿作用和镇静作用。

【性味】性温，味甘。

【功效】补肝肾，强筋骨，安胎，降血压。适用于肾虚腰痛、腰膝无力、先兆流产、胎动不安、高血压等。

 锁阳

【药理成分】含花色甙、三萜皂甙、鞣质等。

【性味】性温，味甘。

【功效】补肾壮阳，润肠通便。适用于腰膝酸软、阳痿、滑精、肠燥便秘等。

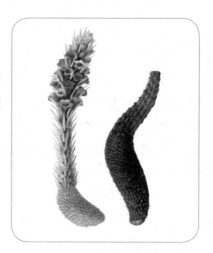

【药理成分】含微量生物碱及结晶性中性物质等。有降压、促进唾液分泌等作用。

【性味】性温，味甘、咸。

【功效】补肾益精，强筋健骨，润肠通便。适用于腰膝酸软、阳痿、女子不孕、肠燥便秘等。

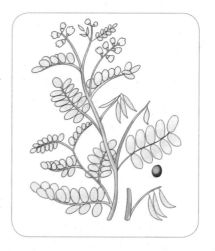

【药理成分】含脂肪油、鞣质、维生素A类物质等。有收缩子宫和抗菌利尿作用。

【性味】性温，味甘。

【功效】补肾固精，养肝明目。适用于遗精、早泄、白带、目昏、头晕、腰膝酸软、尿频、余沥不尽等。

【药理成分】含葡萄糖、淀粉、柚皮甙等。在试管内能抑制葡萄球菌的生长。煎剂与硫酸链霉素同用，能明显减轻硫酸链霉素的毒性反应。

【性味】性温，味苦。

【功效】补肾，接骨，活血，生发。适用于跌打损伤及肾虚、牙齿松动、耳鸣等症。外治斑秃。

 冬 虫 夏 草

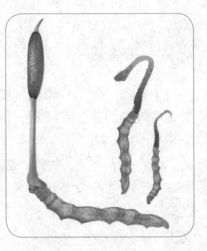

【药理成分】含蛋白质、脂肪、糖类、维生素B_{12}、虫草酸、虫草素等。能扩张支气管，有镇静、催眠作用，对结核杆菌、肺炎球菌、链球菌、葡萄球菌等有抑制作用。

【性味】性温，味甘。

【功效】补肺益肾，止咳平喘。适用于腰膝酸软、喘咳短气、神疲少食、阳痿遗精、自汗、劳嗽痰血等。

 菟 丝 子

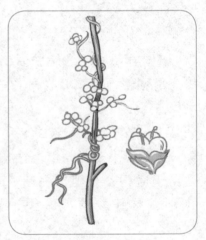

【药理成分】含树脂样配糖体、维生素A、大量淀粉等。能增强离体蟾蜍心脏的收缩力；对犬的离体子宫有收缩作用。

【性味】性平，味辛、甘。

【功效】补肾益精，养肝明目，安胎。适用于视力减退、耳鸣、阳痿、遗精、腰膝酸软、尿频余沥、先兆流产、胎动不安等。

 狗 脊

【药理成分】含鞣质、淀粉等。

【性味】性温，味苦、甘。

【功效】补肝肾，强筋骨，祛风湿。适用于腰脊酸痛、下肢无力、肌肉关节疼痛等。

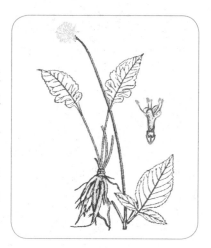

【药理成分】含续断碱、挥发油、维生素E及有色物质等。对肺炎球菌有抑制作用。

【性味】性微温，味苦、辛、甘。

【功效】补肝肾，强筋骨，通血脉，安胎。适用于腰膝酸软、关节酸疼、崩漏、先兆流产、跌打损伤等。

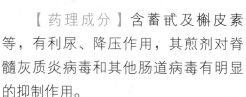

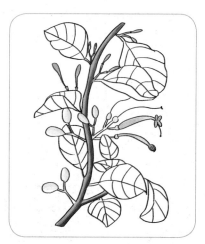

【药理成分】含蓄甙及槲皮素等，有利尿、降压作用，其煎剂对脊髓灰质炎病毒和其他肠道病毒有明显的抑制作用。

【性味】性平，味苦甘。

【功效】具有补肝肾、强筋骨、祛风湿、通经络、安胎等功效。适用于风寒痹痛、腰膝酸软、筋骨无力、崩漏经多、胎动不安、高血压等。

【宜忌】消化不良、腹胀、腹泻者忌用。

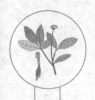

止咳化痰药

【药理成分】含桔梗皂甙、桔梗酸等成分。具有祛痰、抗炎、降胆固醇等作用。

【性味】性微温，味甘、苦。

【功效】宣肺祛痰，利咽，排脓。适用于咳嗽痰多、胸闷不畅、咽痛声嘶、肺痈吐脓、疮疡脓肿等症。

【宜忌】胃溃疡、胃出血者忌大量内服。

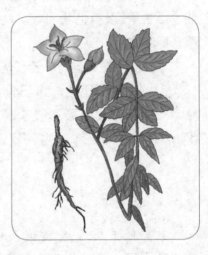

【药理成分】含挥发油、氨基酸、β-谷甾醇、胆碱、生物碱、葡萄糖甙和醛类等。具有镇咳、祛痰及止吐等作用；所含的葡萄糖醛酸的衍生物有显著的解毒作用。

【性味】性温，味辛，有毒。

【功效】燥湿化痰，降逆止呕，消痞散结。适用于湿痰咳嗽、呕吐反胃、胸膈胀满、眩晕不眠等症。

【宜忌】一切血证及阴虚燥咳、津伤口渴者忌服。

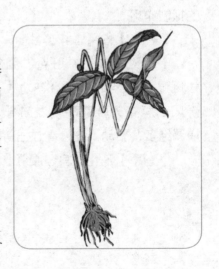

【药理成分】含三萜皂甙、有机酸、树脂、糖类和色素。具有抗菌、抗癌作用，并能增加冠状动脉血流量和降低血脂。

【性味】性寒，味甘、苦。

【功效】宽胸，散结，清热化痰，润肺滑肠。适用于肺热咳嗽、肺痿咳血、胸痹胸痛、消渴、黄疸便秘、乳痈等。

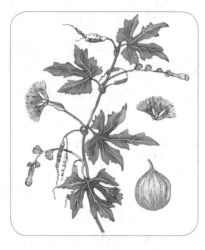

【药理成分】含贝母碱、西贝母碱等多种生物碱。具有降低血压作用。

【性味】性微寒，味苦、甘。

【功效】化痰止咳，润肺散结。适用于阴虚燥咳、咯痰带血等症。

【宜忌】脾胃虚寒及湿痰者不宜用。

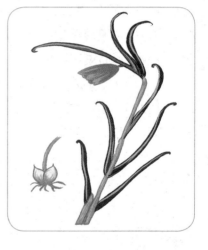

【药理成分】含有多糖类及维生素、碘、钙、蛋白质等成分；昆布中含胶酸、蛋白质、甘露醇、钾、碘等。临床上常用于治疗缺碘引起的甲状腺功能低下。尚有降压、平喘镇咳等作用。

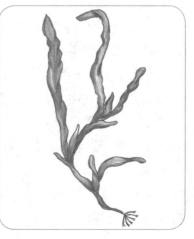

【性味】性寒，味咸。

【功效】软坚散结，消痰利水。适用于瘿瘤、瘰疬、睾丸肿痛、痰饮水肿等。

【宜忌】脾胃虚寒者忌服。

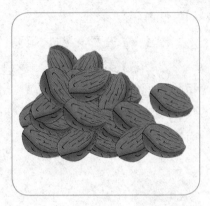

【药理成分】含苦杏仁苷等成分。苦杏仁苷经苦杏仁酶水解，产生氢氰酸和苯甲酸，氢氰酸是剧毒物质，所以苦杏仁直接内服易中毒，煎熬后毒性大减。微量的氢氰酸不致引起中毒，可作用于呼吸中枢而镇咳平喘。

【性味】性微温，味苦，有小毒。

【功效】降气止咳平喘，润肠通便。适用于咳嗽气喘、胸满痰多、血虚津枯、肠燥便秘等。

【宜忌】苦杏仁有小毒，用量宜控制。阴虚咳嗽及大便溏泻者不宜用。

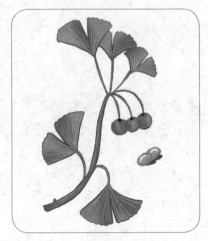

【药理成分】含银杏酸、银杏醇、钙、磷、铁等成分。具有扩张膀胱括约肌和抗菌作用。

【性味】性平，味甘、苦、涩。

【功效】敛肺气，定痰喘，止带浊，缩小便。适用于肺虚久咳、遗尿、白带等。

【宜忌】白果有毒，注意用量。咳嗽痰稠不利者不宜用。

胖大海

【药理成分】种子外层含西黄芪胶粘素，果皮含半乳糖、戊糖。具有缓泻、利尿和镇静作用。

【性味】性凉，味甘、淡。

【功效】清热，润肺，利咽，解毒。适用于干咳无痰、咽喉痛、音哑、骨蒸内热、吐衄下血、目赤、牙痛等症。

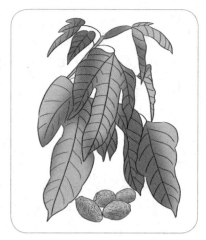

消食理气药

 鸡内金

【药理成分】含胃激素、角蛋白、维生素B$_1$、维生素B$_2$、维生素C等。鸡内金粉口服，能使胃液分泌量及酸度增加，胃动力增加，排空加速。

【性味】性平，味甘。

【功效】消积滞，健脾胃。适用于食积胀满、呕吐反胃、泻痢、疳积、小儿遗尿、石淋等。

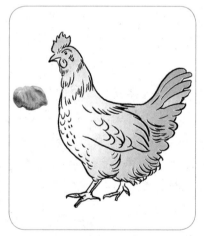

 谷芽

【药理成分】含淀粉、蛋白质、脂肪、淀粉酶、B族维生素等。有助消化作用。

【性味】性温，味甘。

【功效】健脾开胃，和中消食。适用于宿食不化、胀满、泄泻、不思饮食等。

 麦芽

【药理成分】含淀粉、转化糖酶、蛋白分解酶、维生素B、维生素C、脂肪、糊精、卵磷脂、麦芽糖、葡萄糖、大麦芽碱类等。有助消化作用。

【性味】性温，味甘。

【功效】消食健脾，回乳。适用于食积不化、脘腹胀满、乳胀不消等症。

 木香

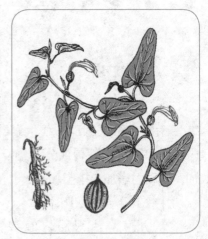

【药理成分】含挥发油、生物碱、菊糖等。云木香对支气管平滑肌及小肠平滑肌有解痉作用；有降压作用；对伤寒杆菌、痢疾杆菌、大肠杆菌、多种真菌有一定抑制作用。

【性味】性温，味辛、苦。

【功效】行气止痛，温中和胃。适用于中寒气滞、胸肋胀痛、呕吐、泻痢、里急后重等。

 陈皮

【药理成分】含挥发油、橙皮甙、维生素B_1、维生素C等。挥发油对消化道有缓和作用，利于胃肠积气的排出；能促进胃液分泌，有助于消化；能刺激呼吸道黏膜，使分泌增多，痰液稀释，有利于排出；有升高血压，兴奋心脏作用；橙皮甙有降胆固醇作用。

【性味】性温，味苦、辛。

【功效】行气健脾，燥湿化痰，降逆止呕。适用于脘腹胀满、嗳气呕吐、咳嗽多痰等症。

【宜忌】气虚及阴虚燥咳患者不宜用。

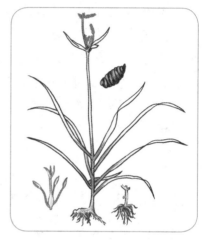

【药理成分】含挥发油、酚类物质、葡萄糖、果糖、淀粉等。能抑制子宫平滑肌收缩，并能缓和其肌张度；水煎剂有降低肠管紧张性和拮抗乙酰胆碱的作用；对某些真菌有抑制作用；有镇痛作用。

【性味】性平，味甘、辛、微苦。

【功效】疏肝理气，调经止痛。适用于肝胃不和气郁不舒、胸肋脘腹胀痛、痛经、月经不调、肝郁食积等。

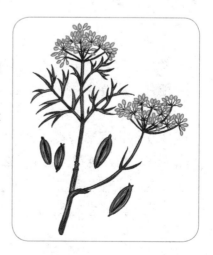

【药理成分】含挥发油（茴香油等），能增强胃肠蠕动，排除胃肠中积气，因而有助于缓解痉挛，减轻疼痛。

【性味】性温，味辛。

【功效】祛寒止痛，行气健脾。适用于胃寒胀痛、小腹冷痛、痛经、疝痛、睾丸肿痛、鞘膜积液等。

高良姜

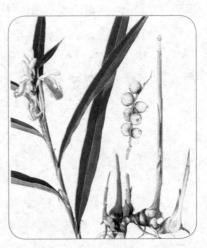

【药理成分】根茎含挥发油、黄酮类、高良姜素、山奈素、山奈酚、槲皮素、高良姜酚等。煎液对多种细菌有不同程度的抗菌作用。

【性味】性热，味辛。

【功效】温胃，祛风，行气，止痛。适用于脾胃中寒、脘腹冷痛、呕吐、泄泻、噎膈反胃、食滞不化等。

【宜忌】阴虚有热者忌服。

清热解毒药

金银花

【药理成分】含绿原酸、黄酮类、木犀草素、肌醇、皂甙、鞣质、挥发油等。有显著的广谱抗菌作用，能抗流感病毒和抑制皮肤真菌；能减少实验动物肠道对胆固醇的吸收。

【性味】性寒，味甘。

【功效】清热解毒，凉散风热。适用于痈肿疔疮、喉痹、丹毒、血热毒痢、风热感冒、温病发热等。

【宜忌】慢性肠炎、肝炎、肝硬变、慢性腹泻等禁用单味药多量久服，无热毒者忌久服。

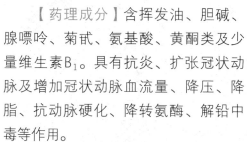

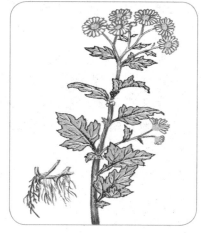

【药理成分】含挥发油、胆碱、腺嘌呤、菊甙、氨基酸、黄酮类及少量维生素B$_1$。具有抗炎、扩张冠状动脉及增加冠状动脉血流量、降压、降脂、抗动脉硬化、降转氨酶、解铅中毒等作用。

【性味】性微寒，味甘、苦。

【功效】散风清热，平肝明目。适用于风热感冒、头痛头昏、肝经风热、目赤肿痛、迎风流泪、高血压、疮痈肿毒等。

【宜忌】气虚胃寒、食少泄泻者不宜用。

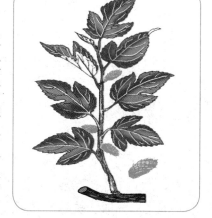

【药理成分】含芸香甙、槲皮素、异槲皮甙、微量β-谷甾醇、挥发油、有机酸、糖类、氨基酸及维生素C、维生素B$_2$等。对伤寒杆菌、葡萄球菌有抑制作用；有降血糖作用；能降低毛细血管通透性而起止血作用；对气管有解痉作用。

【性味】性寒，味甘、苦。

【功效】疏风清热，清肝明目。适用于风热感冒、咳嗽、头晕头痛、目赤肿痛、视物昏花等。

【药理成分】含挥发油等。煎剂有微弱的解热作用；能抑制葡萄球菌的生长，紫苏油有升高血糖的作用。

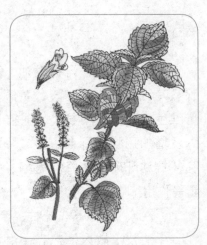

【性味】性温，味辛。

【功效】解表，散寒，理气和胃。适用于风寒感冒、恶寒发热、咳嗽、气喘、胸腹胀满、胎动不安等，并能解鱼蟹中毒。

 黄柏

【药理成分】树皮含小檗碱、木兰花碱、黄柏碱、掌叶防己碱及内酯、甾醇等。动物实验证明，小檗碱对金黄色葡萄球菌、肺炎球菌、白喉杆菌、痢疾杆菌等均有效果。黄柏水煎剂能杀死钩端螺旋体，尚有降压作用。

【性味】性寒，味苦。

【功效】清热燥湿，益阴补肾，泻火解毒。适用于尿路感染、前列腺炎、黄疸、痢疾、肠炎、湿热带下、热淋便血、痔漏等。

【宜忌】非实火忌内服。低血压、低血糖忌大量内服。

 蒲公英

【药理成分】含蒲公英甾醇、胆碱、菊糖和果胶等。具有利胆、保肝、消炎、利尿、抗癌等作用。

【性味】性寒，味苦、甘。

【功效】清热解毒，凉血散结，疏肝通乳，清肝明目。适用于目赤肿痛、乳汁不通、便秘、上呼吸道感染、肺炎、肝炎、乳痈、肠痈、疔肿、痄腮、急性结膜炎等。

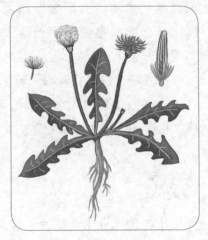

【宜忌】慢性胃炎、溃疡病、肠炎、肝炎、慢性腹泻及月经量少、月经后期痛经，忌单味药大量久服。

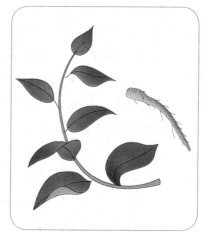

【药理成分】含靛甙、β-谷甾醇、靛红及各种氨基酸、糖类和植物蛋白。有抗病原微生物及解毒作用。

【性味】性寒，味苦。

【功效】清热解毒，凉血消瘀斑，利咽消肿，镇咳祛痰。适用于风热温毒、热毒入血所致的头痛、出疹、发斑、丹毒以及慢性肝炎、腮腺炎、流行性脑脊髓膜炎、麻疹等。

【宜忌】脾胃虚寒者忌单用，忌过量久服。

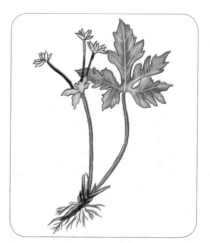

【药理成分】含小檗碱及黄连碱、甲基黄连碱、掌叶防己碱等多种生物碱。有较强的广谱抗菌作用；还有明显的利胆、保肝、降谷丙转氨酶的作用；有加强白血球吞噬功能作用及清热降压作用。

【性味】性寒，味极苦。

【功效】清热燥湿，泻火解毒，清心除烦，养肝明目。适用于肠胃湿热的痢疾、泄泻；胃热胸脘痞满，呕吐吞酸，口舌生疮，目赤牙痛，尿赤，便秘；热盛所致的吐血、衄血、痔疮出血及热毒所致的疮痈、肿毒、湿疹等。

【宜忌】非湿热者忌内服黄连。

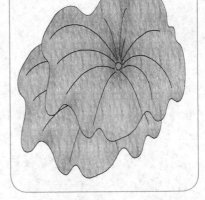

【药理成分】含莲碱、荷叶碱、原荷叶碱、亚美罂粟碱等多种生物碱。尚含有槲皮素、异槲皮甙、连甙、多种有机酸、鞣质等。荷叶碱对平滑肌有解痉作用。

【性味】性凉，味辛。

【功效】助脾胃，升中气，清暑利湿，散瘀止血。适用于暑湿泄泻、眩晕、浮肿、吐血、衄血、崩漏、便血、产后血晕等。

【宜忌】本品有升散耗气作用，虚者忌服。凡上焦邪盛，宜清降者也不可用。

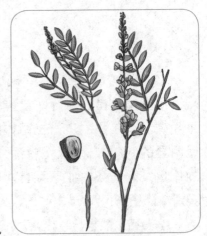

【药理成分】含多种生物碱、黄酮类、山奈酚等。有利尿、抗菌等作用。据现代研究，苦参对X射线照射所致的白细胞减少症有明显的治疗作用。

【性味】性寒，味苦。

【功效】清热燥湿，祛风止痒，利水杀虫。适用于热毒血痢、肠风下血、黄疸、带下症；湿热蕴结的湿疹、荨麻疹、皮肤瘙痒、疥癣；风邪湿热所致的便血、阴道滴虫、中耳炎、急慢性肾炎等症。

【宜忌】不宜与藜芦同服。

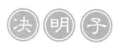

【药理成分】含大黄酚、大黄素、芦荟大黄素等成分。有降压、抗菌作用。决明子水浸液煎剂对动物有明显的降压作用，对葡萄球菌、白喉杆菌及伤寒、副伤寒杆菌、大肠杆菌等均有明显的抑制作用。

【性味】性微寒，味甘、苦、咸。

【功效】清热明目，祛风止痛，润肠通便。适用于风热头痛、目赤涩痛、羞明多泪、目暗不明、大便秘结、视神经炎、原发性高血压、肾性高血压病等。

【宜忌】慢性肠炎、腹泻、低血压者忌大量久服。用于通便时不宜久煎。

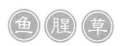

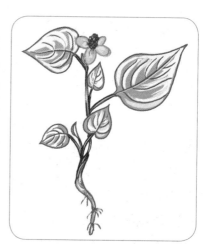

【药理成分】含挥发油、槲皮甙、鱼腥草素、蕺菜碱等成分。对卡他球菌、流感病毒、肺炎球菌、金黄色葡萄球菌有明显的抑制作用。具有抗病毒、利尿、镇痛、止血、促进组织再生等作用。

【性味】性微寒，味辛。

【功效】清热解毒，消肿排脓，利尿通淋。适用于肺痈吐脓、痰热喘咳、热痢、热淋、痈肿疮毒等症。

【宜忌】不宜久服。虚寒者忌服。

利水消肿药

泽 泻

【药理成分】含挥发油、生物
碱、泽泻醇、植物甾醇、天门冬素、
树脂、蛋白质、有机酸、淀粉等。有
显著的利尿和较持久的降压作用；能
降低血液中的胆固醇和血糖，具有抗
脂肪肝作用；对金黄色葡萄球菌、肺
炎球菌、结核杆菌有抑制作用。

【性味】性寒，味苦。

【功效】利水渗湿，泻热。适用
于小便不利、水肿、泄泻、尿少、痰饮眩晕、热淋涩痛、高脂血症等。

【宜忌】肾虚滑精者慎用。

茵 陈

【药理成分】含挥发油、脂肪
油、氯原酸、香豆精等。能促进胆汁
分泌，同时也能增加胆汁中胆酸和
胆红素的排出量，促进肝细胞的再
生；有较明显的解热作用，并能增加
心脏冠状动脉的血流量；具有平喘
作用。

【性味】性微寒，味苦、辛。

【功效】清热利湿，利胆退黄。

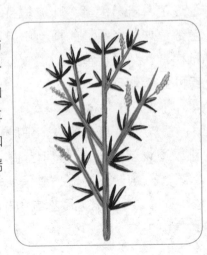

适用于黄疸尿少、湿疹瘙痒、传染型肝炎、胆囊炎等。

【宜忌】非湿热引起的发黄忌服。

【药理成分】含蛋白质、脂肪、甾醇、卵磷脂、组氨酸、胆碱、茯苓多糖、蛋白酶等。有强心、滋补、利尿、抗菌、降血糖、降血压和增强人体免疫功能等作用。茯苓多糖还能显著地抑制肿瘤细胞，与其他抗癌化学药物同用，能提高疗效。

【性味】性平，味甘、淡。

【功效】利水渗湿，健脾宁心。适用于水肿尿少、痰饮眩悸、脾虚食少、便溏泄泻、心神不宁、惊悸失眠等症。

【宜忌】茯苓偏于淡渗，对虚寒滑精和气虚下陷者应减少用量。

【药理成分】含麦角甾醇、粗蛋白、可溶性糖分、多糖等。其煎剂有明显的利尿作用。对金黄色葡萄球菌、大肠杆菌有抑制作用。猪苓多糖还有抗癌作用。

【性味】性平，味甘、淡。

【功效】利水渗湿。适用于小便不利、水肿泄泻、淋浊、带下等。

【宜忌】无水湿者不宜服。

【药理成分】含薏苡仁油、薏苡仁脂、薏苡仁素、β-谷甾醇、蛋白质、糖类、脂肪、维生素B等。能增强机体免疫功能，降低血糖和血清钙，抑制肿瘤细胞生长，对心脏血管、子宫有兴奋作用。有解毒、镇痛、镇静作用。

【性味】性微寒，味甘、淡。

【功效】健脾渗湿，除痹止泻，清热排脓。适用于水肿、脚气、小便不利、湿痹拘挛、脾虚泄泻、肺痈、肠痈、扁平疣等症。

【宜忌】大便燥结、小便短少、因寒转筋、脾虚无湿者不宜用。妊娠禁用。

【药理成分】含多量黏液质、琥珀酸、腺嘌呤、胆碱等。具有利尿作用，并能增加尿素、氯化钠及尿酸的排泄；能使气管及支气管分泌物增加，呼吸运动加深变缓，而有祛痰止咳作用。

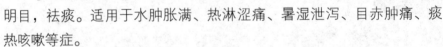

【性味】性微寒，味甘。

【功效】清热利尿，渗湿通淋，明目，祛痰。适用于水肿胀满、热淋涩痛、暑湿泄泻、目赤肿痛、痰热咳嗽等症。

【宜忌】无湿热者及孕妇忌用。

【药理成分】含脂肪、挥发油、树脂、苦味糖甙、皂甙、生物碱及维生素K、甾醇和有机酸等。有利尿、利胆、止血等作用。

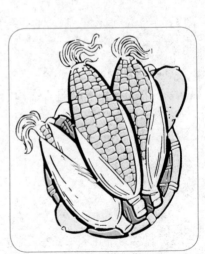

【性味】性平，味甘。

【功效】利尿泄热，平肝利胆。

适用于肾炎水肿、脚气、黄疸肝炎、高血压、胆结石、糖尿病、吐血、衄血等。

活血化瘀药

【药理成分】含红花黄色素、红花油等成分。能使子宫发生紧张性或节律性收缩；有降血压和扩张冠状动脉作用。小剂量红花对心脏有轻度兴奋作用，大剂量则起抑制作用。

【性味】性温，味辛。

【功效】活血通脉，消肿止痛。适用于闭经、痛经、产后瘀阻腹痛、痈肿、跌打损伤等。

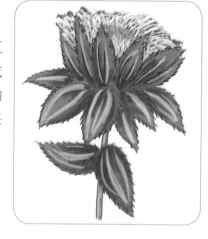

【宜忌】用于和血调血时，用量宜小；用于行血破血时，用量稍大。崩漏及孕妇忌用。

【药理成分】含丹参酮、丹参醇、维生素E等。能扩张冠状动脉、增加血流量、改善心肌收缩力、调整心律；能改善微循环，抗高机体的耐缺氧力；能促进组织的修复与再生；抑制过度增生的纤维母细胞瘤的生长；

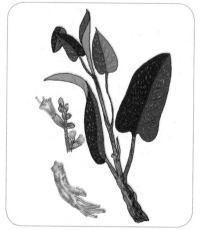

能降低血糖和血压，有镇静作用。

【性味】性微寒，味苦。

【功效】活血祛瘀，安神宁心，排脓止痛。适用于月经不调、闭经、宫外孕、肝脾肿大、心绞痛、心烦不眠、疮疡肿毒等。

【宜忌】本品畏咸水，反藜芦，忌醋；大便不实者和无瘀血者慎服。

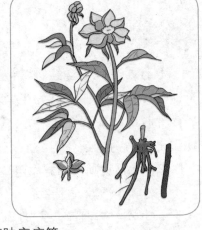

【药理成分】本品能增强机体抵抗力，具有镇静、镇痛、解痉、抗炎、抗应激性溃疡、扩张冠状血管，对抗急性心肌缺血和抑制血小板聚集及抗肿瘤等作用。

【性味】性微寒，味苦。

【功效】行瘀，止痛，凉血，消肿。适用于瘀滞经闭、腹痛、胁痛、衄血、血痢、目赤肿痛、跌打损伤、痈肿疮疡等。

【宜忌】泄泻、产后恶露已行、少腹痛已止、痈疽已溃者不宜再用。血虚者慎服。

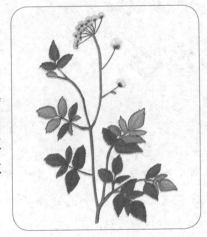

【药理成分】含挥发油、生物碱、川芎嗪、阿魏酸等成分。有镇静、镇痛、镇痉等作用；能扩张外周血管，使冠状动脉血流量和下肢血流量增加，血压下降；有兴奋子宫和抗维生素E缺乏症作用；有抗菌作用。

【性味】性温，味辛。

【功效】活血行气，祛风止痛。适用于头痛、胸胁痛、闭经、痛经、湿痛、跌打损伤、胸痹心痛等症。

【宜忌】本品辛温升散，若用之太过，有走泄真气之弊。阴虚气弱、劳热多汗及气逆呕吐、肝阳头痛、妇女月经过多等均应慎用。

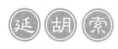

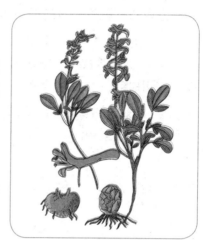

【药理成分】含延胡索乙素等成分。具有镇痛、镇静、催眠作用，还有降血脂作用。

【性味】性温，味辛、苦。

【功效】活血散瘀，理气止痛。适用于气滞血凝的腹痛、胃痛、月经不调、痛经、产后腹痛、心肌梗死、跌打损伤、疝气引致的腹痛、神经痛等。

【宜忌】本品有耗气伤血之弊，虚体慎用；痈疽已溃慎用，久溃不敛忌用。

【药理成分】含皂甙、五加皂甙A、五加皂甙B和葡萄糖。具有止血、抑菌等作用。

【性味】性温，味甘、微苦。

【功效】散瘀止血，消肿定痛。适用于咯血、吐血、衄血、便血、尿血、崩漏、产后血瘀腹痛、跌打瘀血肿痛、外伤出血等。近年来三七还用于治疗冠心病、高脂血症、眼前房出血、颞下颌关节功能紊乱综合征、运动过度综合征等。

【宜忌】血虚无瘀者忌服，孕妇及血虚吐衄、血热妄行者忌服。

山楂

【药理成分】含有黄酮类、甙类、有机酸、糖类、维生素C等。有扩张血管，增加冠状动脉血流量、降低血压、降低血清胆固醇、强心、收缩子宫等作用；有增加胃液消化酶、帮助消化的作用；对各种痢疾及绿脓杆菌有明显的抑制作用。

【性味】性微温，味酸、甘。

【功效】消食积，散瘀血。适用于肉积、痰饮、痞满、吞酸、泻痢、高脂血症、血瘀痛经等。

【宜忌】生用多食，会使人嘈烦易饥，应慎用；有龋者慎食；产妇瘀血过多者禁用。

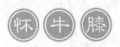 怀牛膝

【药理成分】含皂甙、牛膝甾酮等成分。具有降血压、利尿、兴奋子宫的作用。

【性味】性平，味酸、苦。

【功效】补肾，强筋骨，逐瘀通经，引血下行。适用于腰膝酸痛、筋骨无力、经闭腹痛、肝阳眩晕等症。

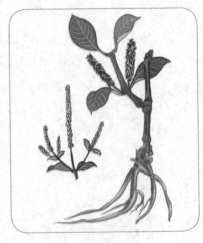

【宜忌】本品以宜导下行为主，又能坠胎，脾虚泄泻、梦遗滑精、妇女月经过多及孕妇忌用。

 桃仁

【药理成分】含苦杏仁甙、脂肪、儿茶精等成分。具有减少血管通透性、促进炎症渗出物的吸收、改善血行、解除血液浓黏凝聚状态的作用。

【性味】性平，味苦、甘。

【功效】活血行瘀，润燥滑肠。适用于闭经、痛经、跌打损伤、肠燥便秘等症。

【宜忌】本品有伤气耗血之弊，不可过用，孕妇忌用，脾虚便溏者慎用。

益母草

【药理成分】含益母草碱等多种生物碱及维生素A等成分。能兴奋子宫，有降压、利尿作用。

【性味】性微寒，味苦、辛。

【功效】调经活血，祛瘀生新，利尿消肿。适用于月经不调、痛经、闭经、恶露不尽、急性肾炎水肿等。

【宜忌】气虚、阴虚、脾虚便溏者慎用。孕妇忌用。

芳香化湿药

藿香

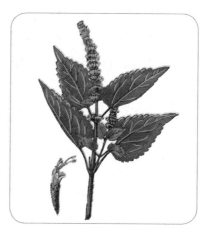

【药理成分】含挥发油等。能抑制胃肠道的过度蠕动，促进胃液分泌而帮助消化；对常见皮肤真菌有抑制作用；广藿香对多种细菌有抑制作用。

【性味】性微温，味辛。

【功效】化湿和中，祛暑解表。

适用于暑湿感冒、胸闷食少、恶心呕吐、腹胀腹泻等症。

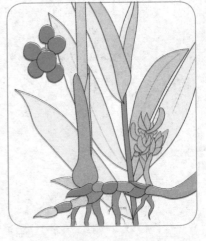

【药理成分】含挥发油，油中主要成分为樟脑、乙酸龙脑酯、龙脑、右旋樟脑、芳香醇、橙花叔醇等。阳春砂和缩砂仁0.25%～0.75%水煎液对人体肠管有兴奋作用，1%～1.25%水煎液和挥发油的饱和水溶液均呈抑制作用。

【性味】性温，味辛。

【功效】消食开胃，行气化湿，温脾止泻，温胃止呕，安胎。适用于脘腹胀痛、食欲不振、恶心呕吐、胎动不安等症。

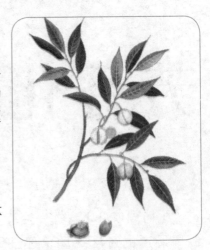

【药理成分】含挥发油等。能促进胃液分泌、增强肠蠕动、祛除胃肠内积气，故有祛风健胃，并有止呕作用。

【性味】性温，味辛。

【功效】消食行气，温胃止呕。适用于脘腹胀痛、恶心呕吐、食欲不振等症。

常见病调理药膳

第一节 内科病调理药膳

感冒 调理药膳

感冒可分为上呼吸道感染和流行性感冒两种病症。前者是由多种病毒或细菌引起的，主要表现为鼻塞、流涕、打喷嚏、咽喉痒、头痛、畏寒等；后者是流感病毒侵犯所致，主要表现为恶寒、高热、恶心呕吐、全身骨节酸痛，而上呼吸道症状较轻。感冒一年四季均可发生，但以春冬两季为多。由于引起感冒的病毒类型多，又容易变异，故国内外至今未有特效药物，一般采取对症治疗。

中医认为，感冒多为风邪侵袭所致，但风邪一般并不单独致病，而常与寒、热、湿、暑相杂致病，故又分为风寒感冒、风热感冒及暑湿感冒。

风寒感冒的临床症状为恶寒重，发热轻，无汗，头痛，鼻塞流涕，声重，喉痒咳嗽，痰白清稀，四肢酸痛，苔薄白而润，脉浮。治宜辛温解表，宣肺散寒。

风热感冒的临床症状为发热重，恶寒轻，咽红肿疼，咳嗽痰黄，口干欲饮，身楚有汗，苔白而燥，脉浮数。治宜辛凉解表，宣肺清热。

暑湿感冒的临床症状为发热重，头晕且胀，心中烦热，身倦无汗，口渴喜饮，时有呕恶，小便短黄，舌苔黄腻，脉濡数。治宜清暑解表，芳香化浊。

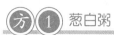

方①　葱白粥

【原料】连须葱白5～10根（每根寸许，切细），粳米50克。

【制用法】先用粳米煮粥，粥熟后加入葱白再煮片刻，趁热顿服，温覆取汗。

【功效】发汗解表，散寒通阳。

【附注】方中葱白辛散温通，解表散寒；粳米甘温益胃，助阳发汗。两者配伍，既发汗解表，又益胃，尤其适用于年老体虚风寒感冒者，常人风寒感冒服之亦佳。

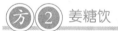

方②　姜糖饮

【原料】生姜15克（切片），红糖30克。

【制用法】水一碗，加入生姜，煮沸2分钟，再入红糖煮1分钟，即可趁热饮用。饮后盖被取汗。

【功效】辛散发汗，解表散寒。

【附注】本方是民间治疗风寒感冒的习用方。方中生姜辛温发表散寒；红糖甘温缓急调味，可防生姜辛温发散之力太过。

生姜还具有良好的止呕作用，因此用于风寒感冒兼恶心呕吐者效佳。

方③　生姜萝卜汤

【原料】生姜25克，萝卜50克，红糖少许。

【制用法】将生姜和萝卜洗净后切成片，加入适量的水后煎15分钟，再加入红糖稍煮片刻。

【功效】辛温解表，止咳化痰。主治急性上呼吸道感染属风寒型，恶寒重，发热轻，无汗，头痛鼻塞。

【附注】现代医学研究表明，萝卜含有丰富的淀粉等消化酶，能促消化，且有强胃的作用，还可止咳化痰。

方④　青椒炒豆豉

【原料】青椒250克，豆豉250克，食油、盐适量。

【制用法】先分别炒青椒及豆豉，再将青椒与豆豉拌匀略炒。

【功效】辛温解表。

【附注】方中青椒温中健胃，散寒发汗；豆豉辛甘解表，宣散外邪。两者炒食，既有发散风寒之功，又味美可口。为风寒感冒的佐食佳品。

方 5 薄荷粥

【原料】鲜薄荷30克（或干薄荷10克），粳米50克，冰糖适量。

【制用法】先将薄荷煮沸5分钟，去渣留汁备用。再将粳米煮粥，待粥熟后，兑入薄荷汁，再煮片刻，加入冰糖适量，即可食用。

【功效】疏散风热。适用于外感风热，发热头痛，咽喉肿痛等症。

【附注】方中薄荷辛凉，轻清透散；粳米甘平益胃，以米香之气助薄荷辛散之力，又防其过汗伤正。全方配伍，疏散风热，清利咽喉，透疹辟秽，既用于外感风热，又可用于小儿麻疹透发不畅。

方 6 芫荽生姜汤

【原料】芫荽10克(切碎)，生姜10克(切片)。

【制用法】生姜切片后，加水一碗，先煮沸2分钟，然后加入鲜芫荽及调味品，即刻出锅。

【功效】辛温透表，发散风寒。

【附注】芫荽发表鼓邪外达，生姜性味辛温，发散风寒，温中降逆止呕。用于风寒感冒表实为宜。

方 7 辣椒花椒汤

【原料】红辣椒15克，花椒5克，姜片2片。

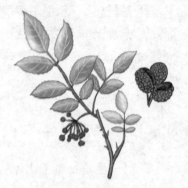

花椒

【制用法】红辣椒洗净拍裂与花椒、姜片同放入砂锅中，注入清水200毫升，煎至150毫升，去渣，加入精盐，调匀。分1~2次趁热服，取微汗。

【功效】辛温解表，散寒发汗。适用于风寒感冒。

咳嗽调理药膳

咳嗽是常见病、多发病，许多疾病如呼吸道感染、支气管扩张、肺炎、咽喉炎等均可有咳嗽的症状。治疗方法以消炎止咳为主。

所谓咳嗽，乃指肺气上逆作声，咯吐痰液等病理现象。西医中的急慢性支气管炎、支气管扩张等病，常以咳嗽为主要症状，与中医学的咳嗽概念相合。

中医认为，外邪侵袭和内伤皆可引起咳嗽。外邪侵袭所致之咳嗽又称外感咳嗽，有寒热之分，其主要特征是：发病急，病程短，并常可并发感冒。风寒咳嗽的临床症状为咳嗽声重、气急、咽痒、咳痰稀薄色白等，风热咳嗽的临床症状则为咳嗽频剧、气粗、咽痛痰稠等。内伤咳嗽的特征是：病情缓，病程长，皆由五脏功能失常所致。

方① 罗汉果猪肺

【原料】猪肺250克，罗汉果10个。

【制用法】选用成熟的罗汉果，切成薄片；将猪肺切成小块，挤出泡沫，洗净；将猪肺、罗汉果放入砂锅内，加适量水，置于火上，旺火烧开，改用小火炖煮，煮至肺熟，即可食用。

【功效】清热凉血，润肺止咳。适用于痰热咳嗽及风热咳嗽。

【附注】罗汉果性凉味甘，有清热凉血，润肺化痰，生津止渴等功效，可用于治疗咳嗽、咽喉肿痛、便秘诸症。猪肺性平味甘，有补虚润肺等功效。二者合食，可收清热化痰、润肺止咳之功。

方② 蜜饯萝卜梨

【原料】白萝卜1个，梨1个，蜂蜜50克，白胡椒7粒。

【制用法】将白萝卜、梨洗

净切碎，放入碗中，倒入蜂蜜，放入白胡椒，装锅蒸熟为度，将白胡椒拣出，分两次温服。

【功效】发散风寒，止咳化痰。

【附注】白胡椒辛热，有温中散寒之功效，可发散风寒之邪；萝卜下气化痰，宽中消食；梨可润肺止咳；蜂蜜味甘性平，有补中润燥之功，可补益脾胃，以增化痰之力，又有润肺止咳之功。蜂蜜可缓胡椒辛辣之太过，胡椒辛散可防蜂蜜甘腻滞痰之弊。此方是治疗风寒咳嗽的良方。

方 3 枇杷饮

【原料】枇杷10克，鲜芦根10克。

【制用法】枇杷叶去毛，洗净烘干，鲜芦根切片，一同入锅加水适量，用武火煮沸，文火熬煮20~30分钟即成。温热顿服。

【功效】祛风清热，止咳和胃。

【附注】芦根甘寒，入肺胃二经，清泄肺热，润燥止咳，且兼透散风热；枇杷叶苦平，既能清肺化痰，下气止咳，又能和胃止呕。本方对风热咳嗽，兼有胃气上逆恶心呕吐者，尤为适宜。

方 4 杏仁粥

【原料】杏仁(去皮尖)15克，粳米50克。

【制用法】将杏仁、粳米加水两碗，煮至粥熟，趁热分服，令其微汗出。

【功效】散寒止咳，化痰下气。

【附注】杏仁苦温入肺经，有下气止咳之效；粳米健脾益胃。合而为粥趁热服，覆被令微汗出，取祛风散寒之效。

方 5 熘松花蛋

【原料】松花蛋、鸡蛋各3个，花生油、淀粉、面粉、黄瓜、玉兰片、胡萝卜各适量，精盐、白糖、味精、香油、葱、姜、蒜各少许。

【制用法】松花蛋剥掉皮，每个蛋切8瓣；鸡蛋去蛋黄留蛋清在碗内，拌进适量淀粉、面粉搅匀；黄瓜、玉兰片、胡萝卜切丁；精盐、白糖、味精放在一起，加一手勺汤和淀粉对成汁；锅上火，放油烧六成热，取松花蛋一块先沾一层面粉，然后沾糊下油锅炸，全部下完后视糊呈杏黄色时捞出，控净油。原锅上火，放葱、姜、蒜和黄瓜、玉兰片、胡萝卜略炒，再把汁倒进，视汁已熟时，放松花蛋翻锅，淋香油，出锅即可。

【功效】滋阴化痰，润肺止咳。主治阴虚咳嗽。

【附注】松花蛋为鸭蛋的制成品，其性凉味甘，有滋阴清热，润肺化痰等功效，可用于治疗咳嗽、咽喉及齿龈肿痛诸症。鸡蛋清性凉味甘，有清热解毒、润肺利咽等功效。

方 ⑥ 梨丝拌萝卜

【原料】白萝卜250克，梨100克，生姜少许，麻油、精盐、味精适量。

【制用法】萝卜切成丝，用沸水焯2分钟捞起，加上梨丝、姜末少许及调料，拌匀凉食。

【功效】清热化痰，生津润燥。

【附注】萝卜辛甘凉，能清热下气化痰；梨味甘微寒，能清热化痰，润燥生津；生姜辛散，解表宣肺。本方甘淡，药性平和，对风燥咳嗽是较好的辅助治疗之剂。

方 ⑦ 柿霜糖

【原料】柿霜、白糖各等量。

【制用法】柿霜、白糖入锅，加水少许，文火炼至挑起呈丝状，不粘，稍冷后倒入涂有熟菜油的瓷盘中，压平，切块，随时含咽。

【功效】清肺润燥，止咳化痰。

【附注】柿霜甘凉入肺，有清热润肺、化痰宁嗽之力；白糖甘平，润肺生津，补中益气，能增强柿霜润燥清热之功，又能增强化痰宁嗽之功。本方药性平和，对肺燥咳嗽可常服用。

方 ⑧ 杏仁饼

【原料】杏仁（去皮尖）40粒，青黛3克，柿饼1个。

【制用法】杏仁炒黄，研为泥状，放入青黛拌匀，放入掰开柿饼中摊匀，用湿泥包裹，煨热。分早晚两次分服。

【功效】清肝润肺止咳。

【附注】杏仁宣肺降气止咳，为治咳之要药；青黛清肝降火凉血；柿饼润肺止咳止血，亦能矫青黛之苦味，使易于食用。

哮喘调理药膳

哮喘是因气管和支气管对各种刺激物的刺激不能适应，而引起的支气管平滑肌痉挛、黏膜肿胀、分泌物增加，从而导致支气管管腔狭窄。喘症以呼吸困难，甚至张口抬肩、鼻翼煽动、不能平卧为特征；哮症是一种发作性的痰鸣气喘疾患，发作时喉中哮鸣有声、呼吸气促困难，甚则喘息难以平卧。由于哮必兼喘，故又称作哮喘。哮喘包括支气管哮喘、哮喘性支气管炎等。

方1 砂锅杏仁豆腐

【原料】优质豆腐120克，杏仁15克，麻黄3克，盐、芝麻油各适量。

【制用法】先将杏仁、麻黄洗净，共装入纱布袋，用线将口扎紧；然后将豆腐切成3厘米见方块和药袋一起放入砂锅，加适量水，先用旺火烧开，后改用文火，共煮1小时，最后捞出药袋，后加入盐、味精、芝麻油调味即成。食豆腐、喝汤，一天分两次食用。连服3日为1疗程。

【功效】润肺滑肠，发汗定喘。适用于受凉发作者食用，疗效显著。

【附注】豆腐性味甘平，可补虚润躁，清热化痰；杏仁性味苦温，能祛痰理气，止咳平喘；麻黄味辛微苦，可开宣肺气，发汗解表，利水平喘。三者结合，功效倍增，是治疗肾阳虚哮喘的良方。

方2 鱼腥草丝瓜汤

【原料】鱼腥草50克，丝瓜50克。

【制用法】将丝瓜切片，鱼腥草寸段，用常法加调料制成汤，即可食用。

【功效】宣肺清热，化痰止哮。

【附注】鱼腥草辛微寒，能

清肺热并解毒，通利小便；丝瓜甘凉，能清热化痰，对哮喘有很好的疗效。

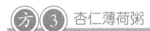 杏仁薄荷粥

【原料】杏仁30克(去皮尖)，鲜薄荷10克，粳米50克。

【制用法】将杏仁放入沸水中煮到七分熟，放入粳米同煮将要熟时，放入薄荷，煮熟即可。

【功效】辛散透表，温肺止喘。

【附注】杏仁苦温，能祛痰理气，止咳平喘；加薄荷辛散驱除表邪；粳米补脾气。全方共奏辛散表邪，祛痰平喘之功。

方④ 生姜大枣糯米粥

【原料】生姜15克，大枣3枚，糯米150克。

【制用法】按常法煮粥食用。每日1剂。

【功效】温中散寒，益气化痰。适用于老年人寒喘，证见喘促气短，喉中喘鸣，痰液稀白，恶寒无汗，头痛身酸，舌苔薄白。

方⑤ 南瓜大枣汤

【原料】南瓜500克，大枣15~20枚。

【制用法】将南瓜洗净，去皮切块，大枣洗净去核，共置锅内，加水煮烂食用。每日1剂。

【功效】益气定喘。对支气管哮喘有疗效。

方⑥ 虾仁炒芹菜

【原料】大虾仁50克，鲜嫩芹菜250克，熟猪油、料酒、精盐、味精、猪骨汤各适量。

【制用法】将芹菜洗净切段，入沸水锅中焯一下，捞出过凉，沥干水分；虾仁用清水浸软，去杂洗净，备用。炒锅上火，加油烧热，下虾仁煎至色黄，加入芹菜段、猪骨汤，煸炒片刻，烹入料酒，加入精盐、味精，炒匀即成。

【功效】辛散透表，利湿化痰，温肺平喘。

【附注】虾仁性温味甘、咸，有壮阳补肾、健脾暖胃等功效。芹菜性凉味甘，有平肝清热、祛风利湿等功效。两者合食，可温中散寒，利湿化痰。本方适用于冷哮发作期，证见喘息频作，喉中哮鸣，咳痰清稀，呈泡沫状，胸闷如窒，面青肢冷，口不渴，或渴喜热饮等。

方⑦ 桂花核桃冻

【原料】石花菜15克，核桃仁250克，糖桂花少许，菠萝蜜适量，奶油100克。

【制用法】将核桃仁加水磨浆。石花菜加水250克在锅中烧至熔化，加入白糖搅匀，将核桃仁浆再放入搅匀，再放入奶油和匀，置火上加热至沸，出锅倒入铝盒中，待冷后再放入冰箱冻结，撒上桂花，淋上菠萝蜜，切块即可食用。

【功效】温肾纳气，补肺定喘。

【附注】核桃仁甘温，可补肾养血，润肺纳气，润肠止带，补肺定喘与奶油同用，营养价值更高，与石花菜同熬，胶黏成冻，再添桂花、菠萝蜜则馨香诱人，对肺虚、肾虚不足的虚喘证有一定的功效。

方⑧ 蛤蚧人参粥

【原料】蛤蚧粉2克，人参粉3克，糯米75克。

【制用法】先将糯米煮粥，待熟时加入蛤蚧粉、人参粉搅匀，趁热服之。

【功效】补益肺肾，纳气定喘。

【附注】蛤蚧咸平，可补肺气，定喘嗽，助肾阳，益精血，对肺虚咳嗽，肾虚作喘尤为有效，配人参补脾益肺，大补元气。因此本粥对肺虚、肾虚引起的哮喘有很好的疗效。

方⑨ 虫草炖肉

【原料】冬虫夏草10克，瘦猪肉150克。

【制用法】将瘦猪肉切块，开水焯一次，放入锅内，加虫草及各种调料，急火煮沸，慢火炖煮，肉烂汤浓为止，肉、药、汤俱服。

【功效】补肾益肺，止咳定喘。

【附注】冬虫夏草甘温，可补肾益肺，止咳平喘，猪肉甘咸平，可滋阴润燥，加上各种调料，味道鲜美易食，对老年哮喘有很好的功效。

头痛 调理药膳

头痛是指额、顶、颞、枕部的疼痛。引起头痛的原因复杂而多样，可见于现代医学的内、外、神经、精神、五官等各种疾病。在内科临床上常遇到的头痛多见于感染性、发热性疾病，以及高血压、颅内疾病、神经官能症、偏头痛等疾病。患者在自觉头痛的同时，还可伴有呕吐、头晕、发热、视力障碍、癫痫、神经功能紊乱等症状。

中医学认为，头痛是由外感或内伤杂病所致。其治则，外感头痛以祛邪为主；内伤头痛以虚者扶正、实者攻邪为治。头痛剧烈，经久不愈常发作者又称为头风。

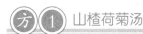 山楂荷菊汤

【原料】山楂30克，荷叶12克，白菊花10克，白糖适量。

【制用法】将山楂洗净，切片；荷叶、白菊花分别洗净，备用。锅内加水适量，放入山楂片、荷叶、白菊花，文火煮沸15分钟，去渣取汁，酌加白糖调服。每日1~2剂，连服10~15天。

【功效】平肝潜阳，行气止痛。

【附注】山楂破气行瘀、清积化滞、活血止痛；荷叶清热解暑、利水祛湿；白菊花清热祛风、明目解毒。服用本汤，可奏平肝潜阳、行气止痛之效。适用于头痛目眩、心烦易怒、面红口干或苦、胁胀、失眠多梦等。

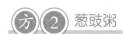 葱豉粥

【原料】葱白10克，淡豆豉10克，粳米50~100克。

【制用法】粳米煮粥，粥熟下葱白、淡豆豉，再煮数沸即成。

【功效】辛温解表，祛风散寒。

【附注】葱白解表，通阳散寒；淡豆豉发汗散寒；粳米健脾

和胃。适用于风寒头痛。

 稻豆首乌塘虱鱼汤

【原料】塘虱鱼1条(约90克),鲁稻豆60克,制首乌、龙眼肉15克,珠兰少许。

【制用法】将塘虱鱼宰净,去鳃及肠杂;首乌、龙眼肉、生姜洗净;稻豆洗净,用清水浸渍3小时。把全部用料(除珠兰外)一齐放入锅内,加稻豆水适量,武火煮沸后,文火煮3小时,加入珠兰,再煮半小时,调味即可。随量饮用。

【功效】补肝益肾,养血止痛。

【附注】稻豆又名野黑豆,性味甘微寒,功能补益肝血;制首乌性味甘涩微温,功能补肝肾,益精血,两药相伍,养肝补血之力得以增强,肝血充足,脑髓得养,头痛目眩自然可止;龙眼肉性味甘温,既养血,又安神;珠兰为金粟兰科半灌木植物金粟兰的花,又名鸡爪兰,性味辛甘平,其气芬芳,既疏肝解郁,又清利头目,与龙眼肉相伍,有助于治疗肝郁头痛。适用于偏头痛。

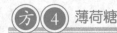 薄荷糖

【原料】薄荷粉30克,白糖500克。

【制用法】将白糖放入锅内,加水少许,以文火炼稠后,加入薄荷粉,调匀,再继续炼至不粘手时,倒入涂有熟菜油的瓷盘内,候冷,切成小块。随时含咽。

【功效】疏风热,清头目,利咽喉。主治风热所致头昏头痛。

方⑤ 鱼肚川芎汤

【原料】鱼肚40克,川芎15克,葱白25克,精盐2克,黄酒10克,清汤500克,熟猪油15克,味精1.5克。

【制用法】①在制作之前首先把鱼肚用温水浸泡(约8小时左右),然后放入沸水中微火煮约2小时,离火,焖2小时。汤冷后再烧开,再焖2小时。鱼肚焖透后,洗去黏液,放入清水中漂洗干净。待鱼肚发亮,有弹性时,再切成片。②将鱼肚片放入锅里,川芎用布包好也投入锅内,放入

适量清汤，用中火烧沸后，再投入大葱白、熟猪油。③出锅前加入味精、精盐，食用时再冲入黄酒即成。

【功效】补肾益精，行血止痛。

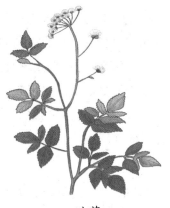

川芎

【附注】川芎性温味辛，有活血行气，散风止痛等功效，可用于治疗胸胁疼痛、偏正头痛、身痛、关节痛、筋脉拘挛诸症。鱼肚性平味甘，有补肾益精，滋养筋脉，养血止血等功效，可用于治疗风寒型及血虚型头痛。

方 6 猪脑羹

【原料】猪脑1个，天麻10克，石决明15克。

【制用法】同放至砂锅中加水适量，以小火炖煮1小时成稠厚羹汤，捞出药渣。分2~3次服用，可常服。

【功效】补骨髓，平肝阳，止头痛。

【附注】天麻甘平，能平肝熄风，镇静止痛；石决明平肝潜阳；猪脑甘寒，能补脑定眩。

方 7 枸杞羊肾粥

【原料】枸杞叶250克，羊肉60克，羊肾1个，粳米60~100克，葱白2茎，盐适量。

【制用法】将羊肾剖开，去筋膜，洗净，切碎；羊肉洗净切碎，先煮枸杞叶，去渣，取汁；用枸杞叶汁同羊肾、羊肉、粳米、葱白煮粥。粥成入盐调匀，稍煮即可。

【功效】温肾阳，益精血，补气血。

【附注】枸杞叶补肾益精，养肝明目；羊肾温肾阳，补肾气，益精髓；羊肉温养气血，益肾补虚。三味同用，入米为粥，入盐调味，不仅甘美可口，且补虚之力更佳，是治疗肾虚型头痛的良方。

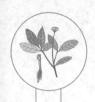
眩晕调理药膳

　　眩晕是目眩与头晕的合称。目眩即眼花或眼前发黑，视物模糊；头晕即感觉自身或周围物体旋转，站立不稳。目眩与头晕常同时并存，故合称眩晕。梅尼尔病、高血压、严重贫血者、脑震荡、神经衰弱、动脉硬化、药物中毒、心律失常等，均可引发眩晕。患者轻者眩晕转眼即消失，重症者自觉眼前景物旋转不定，以致站立不稳，伴见耳鸣、恶心呕吐、眼球震颤、出冷汗、手抖面白等症状。眩晕为常见症状，体胖、体弱及老年人较易发作。

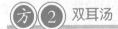

方 1 人参茶

　　【原料】生晒参5克。

　　【制用法】将人参切成薄片，放入保温杯中，用滚开水闷泡半小时，早晨空腹或晚上睡前服。忌食萝卜、浓茶、螃蟹、绿豆等物。

　　【功效】补气养血。人参甘平，大补气血。可用于眩晕日久，气血两亏的重证。

方 2 双耳汤

　　【原料】银耳、黑木耳各10克，冰糖30克。

　　【制用法】将银耳、木耳用温水发泡，摘除蒂柄，去掉杂质，洗净；放入瓷碗中，加入冰糖，放入适量的水；将木耳置蒸笼中，蒸1小时，待木耳熟烂时即成。食用时，宜空腹分次服完。

　　【功效】滋肾润肺。适用于肾阴虚或肺肾阴虚的头晕目眩、腰膝酸软、咳嗽气喘，以及高血压所引起的眩晕。

方 3 黄豆芽猪血汤

　　【原料】黄豆芽、猪血各250克，黄酒及调料适量。

　　【制用法】黄豆芽去根洗净，猪血划成小方块，用清水漂净；锅内加油少许烧热，爆香蒜茸、葱花、姜末，下猪血并烹入黄酒，加水煮沸，放入黄豆芽，煮2分钟，调入精盐、味精。随意服食。

【功效】润肺补血。适用于血虚头晕、缺铁性贫血。

方 4 当归羊肉羹

【原料】山羊肉250克（切块），黄芪、党参、当归各25克，生姜及食盐适量。

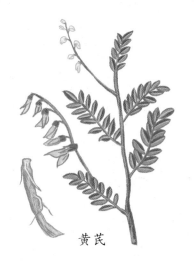

黄芪

【制用法】将党参、黄芪、当归用纱布包裹，与羊肉同放砂锅内，加水煎煮，至肉烂时放入生姜及食盐。随意食肉喝汤。

【功效】补气养血，温中暖下。

【附注】羊肉甘温，益气补虚，温中暖下；黄芪、党参、当归补气养血；加生姜温中和胃。此羹经常食用，补养气血、强壮身体的效果明显。对气血双亏，血不上荣而致的眩晕疗效较好。有内热的病人慎用。

方 5 葱白大枣汤

【原料】葱白7根，大枣15枚，白糖50克。

【制用法】按常法煮汤服食。每日1剂，睡前服下。

【功效】益气养血，祛风安神。适用于神经衰弱所引起的眩晕、失眠、烦燥不安等。

方 6 雪梨山楂百合汤

【原料】雪梨60克，山楂、百合各30克，白糖适量。

【制用法】按常法煮汤食用。每日1剂，连服10日为1个疗程。

【功效】清热除烦，养阴泻火，生津止渴。适用于体质偏热而引起的头晕目眩、头痛、失眠、烦躁、口苦、咽干等。

方 7 米酒甲鱼汤

【原料】甲鱼1只（约500

克），米酒50克，瘦猪肉100克，水发香菇8只，花生油60克，料酒、葱、姜、精盐、淀粉适量，蒜头1瓣。

【制用法】①甲鱼宰杀后，剖腹，去肠杂，控去爪内的油，留下心、肝后，切成方块；猪肉切片后，加料酒、盐、淀粉拌和上浆；香菇洗净切开，姜切片，蒜剁成茸。②锅内加油，架在火上，烧热，爆香蒜茸，放入甲鱼、姜片，煸炒一下；然后加肉片、香菇、米酒、盐，炒拌均匀后，盛于瓦缸内，放在大水锅中，隔水炖2小时左右，甲鱼和肉片酥烂即成。

【功效】甲鱼、猪肉皆有滋补肝肾，养血等功效，与香菇合烹食，可治疗眩晕、腰膝冷痛、失眠多梦等疾病。

方 8 丁香姜糖饮

【原料】丁香粉5克，生姜末30克，白砂糖50克。

【制用法】将白砂糖加水少许，放砂锅内，文火熬化，再加丁香粉、生姜末调匀，继续熬至挑起不粘手为度。另备一大搪瓷盆，涂以小磨香油，将糖倾入摊平，稍冷后趁软切成50块，随意食用。

【功效】和中化痰，降逆止呕。

【附注】丁香辛温芳香，有较强的温中化浊、降逆止呕的功效；生姜温化水饮、和中降逆；白砂糖性味甘平，可益气补中，和胃润肺。诸味共用，甜辣可口，对眩晕而兼恶心、呕吐的患者很有疗效。

方 9 枸杞麦冬粥

【原料】枸杞子30克，麦冬10克，花生米30克，粳米50克，白糖适量。

【制用法】先将枸杞子、麦冬水煎取汁去渣，然后放入洗净的花生米、粳米煮粥，粥熟后调入白糖，稍煮即可。供早、晚餐服，7~10日为1疗程，隔3~5日再服。

【功效】滋补肝肾。适用于肝肾不足所致的头晕眼花、视物不清、耳鸣耳聋、消渴。健康人食用能增强体质、防病延年。

高血压调理药膳

高血压是以体循环动脉压增高为主要表现的临床综合征，是最常见的心血管疾病。目前我国采用国际上统一的标准，即收缩压≥140毫米汞柱和（或）舒张压≥90毫米汞柱即可诊断为高血压病。根据血压增高的水平分为轻、中、重度高血压。①轻度高血压，收缩压为140～159毫米汞柱和（或）舒张压为90～99毫米汞柱。②中度高血压，收缩压为160～179毫米汞柱和(或)舒张压为100～109毫米汞柱。③重度高血压，收缩压为≥180毫米汞柱和(或)舒张压≥110毫米汞柱。高血压病的严重程度并不单纯与血压升高的水平有关，必须结合患者总的心血管疾病的危险因素及合并靶器官的损害作全面评价，治疗目标和预后判断也必须以此为基础。心血管疾患的危险因素包括：吸烟、高脂血症、糖尿病、年龄大于60岁、男性或绝经后女性、心血管疾病家族史。临床表现为眩晕、耳鸣、头痛头胀、眼花、失眠、头部沉重和颈项板紧等症状。一般治疗包括低钠饮食，肥胖者控制食量及热量，减轻体重，注意劳逸结合，充分睡眠，适当锻炼等。

方 1 香菇鸡汤

【原料】香菇40克，鸡汤6碗，米酒1汤匙，姜葱少许。

【制用法】将香菇浸软，洗净去蒂。用1／4只鸡，加姜葱熬成6碗上汤。鸡汤放入蒸碗内，加香菇和酒、盐，用玻璃纸封口，蒸1小时左右即可。

【功效】去胆固醇，治高血压，动脉硬化。

【附注】香菇能降血压和减少胆固醇。适用于高血压病、动脉硬化、高血脂等。

方 2 柠檬荸荠汤

【原料】柠檬1个，荸荠10个，白糖适量。

【制用法】将柠檬洗净，切片；荸荠洗净，去皮切片，备用。锅内加水适量，放入柠檬片、荸荠片，大火烧沸，改用文火煮5~10分钟，调入白糖即成。每日1剂，2次分服，连服10~15天。

【功效】柠檬性凉味酸，有生津止渴、化气和胃等功效，可用于高血压、咽痛口干、胃胀气诸症。荸荠性寒味甘，有清热凉肝、生津止渴、补中益气等功效，可用于高血压、烦渴便秘、血尿、百日咳诸症。两者合食，可清热益气、生津止渴。适用于高血压、咽喉肿痛、消渴等。

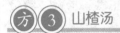

【原料】鲜山楂60克，白糖30克。

【制用法】将山楂洗净，去核切片，加水煮沸10分钟，调入白糖即成。每日2剂，宜常服。

【功效】山楂性凉味酸，有健脾消积、活血化瘀、化痰行气、降脂降压等功效。适用于高血压、高脂血症、食积不消等。

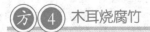

【原料】水发腐竹300克，水发木耳100克，酱油20克，白糖5克，味精1克，料酒、香油、湿淀粉各10克，豆芽汤150克，花生油50克。

【制用法】腐竹洗净泡透，斜刀切段，水发木耳去杂质洗净，挤干水分切成小块；炒锅上火，加花生油烧热，放入腐竹及木耳煸炒几下，烹入料酒，加酱油、白糖、味精、鲜汤，待锅开后改用文火，烧至汁浓入味后，用湿淀粉勾芡，起锅淋香油少许即可。

【功效】清热润燥，活血降压。

【附注】腐竹性凉味甘，有清热解毒，生津润燥等功效。黑木耳性平味甘，有补气益智、活血润燥，凉血止血等功效。两者合食，可收清热润燥、益气凉血之功，是高血压、冠心病、便秘、便血患者理想的保健食品。

方 5 炝海带丝

【原料】水发海带500克，精盐、椒油各10克，青菜丝适量，醋15克，葱丝5克，姜3片。

【制用法】将海带洗净，切成细丝，放在开水中焯一下捞出控干，撒上精盐、青菜丝拌匀盛盘，然后放上葱、姜，倒上醋，椒油加热炝上即成。

【功效】海带性寒味咸，有通经利水、化瘀软坚、消痰平喘等功效，可用于治疗高血压、高脂血症、肾炎水肿等。

方⑥ 麻油芹菠菜

【原料】新鲜菠菜和芹菜各250克，麻油30克，精盐、味精各适量。

【制用法】将菠菜、芹菜去老叶及根，洗净切段，放沸水中烫2分钟，捞出，放小盆中加入麻油、盐及味精，拌匀即可食用。

【功效】滋阴清热，平肝熄风。适宜于高血压，证见头晕头痛、面赤口渴、心烦易怒、大便秘结等的辅助食疗。

【附注】菠菜与芹菜要鲜嫩。不宜同时食鳝鱼。

方⑦ 银叶红枣绿豆汤

【原料】鲜银杏树叶30克(干品为10克)，红枣10枚，绿豆60克，白糖适量。

【制用法】①将绿豆择去杂质，洗净；银杏树叶洗净，切碎；红枣用温水浸泡片刻，洗净备用。②将切碎的银杏树叶放入砂锅内，加水2碗，文火烧开20分钟，捞弃树叶，加入红枣、绿豆、白糖1匙，继续煮1小时，至绿豆熟烂(如水不足可中间加水)即可。当点心食之，每次1小碗，每日2次。

【功效】养心气，补心血，降血压，解暑热。适用于防治高血压和冠心病发作。

方⑧ 豆苗粟米尖汤

【原料】青嫩粟米尖10个，豆苗80克，糖、清汤各适量。

【制用法】将青嫩粟米剥去皮，用粟米尖部最嫩部分，拔尽须子，用凉水洗净，切成丁放入开水锅内，煮2分钟捞出放入盘内，加清汤上笼蒸6分钟左右，取出待用。豆苗用开水烫一下。清汤内放入盐、糖，盛入汤碗中，加入蒸好的嫩粟米尖丁及嫩豆苗，即可上桌。

【功效】利尿利湿，降压清热。治疗肾病。此汤有利尿利湿、降压清热之功。适用于高血压、高血压肾病浮肿、小便短少、小便不利等。

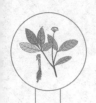

低血压调理药膳

当成人的肱动脉血压低于90／60毫米汞柱时，称为低血压。有急性低血压和慢性低血压两种。急性低血压是指因休克、晕厥引起的血压突然下降；慢性低血压可见于体质性低血压、体位性低血压、内分泌功能紊乱、慢性营养不良等。

低血压主要是由于高级神经中枢调节血压功能紊乱所引起，以体循环动脉血压偏低为主要症状的一种疾病。通常表现为头晕、气短、心慌、乏力、健忘、失眠、神疲易倦、注意力不集中等。女性可有月经量少，持续时间短的表现。中医学认为，本病与身体虚弱、气血不足有关。

方 1 黄芪羊肉汤

【原料】黄芪30克，羊肉15克。

【制用法】将黄芪煎汁去渣存汁。羊肉切片，倒入药汁内加盐调味，肉烂熟后即可。

【功效】有补气升阳、养血益脾之功效。经常服食此汤，可助低血压患者强身升压。

方 2 六味升压汤

【原料】蛤蚧1对，田鸡2只，黑北芪(大者)4片，花菇2个，火腿10克，生姜2克，酒、盐各少许，沸水适量。

【制用法】将蛤蚧宰杀去头，先洗净；田鸡宰杀去皮、取腿肉；花菇、生姜洗净，姜切片，花菇撕成小朵，火腿切成薄片，同入锅与北芪加滚水同炖；待肉熟软加入酒、盐调味即成。食肉饮汤，1日1次，连服5天为1疗程。

【功效】具有补脾、安神、升血压、养血之效。适于低血压头晕、面黄唇无血及诸虚百损、记忆力差、心肾虚弱者食用。若血压正常者服之也有补身作用。

方 ③ 当归姜枣汤

【原料】当归、大枣各50克，羊肉250克，生姜15克。

【制用法】生姜切片；羊肉、生姜、大枣文火熬成3碗，加入调料；另煎当归24毫升。将药液、羊肉汤分别依次饮用，每日分2次。

【功效】补益气血，调和营卫。适用于低血压性眩晕。

方 ④ 甘枣茶

【原料】生甘草10克，大枣20克。

【制用法】将上述2味用沸水焖泡15分钟后，即可饮用。每日1剂，代茶饮用。

【功效】健脾，消暑，防病。适用于血压偏低、睡眠不佳等症。

【附注】一般人只宜少量、间歇饮用；肥胖者及有高血压者则不宜饮用。

方 ⑤ 桂圆莲枣粥

【原料】桂圆肉、莲子各15克，红枣5枚，糯米30克，白糖适量。

【制用法】将莲子去皮芯，红枣去核，再与桂圆糯米同煮粥，食时加白糖。

【功效】此粥是低血压症患者的补疗食品方，长期服用有助于减轻症状，改善体质。

方 ⑥ 人参粟米粥

【原料】白参3克，红枣10枚，山药、猪瘦肉、粟米各50克。

【制用法】将猪瘦肉切片，与山药、红枣及粟米共同煮粥，粥将熟时，另煎白参水加入即可。

【功效】益气养血，升提血压。适用于气血两虚型低血压。

方 ⑦ 黄芪当归鸡粥

【原料】黄芪30克，当归15克，母鸡肉250克，粳米200克。

【制用法】将黄芪、当归加水煎取药汁，与母鸡肉及淘洗干净的粳米一同入锅，加适量水，用武火烧开，转用文火熬煮成稀粥，加麻油、精盐调味即成。

【功效】益气养血，升提血压。适用于气血两虚型低血压。

方 ⑧ 牛肉胶冻

【原料】牛肉1 000克，黄酒250毫升。

【制用法】将牛肉洗净，切成小块，放入大铝锅内，加水适量煎煮，每小时取肉汁1次，加水再煮，共取肉汁4次，合并肉汁液，以文火继续煎熬，直到肉汁稠粘时，加入黄酒，再熬至稠粘停火，将稠黏液倒入盆内，冷藏备用。每日1剂，分2次服食，常服。

【功效】适用于气阴两虚型低血压。

方 ⑨ 冬虫夏草炖鸭

【原料】鸭1只，冬虫夏草10克。

【制用法】将鸭去肚杂，冬虫夏草置鸭腹中，加佐料炖熟食之。

【功效】适用于低血压。

方 ⑩ 太子参烧羊肉

【原料】太子参50克，熟羊肋条肉350克，香菇、玉兰片、花椒、料酒、蛋清、淀粉各少许。

【制用法】将太子参煎取浓汁5毫升。羊肉切片，加蛋清、料酒、淀粉调匀上浆。香菇、玉兰片切片。羊肉下油锅炸至微黄捞出，油锅少放油入花椒炸至出香，放香菇、玉兰片稍炒，放羊肉、太子参汁、盐、味精烧至汤浓，出锅盛盘即可，随量服食之。

【功效】有大补元气之功效。适用于气虚及阳虚的低血压。

高脂血症 调理药膳

高脂血症是由各种原因导致的血浆中的胆固醇、甘油三酯以及低密度脂蛋白水平升高和高密度脂蛋白过低的一种全身脂代谢异常疾病。病因可由遗传、环境以及饮食失调等引发。其临床表现主要为：头痛、四肢麻木、头晕目眩、胸部闷痛、气促心悸等症状。高脂血症可分为原发性和继发性两种，前者较罕见，属遗传性脂质代谢紊乱疾病；后者多为未控制的糖尿病、动脉粥样硬化、肾病综合证、黏液性水肿、甲状腺功能低下、胆汁性肝硬化等疾病所伴发的并发症。

中医认为高脂血症是肝、肾、脾三脏虚损、痰瘀内积引起的，采用调理三脏功能、行瘀化痰的方法常能达到降脂目的。

方 1 荷叶茶

【原料】干荷叶9克（鲜者30克）。

【制用法】将干荷叶搓碎(鲜者切碎)，煎水代茶频饮。

【功效】活血益脾，降脂消肿。

【附注】荷叶性平味苦涩，善升清利湿，助脾胃，分清浊，散瘀血，除油腻，故而用来祛脂减肥。适于高血脂、高血压和肥胖症等。

方 2 玉米粉粥

【原料】粳米100克，玉米粉适量。

【制用法】将粳米洗净加水500克煮至米开花后，调入适量玉米粉糊，使粥成稀糊状，稍煮片刻即可。

【功效】调中养胃，降脂健身。

【附注】玉米性味甘平，善调中养胃，又能降脂。玉米为粥，既可补中开胃，又有良好的降脂作用，可作为高脂血症和心血管疾病患者的常用膳食。

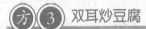

方 ③ 双耳炒豆腐

【原料】木耳15克，优质鲜豆腐300~500克，银耳15克，豆腐乳3~5克，鲜肉汤适量，胡椒粉、香菜、油、盐、味精各少许。

【制用法】先将木耳、银耳加入清水泡发，洗净，去除杂质，在油锅中略爆炒；香菜洗净切碎；豆腐洗净切成2厘米见方小块后，先放入油锅和豆腐乳煎炒，随之加入双耳、鲜汤、香菜、胡椒粉、盐及味精煮透即可。

【功效】滋补气血，降血脂、血压。适宜经常食用。

方 ④ 素烩三菇

【原料】冬菇25克，蘑菇25克，嫩玉米笋片50克，鲜汤适量，草菇25克，粉芡、调料各少许。

【制用法】先将冬菇、蘑菇、草菇入清水泡发洗净，入油锅煸炒，之后加入鲜汤、嫩玉米笋片同煮，待熟后再加入粉

芡和调料(盐、味精等)，翻炒片刻即可。

【功效】降脂降压、防癌之佳品。

方 ⑤ 凉拌西红柿

【原料】西红柿250克，白糖20克。

【制用法】西红柿用开水烫后，去皮，去籽，切成片，装入盘或碗中。将白糖放在西红柿上，食时拌匀。

【功效】西红柿性凉味酸、甘，有清热解毒、凉血平肝、生津止渴、健胃消食等功效。现代医学研究证实，西红柿有抗肿瘤、抗高血脂及预防动脉硬化等作用。

方 ⑥ 银耳炒肉丝

【原料】银耳9克，瘦猪肉丝150克，酱油10毫升，水豆粉5克，油、盐、味精、姜粉、沸水各少许。

【制用法】先将银耳用温水泡发，去除黄蒂，杂质洗净，并撕为小片，肉丝放入水豆粉、适量酱油、姜粉拌和码味后，放入热油锅炒至八成熟时，加入银

耳、沸水、盐及少许酱油，同时并不断用旺火翻炒5分钟即可，起锅时加入味精调味即成。日分2次食，连服10日为1疗程。

【功效】滋补润肺，化痰止咳，降血脂。适用于高血压、高血脂、动脉硬化及肺燥咳嗽者食用。

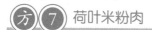 **荷叶米粉肉**

【原料】新鲜荷叶5张，瘦猪肉250克，大米250克，精盐、酱油、食油、淀粉等各适量。

【制用法】①先将大米洗净用沙盆捣成米粉；猪肉切成厚片，加入酱油、精盐、食油、淀粉等搅拌均匀备用。②将荷叶洗净裁成10块，把肉和米粉包入荷叶内，卷成长方形，放蒸笼中蒸30分钟，取出即可食用。

【功效】健脾养胃，升清降浊，并有降血脂作用。尤其适于患有冠心病及高脂血症的中老年

人食用。

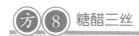 **糖醋三丝**

【原料】白菜心200克，鸭梨150克，山楂糕100克，白糖50克，白醋20克，精盐、香油各适量。

【制用法】①将白菜心洗净，切成细丝，放入碗内，加精盐稍腌；鸭梨洗净，去皮、核，切成与白菜心相同的细丝；山楂糕切成稍粗的丝，备用。②轻轻挤去白菜心的水分，放入盘内，将梨丝码在白菜上，再放上山楂糕丝，备用。③取一小碗，加入白糖、白醋及清水少许，调拌至溶解，浇在三丝上，再淋上香油即成。

【功效】大白菜养胃利水，解热除烦；鸭梨滋阴降火，润肺化痰，生津止渴；山楂消食化积，活血散瘀。合而食之，可清利肠胃、润燥利水、降脂降压。

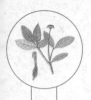

冠心病调理药膳

冠心病是冠状动脉性心脏病的简称，指冠状动脉粥样硬化使血管腔阻塞，导致心肌缺血缺氧而引起的心脏病，亦称缺血性心脏病。冠状动脉粥样硬化性心脏病是动脉粥样硬化导致器官病变的最常见类型，也是严重危害健康的常见病。

本病的发病机理目前尚未完全明了，但通过广泛的研究，发现一些危险因素，如高血脂、高血压、吸烟、糖尿病、缺乏体力活动和肥胖等。

心绞痛及心肌梗死是本病临床上最常见的类型，多发生于40岁以后，男性多于女性，脑力劳动者较多。心绞痛是指急性暂时性心肌缺血、缺氧所引起的症候群；心肌梗死是冠状动脉闭塞，血流中断，使部分心肌因严重持久性缺血而发生局部坏死。

若本病的防治不当，往往会造成比较严重的后果，如心源性休克、心力衰竭、肺水肿、猝死等。

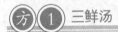

方 ① 三鲜汤

【原料】海带200克，海藻200克，干贝10克。

【制用法】将原料先用温水洗净。用2碗水与原料一起放进锅中(锅内酌量加油)，煮熟后加盐调味即可。

【功效】益气活血，滋补生津。海带、海藻和干贝滋味鲜美，每日饮用，对冠心病、高血压很有疗效。

方 ② 大枣冬菇汤

【原料】大红枣15枚，干冬菇15个，生姜、花生油、料酒、食盐、味精各适量。

【制用法】先将干冬菇洗

净泥沙；红枣洗净，去核；将清水、冬菇、红枣、食盐、味精、料酒、生姜片、热花生油少许一起放入蒸碗内，盖严，上笼蒸60~90分钟，出笼即成。

【功效】益气，活血。适用于高血压、冠心病等虚症。

方 ③ 首乌牛肉汤

【原料】何首乌50克，黑豆50克，鲜牛肉250克，精盐、调味品各适量。

【制用法】将牛肉切碎，何首乌、黑豆洗净，共放砂锅内加清水约500毫升，文火烧煮90分钟，至黑豆熟烂后加入精盐、调料调味即可。吃时连汤带肉一同吃下，亦可佐餐。

【功效】扶正祛邪，活血化瘀。适宜于冠心病、动脉硬化症等疾病的辅助食疗。一般月余即见成效。

方 ④ 洋葱兔肉汤

【原料】洋葱1个(150克)，兔肉100克，姜丝、葱末、料酒、香菜末各适量。

【制用法】将洋葱剥去外皮，洗净切碎；兔肉切丝，备用。锅内加入食用油烧热，投入姜丝、葱末炝锅，下入兔肉略炒，烹入料酒，加入洋葱、清水适量，大火烧沸，改用文火煮10~15分钟，调入精盐、味精，撒上香菜末即成。每日1剂，连服15~20天。

【功效】清热解毒，活血化瘀。

【附注】洋葱性温味辛辣，有化湿去痰、和胃下气、解毒杀虫等功效，洋葱所含的前列腺素可降低心脏冠状动脉的阻力，增加冠状动脉的血流量，有利于冠心病的治疗。兔肉有清热解毒、祛湿利肠、益气、凉血等功效，可作为冠心病、糖尿病、高血压等患者的保健食品。此食方对冠心病有很好的疗效。

方 ⑤ 绿豆粥

【原料】绿豆适量，北粳米100克。

【制用法】先将绿豆洗净，以温水浸泡2小时，然后与粳米同入砂锅中，加水1000克，煮至豆烂米开汤稠。每日2~3次顿服，夏季可当冷饮频食之。

【功效】清热解毒，解暑止渴，消肿，降脂。可预防动脉硬化。适用于冠心病、中暑、暑热烦渴、疮毒疖肿、食物中毒等。

方 6 豆腐浆粥

【原料】豆浆汁500毫升，粳米50克，砂糖或细盐适量。

【制用法】将豆浆汁、粳米同入砂锅内，煮至粥稠，以表面有粥油为度，加入砂糖或细盐即可食用。每日早、晚餐，温热食。

【功效】补虚润燥。适用于动脉硬化、高血压、高脂血症、冠心病等症及一切体弱患者。

方 7 参麦粥

【原料】人参6克，丹参、麦冬各15克，五味子10克，粳米100克，白砂糖适量。

【制用法】先将麦冬、五味子、丹参洗净煎取浓汁；人参切成薄片，与洗净的粳米同煮成粥，粥将熟时，兑入药汁、砂糖，再煮1~2沸即可。每日2次，温热服。

【功效】益气养阴，敛汗安神，活血化瘀。适用于冠心病、心绞痛、心肌梗死、心律失常及低血压属气阴两虚的患者。

方 8 木耳粥

【原料】黑木耳、籼米各100克，猪肉末、白菜心各50克，虾米、香油各25克。

【制用法】将黑木耳用温水浸泡、洗净，切丝，白菜心洗净、切细丝，虾米洗净。将锅烧热，入香油，再加白菜心、猪肉末、黑木耳煸炒，调入盐、味精盛盘。将洗净的籼米入锅，加水煮粥，粥成后加入木耳、白菜炒猪肉即成。每日1剂，分数次服用。

【功效】适用于冠心病、高血压、便秘等。

【附注】黑木耳性平味甘，可凉血、止血，有清肺益气、镇痛止痛的作用，并可降低血脂、血压，有活血通络之效。

动脉硬化调理药膳

动脉粥样硬化，是指全身大、中动脉的管壁内，沉积大量的胆固醇而形成的一种病理变化。动脉粥样硬化可引起脑、心血管疾病。本病多发生于40岁以上的男性及绝经期后的女性，是严重危害老年人健康的常见病。

动脉粥样硬化的病因尚未确定，但一般认为，血管壁本身随着年龄的增长可产生内皮变厚、增生、弹性组织发生变性导致血管变硬，加上动脉内膜脂质的沉积等因素，最终导致本病的发生。

动脉粥样硬化的早期多无症状，但随着病情的发展可表现为体力与脑力的衰退，并可出现胸闷、心悸及心前区闷痛，脑动脉硬化患者可出现头痛头晕、记忆力减退等症状。合理而科学的膳食对预防本病及缓解症状，有着积极的意义。

 木耳拌黄豆芽

【原料】黄豆芽300克，水发黑木耳200克，香油、精盐、味精各适量。

【制用法】黄豆芽洗净，放入开水锅中，焯至断生，不能焯烂，以保持脆嫩，捞出；黑木耳择洗干净，切丝，放入开水锅中焯透、变脆。黄豆芽和黑木耳丝均放入盘内；再放香油、精盐、味精等拌匀食用。

【功效】黄豆芽性凉味甘，有清热利湿等功效，可用于治疗胃中积热、水肿疼痛、小便不利诸症。黑木耳性平味甘，有补气益智，活血润燥，凉血止血等功效，可用于治疗动脉硬化高血压、冠心病等症。

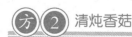 清炖香菇

【原料】鲜香菇150克。

【制用法】先将香菇洗净，去根，放入炒锅内，加入植物油

和精盐炒过后，再加入适量清水，用小火煎煮成汤。

【功效】香菇营养丰富，味甘性平，有降脂作用，可防治动脉粥样硬化。此汤适合高血脂、高血压、动脉硬化及冠心病患者食用。

方 ③ 蒸三菇

【原料】水发口蘑、水发平菇、水发草菇各100克，香菜5克，料酒15克，味精2克，精盐4克，豆油15克，白糖5克，高汤适量。

【制用法】将口蘑去杂，洗净，下入沸水锅内焯一下捞出，放入冷水中浸泡；平菇、草菇均去杂洗净。香菜洗净，剁两刀。将平菇、口蘑、草菇同放入炖盅内，加入高汤、精盐、白糖、料酒、味精、豆油，盖上盅盖，上笼蒸半小时，取出，撒上香菜即成。

【功效】活血化瘀，降脂降压。

【附注】此菜所用三菇为高级滋补强壮食用菌珍品，不含胆固醇，脂肪含量也较低，对血管疾病有辅助治疗作用，具有滋补、降压、降脂、防治血管硬化、抗癌等功效。是治疗动脉硬化、高血脂、高血压等症的最佳食品。若长期食用，效果非常显著。

方 ④ 荷叶山楂茶

【原料】干荷叶60克，生山楂、生薏苡仁各10克，花生叶15克，橘皮5克，茶叶60克。

【制用法】上药共为细末，沸水冲泡代茶饮。

【功效】活血化瘀，降脂减肥。

【附注】荷叶性平味苦，有降脂消肿和扩张血管作用；山楂味酸甘性微温，可降脂消积，药理研究证实，山楂有扩张血管、降低血压、降胆固醇和强心作用；花生叶性平味甘，功在调气化痰、安神降压；茶叶甘苦而凉，清心除烦，消痰利尿，可减轻血胆固醇浓度及胆固醇与磷脂比值，并能减轻动脉粥样硬化；配以薏苡仁、橘皮健脾理气行水之功。此方在治疗动脉硬化、高脂血症、高血压以及肥胖症有很好的疗效，应坚持长期饮用。

方 ⑤ 海带牡蛎汤

【原料】鲜牡蛎250克，泡发海带50克，黄酒、生姜片、精制油、鲜汤各适量。

【制用法】将牡蛎洗净，放热水中浸泡至涨发，去杂洗净后放深盘中。浸泡牡蛎的水澄清、滤至深盘中，和牡蛎一起隔水蒸1小时取出。炒锅上武火，放精制油烧热，放入生姜片爆香，加入鲜汤、精盐、味精、黄酒，倒入牡蛎和蒸汁及洗净的海带(切丝)煮熟，下味精调味即成。

【功效】化痰降脂，软化血管。适用于痰瘀交阻型动脉粥样硬化。对痰浊偏盛、伴有血脂增高的动脉粥样硬化患者尤为适宜。

方 6 芹菜翠衣炒鳝片

【原料】黄鳝120克，西瓜翠衣(西瓜皮)150克，芹菜180克，姜、葱、蒜茸各少许。

【制用法】黄鳝活宰，去肠脏、骨、头，洗净，用开水焯去血腥，切成片，西瓜翠衣洗净，切条；芹菜去根、叶，洗净，切段，全部放入热水中焯一会，捞起备用。起锅下麻油，下姜、蒜茸及葱炒香，放入鳝片，炒至半熟时放入西瓜翠衣、芹菜翻炒至熟，调味，勾芡，略炒即成。

【功效】育阴平肝，清热消暑。适用于动脉粥样硬化高血压属肝火亢盛型，症见头痛眩晕、心悸、咽干口渴、食欲不振。也可用于暑热病、营养不良有上述表证者。

方 7 爆炒三鲜

【原料】芹菜250克，玉米笋150克，香菇20克，植物油、食盐、调料各适量。

【制用法】先将香菇泡好，芹菜摘洗干净，切成段与玉米笋一同入锅，以植物油爆炒，待熟时加上调料，翻炒几次即可。

【功效】调中开胃，降压祛脂。

【附注】芹菜甘凉，清热利水，降压祛脂；玉米笋(又名珍珠笋、小玉米)性味甘平，调中开胃，降脂化浊；香菇甘平无毒，益胃降脂。此方对动脉硬化、高脂血症有一定的疗效。

糖尿病 调理药膳

　　糖尿病，中医称消渴证，是一种由胰岛素相对分泌不足或胰高血糖素不适当地分泌过多而引起的以糖代谢紊乱、血糖增高为主要特征的全身慢性代谢性疾病。

　　此病早期无症状，随其发展可出现多尿、多饮、多食、疲乏、消瘦，尿液中血糖含量增高，或并发急性感染、肺结核、动脉粥样硬化、末梢神经炎、趾端坏死等。早期诊断依靠化验尿糖和空腹血糖及葡萄糖耐量试验。此病重者可发生动脉硬化、白内障、酮症酸中毒等。按病情可采用饮食控制、胰岛素等降血糖药治疗，避免精神紧张，加强体育锻炼等也有利于预防此病的发生、发展。

　　中医认为本病是由于饮食不节、情志不调、恣性纵欲、热病火燥等原因造成。本病多见于40岁以上喜欢吃甜食而肥胖的患者，脑力劳动者居多。创伤、精神刺激、多次妊娠以及某些药物（如肾上腺糖类皮质激素、女性避孕药等）是诱发或加重此病的因素。发病时伴有四肢酸痛、麻木感、视力模糊、肝肿大等症。

　　饮食治疗是治疗糖尿病的基础。病情较轻者，经饮食调治后，病情可以改善；病情较重者，亦可稳定病情，并能正确评估药物疗效及有效剂量，避免用药偏差。饮食治疗还有利于调整患者的体重，使超重者减肥，使消瘦者增重。

方 1 香菇烧豆腐

【原料】嫩豆腐250克，香菇100克，盐、酱油、味精、香油各适量。

【制用法】豆腐洗净切成小块。在砂锅内放入豆腐、香菇、盐和清水。中火煮沸改文火炖15分钟，加入酱油、味精，淋上香油即可食用。适量服食，不宜过热。

【功效】清热益胃，活血益气。

【附注】豆腐味甘性凉，益气和中，生津润燥，清热解毒；香菇有益气活血、理气化痰之功。此方对烦热、消谷善饥兼见瘀血型糖尿病患者尤为适宜。

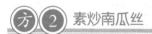 素炒南瓜丝

【原料】嫩南瓜500克，菜油100克，精盐5克，酱油15克，豆瓣15克，泡海椒5克，葱白10克，水淀粉10克。

【制用法】①将嫩南瓜洗净，切成约5厘米长的丝，放入精盐2克，拌匀调味；泡海椒和葱白切成同样长的丝；豆瓣剁细。②菜油下锅，烧至七成热，放入豆瓣烧香，再放入南瓜丝和泡海椒、葱白丝炒匀，放入精盐、酱油、水淀粉，收汁起锅即可。

【功效】南瓜性温味甘，有补中益气、解毒杀虫、消炎止痛等功效。现代医学研究证实，南瓜中所含的成分可促进人体内胰岛素的分泌，改善糖尿病患者的症状。

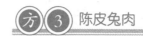 陈皮兔肉

【原料】净兔肉350克，陈皮0.5克，鲜汤100克，干海椒(或辣椒)1克，菜油15~20克，调料适量。

【制用法】①将兔肉洗净，切2厘米方丁入碗内，加盐、料酒、葱节、菜油、姜片拌匀；辣椒切碎；陈皮用温水浸泡10分钟，切成小方块；味精、白糖、酱油、鲜汤入碗内调成汁。②炒锅内油烧至七成热时下辣椒，炸成棕黄色下肉炒散发白，再入陈皮、花椒、姜、葱，继续炒至肉干酥，入调好的酱油汁、醋，搅匀，放红油，炒至汁收干呈棕红色，去葱、姜、装盘，再淋上香油即可。

【功效】补中益气，理气化痰。适用消渴羸瘦，或食欲不振、咳嗽痰喘等症。可作为糖尿病、慢性支气管炎、动脉硬化、高血压病人的膳食，并可预防衰老。

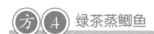 绿茶蒸鲫鱼

【原料】鲫鱼500克，绿茶适量。

【制用法】将鲫鱼去鳃、内脏，留下鱼鳞，腹内装满绿茶，放盘中，上蒸锅清蒸透即可。每日1次，淡食鱼肉。

【功效】补虚，止消渴。适用于糖尿病口渴多饮不止以及热病伤阴。

【附注】鲫鱼性平味甘，有健脾益气、利水通便之效，对糖尿病症状有很好的疗效。

方 ⑤ 玉竹粥

【原料】玉竹20克，粳米100克，甜叶菊糖（不含糖）适量。

【制用法】玉竹洗净切片，加水煮汁去渣滓。粳米淘净，加玉竹汁及适量清水煮粥，将熟入糖，稍煮待溶即成。每日1次，连服5~6周。

【功效】滋阴润肺，生津止渴。

【附注】玉竹味甘微苦，为气平质润之品，善润肺补脾；粳米得天地中和之气，色白入肺，益气清热，除烦止渴；佐以甜叶菊糖甘凉润肺，兼能调味。三味相合，实为滋阴润肺、生津止渴之膳食。

方 ⑥ 瓜蒌羹

【原料】鲜瓜蒌根250克，冬瓜250克，淡豆豉、精盐适量。

【制用法】将鲜瓜蒌根、冬瓜分别洗净去皮，冬瓜去籽切成片，与豆豉同放锅内加水煮至瓜烂时加盐少许即成。可适量食之。连服3~4周。

【功效】清热止渴，润燥生津。

【附注】瓜蒌根能生津止渴，润燥降火；冬瓜清热止渴；豆豉解表除烦。三味合用其润肺化燥、生津止渴之效更佳，是治疗糖尿病症状的良方。

贫血调理药膳

贫血是指单位容积血液内红细胞数和血红蛋白量低于正常的病理状态。症状为头昏、眼花、耳鸣、面色苍白或萎黄、气短、心悸、身体消瘦，夜寐不安、疲乏无力、指甲变平变凹易脆裂、注意力不集中、食欲不佳、月经失调等。病因有缺铁、出血溶血、造血功能障碍等。缺铁而引起的"缺铁性贫血"见于营养不良、长期小量出血，治疗应去除病因，并服铁剂。急性大量出血引起的"出血性贫血"须用输血或手术抢救。另还有红细胞过度破坏引起的"溶血性贫血"、缺乏红细胞成熟因素而引起的"巨幼红细胞成熟性贫血"、缺乏内因子的巨幼红细胞引起的"恶性贫血"和造血功能障碍引起的"再生障碍性贫血"等。中医认为，治疗贫血既要增加营养及补血，又要重视补气，因为气能生血。严重的必须从补肾着手，因为肾中精华能化生成血。

 方① 黄瓜拌猪肝

【原料】鲜嫩黄瓜200克，熟猪肝250克，海米20克，香菜30克，精盐、味精、酱油、米醋、花椒油各适量。

【制用法】①将黄瓜洗净切片；猪肝切片；海米用温水泡发；香菜择洗干净，切段，备用。②取碗一只，放入精盐、味精、酱油、米醋、花椒油调匀，备用。③将黄瓜、猪肝、海米、香菜依次放入盘内，浇上调味汁即成。

【功效】黄瓜性寒味甘，有清热解毒、利水消肿、补脾止泻等功效；猪肝性温味甘苦，有补肝养血、明目等功效。此方对缺铁性贫血有很好的疗效。

方② 桃仁拌芹菜

【原料】芹菜300克，核桃仁50克，精盐2克，芝麻油5克，味精1克。

【制用法】将芹菜择去老

叶，抽去筋脉，洗净，切成细丝，用沸水焯2分钟，捞出用冷开水冲一下，使其凉透，沥干后加精盐、味精、芝麻油入盘。核桃仁用开水泡后，剥去内皮，再用开水泡5分钟，取出放在盘中芹菜上，食时拌匀，即为一盘桃仁芹菜凉菜。

【功效】适用于各类型贫血。

方③ 炒木须

【原料】猪腿肉100克，鸡蛋2个，水发黑木耳250克，熟猪油75克，酱油8克，精盐3克，味精2克，料酒10克，葱末2克。

【制用法】①将猪腿肉洗净，先切成大片，再切成肉丝；木耳择洗干净。②将鸡蛋磕入碗内，加入精盐打匀。把锅置火上烧热，放入猪油，待油热后倒入鸡蛋，炒至九成热时取出。③将原锅内加猪油，下入葱末炝锅，放入肉丝煸炒，待肉丝煸透后，加入酱油、料油、精盐、味精，倒入木耳、鸡蛋和炒，盛入盘内即成。

【功效】滋阴润燥，活血养血。

【附注】黑木耳性平味甘，有滋阴润燥、养血活血、益气强

心等功效，其铁含量非常丰富，有"素中之荤"之称。猪肉、鸡蛋均有滋阴润燥，养血之功效。

方④ 枸杞叶爆炒腰花

【原料】猪腰1个，枸杞叶50克，首乌5克，淀粉15克。

【制用法】切腰花，挂首乌淀粉，与枸杞叶一起爆炒，口味要求咸鲜为主。

【功效】滋养肝肾，补血益精。

【附注】猪腰性温味咸，补肾气，温肾阳，益精血；枸杞叶养血明目；首乌补肝肾，益精血，不凉不燥，又不滋腻。此方是滋补肝肾阴血的鲜美食品。

方⑤ 黄芪炖羊肉

【原料】黄芪30克，大枣10枚，羊肉400克，生姜3片，黄酒2匙，陈皮1块。

【制用法】将大枣洗净；黄芪切片，用洁净的纱布包好。将羊肉洗净，切片；陈皮洗净备用。炒锅上火，下油，热后放入生姜、羊肉片共炒，2分钟后加入黄酒、酱油、食盐、水，烧10分钟。将羊肉倒入砂锅内，加黄芪、大

枣、陈皮和水，用文火煨1小时至肉熟烂，加入味精少许即可。

【功效】本菜是气血两虚、身体瘦弱和贫血患者的食疗良方。

方 6 参归炖猪心

【原料】猪心1只，人参10克，当归20克，大枣5枚，精盐适量。

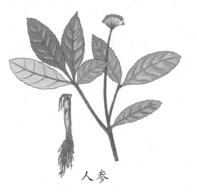

人参

【制用法】将猪心洗净剖开；人参、当归、大枣洗净，共置沙锅内，加水炖1.5小时，取出猪心切片，蘸盐食用，汤亦同饮。

【功效】猪心性平味甘、咸，有补益气血、镇静安神之功效；人参大补元气；当归养血活血；大枣益气健脾养血。合而食之，可益气养血，补血安神。

方 7 生血牛筋汤

【原料】补骨脂50克，鸡血藤、牛蹄筋各100克。

【制用法】将鸡血藤、补骨脂、牛蹄筋共放砂锅中，加水300毫升，以文火炖煮50分钟，至牛蹄筋熟烂即可。饮汤，食蹄筋。

【功效】补肾生髓，养血通脉。适宜于再生障碍性贫血、白细胞减少症、血小板减少症及其他骨髓造血功能减退等病症。

方 8 豆腐猪血汤

【原料】豆腐250克，猪血（羊血、牛血亦可）400克，大枣10枚。

【制用法】先将大枣洗净，与豆腐、猪血同放入锅中，加适量水，置火上煎煮成汤。饮汤，食枣。15日为1疗程。

【功效】补血。适用于产后妇女贫血症。

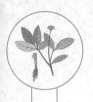
中风后遗症调理药膳

中风是中医学的一个病名，也是人们对急性脑血管疾病的统称和俗称，以猝然昏倒，不省人事，伴发口眼歪斜、语言不利、半身不遂或无昏倒而突然出现半身不遂为主要症状的一类疾病。包括西医的脑出血、蛛网膜下腔出血、脑梗塞、脑血栓、短暂性脑缺血发作等。

中风的根源是高血压、脑动脉硬化，以及先天性脑血管畸形等，情绪激动、用力太过或血压降低、血液凝固性增高等为常见发病诱因。一旦发生中风，病情一般均较严重，即使经过积极抢救而幸存者，也约有半数患者会出现不同程度的后遗症，如半身不遂、口歪舌偏、讲话困难等，给家庭、个人和社会带来重大损失。

在中医辨证施治的原则下，选用中药口服、针灸、按摩等治疗，对中风后遗症有明显疗效，配合食疗药膳方，可提高临床疗效，促进患者功能恢复，可选用下列药膳食疗方。

方 1 杞菊饮

【原料】枸杞子30克，菊花10克。

【制用法】将二药煎水代茶饮，1日服完。

【功效】滋阴补肾，疏风清肝。枸杞子甘凉，滋补肝肾；菊花甘苦微寒，平肝明目。二药相配，一补一清，对中风后血压偏高，头晕目眩者用之有效。

方 2 黄芪桂枝粥

【原料】黄芪20克，炒白药、桂枝各13.5克，生姜3片，大枣5枚，白米135克。

【制用法】将前4味水煎取汁，同白米、大枣同煮为稀粥服食，每日1剂，3周为1疗程，连续2~3个疗程。

【功效】益气养血，温经通络。适用于气虚血瘀所致的肢体麻木、半身不遂等。

方 ③ 天麻猪脑粥

【原料】天麻10克，猪脑1个，粳米250克。

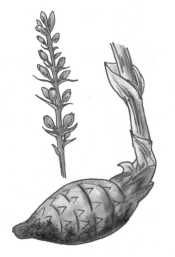

天麻

【制用法】猪脑挑血筋洗净，天麻、粳米洗净，加清水适量，先用旺火烧开，再转用文火熬煮成稀粥。每日晨起温服1次。

【功效】祛头风，镇静镇痛。适用于脑血管意外所致的半身不遂、高血压、动脉硬化等。

方 ④ 杞子羊肾粥

【原料】枸杞子30克，羊肾1个，羊肉50克，粳米50克，葱、五香粉各适量。

【制用法】先将羊肾、羊肉洗净切片，与枸杞子并入葱、五香粉先煮20分钟，再将淘洗干净的粳米入锅，熬煮成稀粥。每日晨起作早餐服用。

【功效】益气，补虚，通脉。适用于中风后遗症。

方 ⑤ 人参五味子紫苏汤

【原料】五味子、人参、紫苏叶各15克，赤砂糖150克。

【制用法】将前3味药加水3000毫升，煎取约1500毫升，加入赤砂糖，拌匀饮服，每日1剂。

【功效】益气养阴固脱。适用于中风手撒尿遗、四肢不温、肢体不遂等。

方 ⑥ 千斤拔鸡脚汤

【原料】鸡脚3对，千斤拔60克，花生仁30克，红枣4枚。

【制用法】将千斤拔、花生、红枣(去核)洗净；鸡脚洗净，用开水烫过，除去外皮及爪甲。把全部用料一起放入锅内，加清水适量，武火煮沸后，文火煮2~3小时，汤成去千斤拔，调味即可。

随量饮用。

【功效】补肾健步。适用于中风后遗症属肝肾两虚者。证见腰膝痿软，下肢乏力，步履困难，或骨节疼痛。亦可用于产后风瘫，而有上述症状者。

方 7 地龙桃花饼

【原料】黄芪100克，干地龙(酒浸)30克，红花、赤芍各20克，当归50克，川芎10克，桃仁(去皮尖、略炒)15克，玉米面400克，小麦面100克，白糖适量。

【制用法】将地龙烘干研粉；将黄芪、红花、当归、赤芍、川芎浓煎取汁；将地龙粉、白糖、玉米面、小麦面混匀并以药汁调和成面团，分制为20个小饼；将桃仁匀布饼上，入笼中蒸熟（或用烧箱烤熟）。每次食饼1~2枚，每日2次。

【功效】益气活血，通络起痿。黄芪补气振痿；归、芍、芎、桃、红及地龙活血通络。本方是治疗中风后遗症患者的有效良方，应长期坚持食用。血压偏高的脑溢血病人不宜多食。

方 8 全虫地龙蒸猪脑

【原料】全虫2克，地龙5克，猪脑1具，料酒、精盐、姜丝各适量。

【制用法】将猪脑清洗干净，全虫、地龙研为细末，共置大碗内，加料酒、精盐、姜丝，上笼蒸熟食用。

【功效】补肾益精，活血通络。对中风后肢体活动不利、记忆力减退、失眠多梦、口眼歪斜等症有一定的疗效。

便秘 调理药膳

便秘是指大便次数明显减少，或排出困难，也指粪便坚硬或有排便不尽的感觉。一般来说，如粪便在肠内停留过久并超过48小时以上者，即可认定便秘。根据有无器质性病变，可将便秘分为器质性便秘和功能性便秘两种。器质性便秘可由多种器质性病变引起，如结肠、直肠及肛门病变，老年营养不良、全身衰竭、内分泌及代谢疾病等均可引起便秘；功能性便秘则多由功能性疾病如肠道易激综合症、滥用药物及饮食失节、排便、生活习惯所致。便秘的临床表现除有大便秘结不能排出以外，还可伴见腹胀、腹痛、食欲减退、嗳气反胃等症状。

一般说来，短期便秘对人体的影响不大，但便秘长期得不到纠正，直肠内的有害物质不能及时排除，就会对人体产生不良影响。由于这些影响是逐渐产生的，不容易立即引起重视，发现后再治疗时已是积习难返。有些人不把便秘当回事，其实，便秘可以引起早衰、营养不良、肥胖、肠癌及某些精神障碍等病。老年人便秘还会诱发和加重心绞痛、脑溢血、肺气肿、痔疮、肛裂等症。

方 ① 芝麻拌菠菜

【原料】菠菜500克，熟芝麻仁25克，香油20克，盐5克，味精2克。

【制用法】菠菜切去根，掐去老叶，用水洗净。锅置火上，倒入水，烧开，下入菠菜略烫一下，捞出，用凉开水浸凉，沥干水分。将菠菜切成4厘米长的段，放入盘内，加入精盐、味精、香油，撒上芝麻，拌匀即成。每日1剂，连服5天。

【功效】补益肝肾，润肠通便。

【附注】菠菜性凉味甘，

有养血止血、敛阴润燥，下气通肠等功效。《儒门事亲》谓其："凡人久病大便涩滞不通及痔漏之人宜常食菠菜、葵菜之类，滑以养窍，自然通利。"芝麻性平味甘，有补益肝肾，润肠和血等功效。此方对病后便秘，老年肠燥便秘有很好的疗效。

方 ② 番泻鸡蛋汤

【原料】番泻叶5～10克，鸡蛋1个，菠菜少许，食盐、味精适量。

【制用法】鸡蛋入碗中搅散备用。番泻叶水煎，去渣留汁，倒入鸡蛋，加菠菜、食盐、味精，煮沸即成。

【功效】泄热导滞。

【附注】番泻叶甘苦寒，泻下导滞，清导实热；鸡蛋甘平，益气养血；菠菜甘凉，润燥通便。本方是治疗实热型便秘的食疗良方。

方 ③ 胡萝卜拌白菜心

【原料】白菜心500克，胡萝卜100克，芝麻酱、白糖、香油、米醋各适量。

【制用法】白菜心、胡萝卜

分别洗净，切成细丝，放入小盆内备用。将芝麻酱加香油调开，浇在菜丝上，再撒上白糖，食前酌加米醋拌匀即成。

【功效】大白菜性平味甘，有清热除烦、养胃利水、通利肠胃等功效。

【附注】胡萝卜性平味甘，有补中健食、宽中下气、去肠胃之邪等功效。二者合食，可收清热利水，润肠通便之功。此方可经常食用，对便秘有很好的疗效。

方 ④ 鲜笋拌芹菜

【原料】鲜嫩竹笋100克，芹菜100克，熟食油、食盐、味精适量。

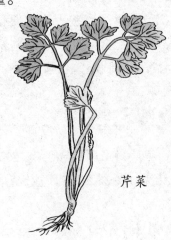

芹菜

【制用法】竹笋煮熟切片。芹菜洗净切段，用开水略焯，控尽水与竹笋片相合，加入适量熟食油、食盐、味精，拌匀即可食之。

【功效】清热通便。竹笋甘寒，清热、和中、润肠；芹菜甘苦微寒，清热、平肝、凉血。两者相合，以收清热通便之功效。适用于燥热不甚之便秘，也可佐餐服食。

方 5 素炒绿豆芽

【原料】绿豆芽500克，花生油50克，精盐10克，米醋10克，料酒5克，葱10克，姜5克，花椒10克。

【制用法】将绿豆芽掐去两头，用清水洗净，捞出控干水分；葱顺长切成3厘米长、0.1厘米宽的条；姜去皮，切成末。炒锅置旺火上，放入花生油40克，烧至七成热，放入花椒炸出香味，再投入葱条、豆芽菜、姜末，烹入米醋、料酒、精盐翻炒几下，出锅装盘。把所剩下的10克花生油烧热后，浇在炒好的豆芽菜上，即成。

【功效】清热解毒，利肿通便。

【附注】绿豆芽含有蛋白质、脂肪、糖类、多种维生素等，含纤维素比较丰富，对老年便秘很有治疗效果。中医认为，绿豆芽能清暑热，润五脏，通经脉，解诸毒，利尿除湿，可适用于暑热、高血压、便秘、小便赤热等。

方 6 百合冬瓜鸡子汤

【原料】鲜百合30克，冬瓜肉120克，鸡蛋1个，姜丝、葱末各适量。

【制用法】将百合去杂洗净，撕成小片；冬瓜肉洗净，切片；鸡蛋打入碗内，搅拌均匀，备用。锅内加水适量，放入百合、冬瓜片、姜丝、葱末，大火烧沸，改用文火煮10分钟，兑入鸡蛋汁，调入精盐、味精、香油即成。每日1~2剂，连服7~10天。

【功效】清热解毒，利尿消肿，润肠通便。

【附注】百合性平味甘，有清热润肺止咳、宁心安神、通利二便等功效；冬瓜有清热解毒、利尿消肿、止渴除烦等功效；二者具有滋阴润燥、养血息风之功效的鸡蛋同煮食，可奏清热解毒、利水消痰、清心安神之效。适用于各种便秘，对大肠积热之便秘效果尤佳。

失眠调理药膳

　　失眠指睡眠不足或睡不深熟。有几种形式：一是难于入睡起始失眠；二是睡眠浅而易于惊醒间断失眠；三是睡眠持续时间少于正常，早醒后不能再入睡（早醒失眠）。引起失眠的主要原因是精神过度紧张或兴奋，并伴以头昏脑胀、头痛、多梦、记忆力减退、神倦胸闷、注意力不集中、食欲不振，手足发冷等，常见于神经官能症、神经衰弱等；如失眠伴以情绪不稳、过敏、潮热、出汗、头痛头晕、血压波动、月经紊乱等，年龄在45~55岁间的可能是更年期综合征；如因环境嘈杂或服用浓茶、饮料、药物、心中有事、忧郁不结、疼痛等各种原因引起的，均应根据病因，镇定安眠，心理调节。

方 1 龙眼洋参饮

　　【原料】龙眼肉30克，西洋参6克，白糖10克。

　　【制用法】将三物放入带盖的碗中，置锅内隔水反复蒸之到成膏状。

　　【功效】补脾养心，益气养阴。

　　【附注】龙眼肉甘平，补脾安神；西洋参苦甘凉，益气养阴生津。两者相合，对心脾气血亏虚而致心悸、不寐、健忘者，疗效颇佳。每晚食之，每服1匙。

方 2 苦丁肉桂袋泡茶

　　【原料】苦丁茶5克，肉桂2克，夜交藤3克。

　　【制用法】将苦丁茶、肉桂、夜交藤碾成粗末，用过滤纸压边包裹，置茶杯中，开水冲入，加盖，静置10分钟，即可饮用，随冲随饮，味淡为止。

　　【功效】调和阴阳，清心安神。

　　【附注】此为保健茶，可常服。苦丁甘寒，清心除烦，安神利尿；肉桂引火归原，交通心肾；夜交藤安神镇静，善治失眠。诸药为茶，可使心火下降，肾水上济，水火相交，阴阳调和失眠自愈。

方 3 玫瑰花烤羊心

【原料】鲜玫瑰花、羊心各50克，食盐适量。

【制用法】①将鲜玫瑰花50克(或干品15克)放入小铝锅中，加食盐、水煎煮10分钟，待冷备用。②将羊心洗净，切成块状，穿在烤签上边烤边蘸玫瑰盐水，反复在明火上炙烤，烤熟即成。宜热食，可边烤边食。

【功效】补心安神。适用于心血亏虚所致惊悸失眠以及郁闷不乐等症。

方 4 山楂饮

【原料】山楂100克，白糖50克。

【制用法】山楂炒热，不使焦苦，加入白糖，掺入清水，熬煮20分钟，临睡前温服。

【功效】消食和胃安眠。山楂和中消导，宽中快膈；白糖健脾和中。因停食、消化不良而致"胃不和，卧不安"、辗转反侧、难以入睡者，饮之最宜。

方 5 枣仁百合汤

【原料】生枣仁、熟枣仁各15克，百合30克。

【制用法】先将枣仁加适量水煎片刻去渣，再加入百合煎煮至熟即可。食百合，饮汤。

【功效】镇静安神，清心养血。主治失眠。

方 6 百合枣龟汤

【原料】龟肉60克，百合30克，红枣10枚，调料适量。

【制用法】龟肉切块，大枣去核，与百合共煮，加调味品，煮至龟肉熟烂即可。饮汤，食肉。

【功效】滋阴养血，补心益肾。适用于心肾阴虚所致之失眠、心烦、心悸等症。

方 7 红枣葱白汤

【原料】红枣20枚，葱白7根。

【制用法】将红枣洗净，用水泡发，煮20分钟，再将葱白洗净加入，连续用文火煮10分钟。吃枣，喝汤，睡前服，连服数天。

【功效】补益心脾，养血安眠。适用于心脾失眠、多梦易醒、醒后难以入眠、心悸健忘、面色少华、神疲乏力。

方 8 猪心夹砂肉

【原料】猪心一个，炒枣仁10克，朱砂3克，葱、姜、食盐、味精适量。

【制用法】猪心不洗，最好刚从宰杀的生猪胸腔取出，开一口，直达心室；将炒枣仁、朱砂用清洁纱布包裹，塞入猪心室内，撒上葱、姜，入大蒸钵内，大火猛蒸2小时，猪心火巴透，入盐及味精，弃去纱布内的炒枣仁及朱砂，只食猪心即可。

【功效】养心，镇静，安神。

【附注】此为中国民间"脏器疗法"。猪心治心虚胆怯之失眠，有"以心补心，同气相求"之妙。心虚胆怯，配朱砂"安神镇惊"；失眠艰寐，用枣仁"养心入眠"。朱砂、枣仁弃去不食，取其性味。心虚胆怯而导致失眠者用之，甚为得当。

方 9 莲子百合炖猪肉

【原料】莲子30克，百合30克，猪瘦肉250克，料酒、精盐、味精、葱段、姜片、熟猪油、肉汤各适量。

【制用法】①莲子用热水浸泡，去膜皮，去心；百合去杂，洗净。②猪肉洗净，下沸水锅中，焯去血水，捞出，洗净，切块。③锅中加油，烧热，放葱姜煸香，放入肉块煸炒，烹入料酒，注入肉汤，加入精盐、味精、莲子、百合，烧沸，撇去浮沫，小火烧至肉熟烂，拣去葱姜，点入味精，出锅即成。

【功效】滋养肝肾，养心安神。

【附注】莲子性平味甘，涩，有益肾固精、补脾止泻、养心安神等功效；百合性凉味甘，有润肺止咳、清心安神等功效；猪肉性平味甘咸，有滋补肾阴、滋养肝血、润泽皮肤等功效。三者合食，可滋阴益肾，清心安神，对失眠有一定的疗效。

胃痛 调理药膳

　　胃是人体消化道的扩大部分，是贮藏和消化食物的器官，中医称其为六腑之一，为"水谷之海"，主受纳和腐熟水谷。胃上口以贲门接食管，下口以幽门通十二指肠，因幽门附近发达的环状扩约肌控制食物由胃入肠。胃壁有黏膜，并分泌胃液消化食物，胃肌扩缩运动以磨碎食物，推物入肠。胃内有血管、神经等与人体各部相连。功能和结构如此复杂，任何一处受伤或中毒感染，都可致病。

　　胃痛又称胃脘痛，是以胃脘部疼痛为主的病症。此病的发生多与过度劳累，外受风寒，情志刺激，饮食失调及脾胃不和等因素有关，现代医学中急慢性胃炎及消化道溃疡、胃痉挛、胃神经官能症、胃黏膜脱垂等均可出现胃痛的症状。

方 1 银耳拌三丝

【原料】银耳50克，干粉丝100克，土豆丝200克，黄瓜300克，酱油、香醋、葱花、味精、蒜末、香油各适量。

【制用法】①将银耳泡发后洗净，切成丝，用开水烫一下，再用冷水浸凉，控净水分待用。②干粉丝开水泡发，再用冷水泡凉，用刀切成8厘米长的段，捞出，沥水，待用。③土豆去皮切成细丝，投入沸水中烫熟，再用凉水浸凉、控水，黄瓜洗净，切成细丝。④取大汤盘，先将粉丝放入，土豆丝、黄瓜丝分别放在粉丝的两侧，中间放银耳丝。银耳丝的上面放一撮蒜末，用酱油、香醋、味精、香油调制成卤汁，浇在盘上，拌匀即成。

【功效】清热解毒，和胃止痛。

【附注】银耳益气和血，滋阴润肺；粉丝润燥利肠，凉血解毒；土豆调中和胃，健脾益气；黄瓜清热解毒，利水消肿。

此方是治疗胃痛的佳方，应经常食用。

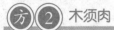 方 ② 木须肉

【原料】黄花菜干品20克，黑木耳干品10克，猪瘦肉60克，植物油、细盐、黄酒、香葱适量。

【制用法】黑木耳用温水浸泡发胀后，再用冷水浸没，备用。黄花菜浸泡片刻，滤干。猪腿肉切薄片，用刀背打松，加细盐、黄酒拌匀。植物油2匙，用中火烧热油，倒入肉片，炒2分钟，再倒入木耳、黄花菜同炒，加细盐、黄酒适量，炒出香味后，加淡肉汤或清汤半小碗，焖烧8分钟，撒上香葱，拌炒几铲即成。

【功效】柔肝调中，补益脾胃。

【附注】黄花菜味甘平，利膈柔肝、解郁释忿为主；黑木耳益胃滋肾、轻身强志、调理中气为要，两者配伍食用，畅气机、去寒凝、通血脉，且有良好的抗血凝作用，佐膳食用对胃痛及兼有其他血瘀证候的疾病者皆宜。

方 ③ 陈皮萝卜炒肉丝

【原料】胡萝卜200克，陈皮10克，瘦猪肉100克，植物油、细盐、黄酒、香葱适量。

【制用法】胡萝卜切细丝，猪肉切丝后加盐、黄酒拌匀，陈皮浸泡至软切丝。先炒胡萝卜至八成熟后出锅，再用油炒肉丝、陈皮丝3分钟，加入胡萝卜丝、少许盐、黄酒同炒至香，添水焖烧七八分钟，撒入香葱即成。

【功效】舒肝健胃，宽胸理气。

【附注】胡萝卜、陈皮、香葱皆性温味甘辛，利胸膈，畅脾胃，舒肝调气。本品红绿相间，色鲜味美，富有营养。适于肝气犯胃所致胃痛患者佐餐。

方 ④ 干姜鸡块

【原料】公鸡1只（约1000克），干姜、苹果各6克，陈皮、胡椒各3克，姜片、酱油、料酒、精盐、葱段、米醋各适量。

【制用法】将公鸡宰杀，去毛及内脏，洗净，斩为大块，放入砂锅内，加入上述各料及清水

适量，大火烧沸，撇去浮沫，改用文火炖至烂熟即成。

【功效】鸡肉温中益气；干姜、草果、陈皮、胡椒皆为温热之品，可散寒行气止痛。

方⑤ 砂仁肚条

【原料】砂仁末10克，猪肚1000克，胡椒粉3克，花椒5克，生姜15克，葱白15克，猪油100克，绍兴酒60克，味精3克，湿淀粉20克，盐5克。

【制用法】砂仁烘脆为细末，猪肚下沸水锅焯透捞出刮去内膜。另将锅中渗入清汤，放入猪肚，再下姜、葱、花椒煮熟，捞起猪肚待冷后，切成肚条。将原汤500克烧开，下入肚条、砂仁末、胡椒粉、绍兴酒、猪油，再加味精调味，用湿淀粉着芡炒匀起锅装盘即成。

【功效】理气醒脾，健胃止痛。

【附注】猪肚为补脾胃之要品，砂仁温中化湿，行气和中，加入温中散寒之花椒、生姜、葱白，用于脾胃虚寒、胃痛不舒、食少腹胀的患者。

方⑥ 胡椒陈皮鹿肉汤

【原料】鹿肉120克，胡椒10克，陈皮6克，生姜15克。

【制用法】将鹿肉洗净、切块，起锅下鹿肉爆干水，取起；然后下少许油、姜，再下鹿肉爆至香气大出，取起备用。把胡椒、陈皮、生姜洗净，与鹿肉一起放入锅内，加清水适量，武火煮沸后，文火煮1~2小时，调味即可。随量饮汤食肉。

【功效】温中助阳，散寒止痛。适用于溃疡病、慢性胃炎等所引起的脘腹冷痛。

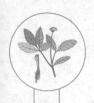

慢性胃炎调理药膳

慢性胃炎是胃黏膜的慢性炎症性病变，以淋巴细胞和浆细胞浸润为主。其病因尚未完全清楚，主要病因有幽门螺旋杆菌感染、十二指肠胆汁返流等。本病是一种非常多见的疾病，男性略高于女性。

慢性胃炎临床缺乏特异性症状，且症状轻重与黏膜的病变程度往往不一致。大多数病人常毫无症状，若有发生则多为消化不良症状，如饭后饱胀、嗳气等。少数病人可有食欲减退、恶心，或有上腹部疼痛、呕吐，甚者有吐血、消瘦、腹泻等。

本病多属于中医的"呃逆""反胃"等证。在病机上属胃气上逆。临床多见脾胃虚寒、胃阴不足两证。①脾胃虚寒型，证见呃逆，软弱无力，或见呕吐，饮食稍有不慎即吐，时作时止，面色苍白，手足不温，食少困倦，饱胀，舌淡红、苔薄白，脉象细弱。治宜温补脾胃，和中降逆。②胃阴不足型，证见呃逆，声急促而不连续，甚则呕吐反复发作，时作干呕，嘈杂，口干咽燥，似饥而不欲食，烦躁不安，舌红而干、苔少，脉象细数。治宜滋养胃阴，降逆止呃。

方 1 木瓜姜汤

【原料】生姜30克，木瓜500克，米醋300克。

【制用法】将上述几味同放瓦锅中加水煮汤。分2~3次服完。2~3天1剂，可常服。

【功效】健脾益气，温中和胃。适用于慢性胃炎属脾胃虚寒型、胃脘隐痛、喜暖喜按、食欲减退、饭后饱胀、神疲乏力等症。

方 2 栗子乌鸡汤

【原料】乌鸡1只（约500克），鲜栗子250克，党参30克，生姜4片。

【制用法】将乌鸡活宰，去

毛、内脏，洗净，斩件；党参、生姜洗净；鲜栗子去壳，用开水焯过，去衣。把鸡块、党参、生姜一起放入锅内，加清水适量，武火煮沸后，文火煮1小时，然后下栗子再煮半小时，调味即可。随量饮汤食肉。

【功效】补气健脾，开胃止泻。适用于慢性胃炎、溃疡病属脾胃气虚者，症见体倦气短，饮食减少，面色萎黄，虚羸形瘦，大便溏薄。

方 3 生姜大枣汤

【原料】生姜120克，大枣500克。

【制用法】将生姜洗净切片，同大枣一起煮熟。每日吃3次，每次吃大枣10余枚，姜1~2片，吃时用原汤炖热，饭前饭后吃均可。数次后煮枣汤渐甜，每次服此汤更好。

【功效】健脾温胃。适用于慢性胃炎属脾胃虚寒型。

方 4 茴香黄羊汤

【原料】小茴香、生姜各10克，桂皮5克，黄羊肉500克，精盐、调料各适量。

【制用法】①先将黄羊肉洗净，切成小块；生姜切片备用。②将黄羊肉、姜片、小茴香、桂皮、盐、调料一同放入砂锅中，加水适量，炖煮50分钟，肉熟即可。

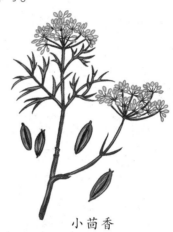

小茴香

【功效】补中益气，散寒止痛。适宜于脾胃虚寒之脘腹隐痛、大便稀溏、消化不良、体倦肢冷等症。

方 5 炒南瓜丝

【原料】嫩南瓜750~1000克，菜油50克，精盐、葱花各少许。

【制用法】将嫩南瓜连皮洗净，切细丝，摊在太阳下晾晒半天。炒锅上火，放入菜油，烧热，倒入南瓜丝，用旺火速炒2~3分钟，撒上精盐，颠翻炒匀，放入葱花，再颠翻两下，出锅即成。

【功效】南瓜性温味甘，有消炎止痛、补中益气、解毒杀虫等功效。并且南瓜中所含的果胶可保护胃肠道黏膜免受粗糙食物的较强刺激，对慢性胃炎有很好的疗效。

方 6 泡花菜

【原料】花菜500克，老盐水500克，精盐10克，红糖5克，白酒5克，醪糟汁5克，香料色1个，干红辣椒15克。

【制用法】①花菜用刀切成小朵，去掉茎筋，入沸水锅余4~5分钟，除去土涩异味，突出鲜味，余后摊开，晾干，准备入坛。②入坛时，先将老盐水倒入坛中，再下入精盐、红糖、白酒、醪糟汁入坛，搅匀，放入干红辣椒，泡入花菜，加入香料包，上面用算片卡紧，不使移动，然后盖上坛盖，加满坛沿水，五天后入味至熟，可供食用。

【功效】花菜性平味甘，有开胃消食、化滞消积等功效，可用于治疗慢性胃炎、坏血病诸症。

方 7 香菇冬笋烧扁豆

【原料】香菇、冬笋各50克，扁豆200克，豆油、姜丝、精盐、味精、料酒、鲜汤各适量。

【制用法】①将香菇用清水泡发，去杂洗净，对半切开；冬笋洗净切片；扁豆撕去筋，洗净，入沸水锅中焯一下，捞出过凉，沥干水分，备用。②炒锅上火，加油烧热，下姜丝煸香，放入香菇、冬笋、扁豆略炒，加入鲜汤、料酒、精盐，大火急炒，烧至熟透后点入味精即成。

【功效】香菇性平味甘，有益气补虚、治风破血、健脾和胃等功效；冬笋性寒味甘，有清热化痰、益气和胃、生津止渴等功效；扁豆性平味甘，有健脾化湿、利尿消肿、清肝明目等功效。合而食之，可健脾和中，通利肠胃。对慢性胃炎有很好的疗效，可长期食用。

肠炎 调理药膳

肠炎是小肠或结肠肠黏膜发炎的总称，表现为急性和慢性两种。急性肠炎是肠黏膜受刺激而发炎，下腹受风寒，或吃得太饱都是致病的原因。中医分为两种，一种是食积泄泻，症状是腹痛，泻后痛减，一会又痛，再泻后又减，粪便如糊状，有酸腐味，舌苔发白，且食欲不振；另一种是湿热泄泻，症状是腹痛即泻，痛一阵泻一阵，粪便稀薄，小便短少，色如浓茶，口渴。慢性肠炎表现为腹内时时咕咕作响，有时疼痛，大便不畅，便中带有黏液。常见的病因有慢性菌痢和阿米巴痢疾。

方 1 二花茶

【原料】红茶、银花各10克，玫瑰花、甘草、黄连各6克。

【制用法】上药加水煎取汁。顿服。

【功效】清热解毒，行气止痛，固肠止泻。适用于急、慢性肠炎，以及下痢、泄泻。

方 2 止泻茶

【原料】四川绿茶、金银花各9克，玫瑰花、陈皮各6克，茉莉花、甘草各3克。

【制用法】将上药用沸水浸泡(加盖封闭，勿令泄气)，10~12分钟后方可服用。每天可分3~5次频频饮之。小儿用量酌减。

【功效】消炎抗菌，收敛固肠，理气止痛，消化肉积，活血止血，强心利尿，清热解毒等。适用于急慢性肠炎，细菌性痢疾、泄泻等。

方 3 粳米姜茶

【原料】茶叶15克，生姜3克，粳米30克。

【制用法】先将粳米淘洗

干净，再加入生姜及茶叶水同煎后，即可服用。每日1剂温饮。

【功效】清热解毒，健脾利尿。适用于慢性肠炎、久泻不止。对于久泻而致脾胃虚寒者疗效尤佳。

方 ④ 葛根荷叶田鸡汤

【原料】田鸡250克，鲜葛根120克，鲜荷叶15克。

【制用法】将田鸡活杀，去皮、内脏及头爪，洗净；葛根去皮，洗净，切块；荷叶洗净。把全部用料一齐放入锅内，加清水适量，武火煮沸，文火煮1小时，调味即可。随量饮汤食肉。

【功效】解暑清热，止湿止泻。适用于急慢性肠炎属湿热内蕴者，症见身热烦渴，小便不利，大便泄泻，泻下秽臭，肠鸣腹痛。

方 ⑤ 黄芪鹌鹑汤

【原料】鹌鹑2只，黄芪15克，白术12克，生姜3片。

【制用法】将鹌鹑宰杀，去毛、肠杂，洗净；把黄芪、白术洗净，切碎，塞入鹌鹑腹内，以线缝合，与生姜一起放入锅内，加清水适量，武火煮沸后，文火煮1.5小时，调味即可。随量食肉饮汤。

【功效】补益中气，健肠止泻。适用于慢性肠炎属脾胃气虚者，症见饮食减少，体倦乏力，大便泄泻，小便不利，亦可用于胃下垂、子宫脱垂症。

方 ⑥ 山药山楂粥

【原料】山药、山楂各20克，粳米75克，红糖适量。

【制用法】山药、山楂水煎取汁，加粳米煮为稀粥，待熟时调入红糖适量，再煮一二沸即成。每日2剂。

【功效】健脾止泻。适用于慢性肠炎，证见脾虚食滞、大便溏泄、完谷不化，或伴恶心欲呕、胃口差腹胀等。

方 ⑦ 蒜头粥

【原料】紫皮蒜1~2头，面粉50克。

【制用法】大蒜去皮洗净，捣成蒜泥，面粉加清水和成糊状；锅内加水200毫升，待水开时将面糊缓缓搅入，边倒边搅，然后放入蒜泥、食盐调味。作早、晚餐。

【功效】除湿解毒，温中消积。适用于急性肠胃炎。

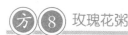

方 8 玫瑰花粥

【原料】玫瑰花4克，银花10克，红茶、甘草各6克，粳米100克，白糖适量。

【制用法】先将上药煎汁去渣，加入洗净的粳米，同煮成稀粥；调入白糖即可。供早晚餐食，温热食。

【功效】清热解毒，行气止痛，固肠止泻。适用于急慢性肠炎，以及下痢、泄泻。

方 9 山楂荞麦饼

【原料】荞麦面1000克，鲜山楂500克，橘皮、青皮、砂仁、枳壳、石榴皮、乌梅各10克，白糖适量。

【制用法】先将橘皮、青皮、砂仁、枳壳、石榴皮、乌梅加适量白糖，用水煎煮半小时，滤渣留汁；山楂煮熟去核碾成泥状待用；荞麦面用药汁和成面团，将山楂揉入面团中，做成小饼或点心。当主食，常用。

【功效】健脾止泻。适用于结肠炎。

方 10 银花莲子粥

【原料】银花15克，莲子10克，粳米50~100克。

【制用法】先将银花煎取药汁，去渣，用汁加适量清水，和莲子、粳米共煮成粥。每日2次，温热食。

【功效】清热祛湿。适用于急性肠炎，症见腹痛泄泻、泻下急迫、心烦口渴。

方 11 胆汁绿豆粉

【原料】猪胆汁100毫升，绿豆粉500克。

【制用法】取新鲜猪胆汁，拌和绿豆粉，用瓷瓶封存。日服3~4次，成人每次服6克~9克，儿童每次服0.9克。

【功效】消炎解毒。适用于急性胃肠炎、菌痢。

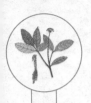
肾炎调理药膳

肾炎包括急性肾炎和慢性肾炎，即急性肾小球肾炎和慢性肾小球肾炎。急性肾炎起病急，病情轻重不一，大多数预后良好，常在一年内痊愈；每有蛋白尿、血尿、管型尿、常有水肿、高血压或短暂的氮质血症，B超检查肾脏无缩小；部分病人有急性链球菌感染史，于感染后1～3周发病。慢性肾炎起病缓慢，病情迁延，时轻时重，肾功能逐渐减退，后期可出现贫血、视网膜病变及尿毒症；可有不同程度的蛋白尿、血尿、水肿及高血压等；病程中可因呼吸道感染等原因诱发急性发作，出现类似急性肾炎表现，也有部分病人可有自动缓解期。食疗对肾炎有很好的疗效。

方 1 泥鳅炖豆腐

【原料】泥鳅(去内脏)100克，鲜豆腐100克。

【制用法】去内脏的泥鳅洗净，与鲜豆腐及适量水共煮熟，食泥鳅、豆腐、喝汤。

【功效】健脾益气，利湿热。

【附注】泥鳅性平味甘，补脾胃，利水湿，尤宜湿邪偏盛而兼脾虚者。和清热之豆腐共用，可增强健脾利湿之功。适用于肾炎初期。

方 2 大蒜炖鸭

【原料】独头紫皮大蒜150克，3年以上的绿头鸭1只(重约1500克左右)。

【制用法】将绿头鸭宰杀后，去毛剖腹弃内脏，大蒜剥去外衣，将蒜瓣填入鸭腹，用线缚好，放锅内炖至烂熟，加佐料(不加盐)。1天分数次食，数天1只。

【功效】滋阴补中，利尿消肿。适用于慢性肾炎。

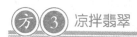

方 3 凉拌翡翠

【原料】芹菜250克，苦瓜250克，白糖适量，麻油、味精少许。

【制用法】芹菜切段，苦瓜去瓤去籽切片。将芹菜、苦瓜用滚沸水焯过，待凉，加白糖、麻油、味精调味即成。

【功效】清热解毒，利湿消肿。

【附注】芹菜清热利湿，平肝凉血，配伍苦瓜清热利湿解毒，少许白糖、麻油、味精调味，使本菜气香味甜，色鲜诱人。宜肾炎水肿经常疮疡泛发、咽喉肿痛者常服。

方 4 番茄烧牛肉

【原料】牛肉150克，番茄150克，酱油50克，白糖10克，精盐5克，葱花、料酒各2.5克，姜丝、素油各少许。

【制用法】①把牛肉洗净，切成方块；番茄洗净，去皮去籽，切成块。②锅置火上，放油，烧热，放姜葱丝煸炒，下入牛肉煸炒几下，烹入料酒，加入水(浸没牛肉)，放精盐、白糖、烧至熟，再加入番茄烧至入味，出锅即成。

【功效】西红柿性凉味酸甘，有清热解毒、凉血平肝、生津止渴，健胃消食等功效；牛肉营养丰富，其性温味甘咸，有补脾和胃、益气增血、强筋健骨等功效。将两者合烹食，可平肝清热，滋养强壮。对慢性肾炎有疗效。

方 5 干炸泥鳅段

【原料】泥鳅约400克，猪油800克（耗50克），葱椒料酒50克，湿淀粉50克，酱油20克，精盐、味精少许。

【制用法】①把泥鳅切成约8厘米长的段，对开成片，洗净放入碗内，加酱油、葱椒料酒、精盐、湿淀粉拌匀。在另一碗内加酱油、料酒、味精调成汁。②炒锅内放入猪油，在旺火上烧至六成热，将拌好的泥鳅片用手铲逐片拨入油内，不断翻动(以免粘在一起)。炸至泥鳅片浮起，呈金黄色时，溅出油。将炒锅移至微火上，烹入对好的汁，颠翻两次，盛入盘内。

【功效】泥鳅性平味甘，有补中益气、固肾强精、祛湿除邪等功效，适用于慢性肾炎、慢性

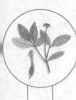

肝炎、糖尿病诸症。

方 6 鲤鱼生姜桂皮汤

【原料】鲤鱼1条，生姜30克，桂皮3克，葱3根。

【制用法】将鲤鱼去鳞及肠杂，和生姜、桂皮、葱加调料清炖，吃鱼喝汤。

【功效】辛温解表，利水消肿。

【附注】生姜、桂皮辛而微温，能发汗解表；葱白能驱除外感风寒之邪；鲤鱼能补益。合而为膳，可加强发汗效果又可利水消肿。

方 7 冬瓜小豆汤

【原料】冬瓜500克，红小豆100克。

【制用法】把冬瓜洗净切成块，与淘洗干净的赤小豆一起放入砂锅内，加适量水炖烂即成。饮汤，食瓜、豆。每日2次，30日为1个疗程。

【功效】利水消肿。适用于急性肾炎。

方 8 丝瓜向日葵蛋汤

【原料】老丝瓜1根，向日葵盘1只，鸡蛋1个。

【制用法】将丝瓜、向日葵盘入锅，加水1 000毫升，放火上，煎至400毫升时，去渣，打入鸡蛋至熟即可。食蛋，饮汤。

【功效】利尿消肿。可辅治慢性肾炎、水肿。

方 9 荠菜粥

【原料】鲜荠菜90克，粳米100克。

【制用法】将鲜荠菜(又名枕头草、清明草、香芹娘)采来，挑选干净，洗净，切成2厘米长的节，将粳米淘洗干净，放入锅内，加水适量，把切好的荠菜放入锅内，置武火上煮沸，用文火熬煮至熟。每日2次，温热服食。

【功效】补虚健脾，明目止血。适用于慢性肾炎水肿及肺胃出血、便血、尿血、目赤目暗、视网膜出血等。

消化不良 调理药膳

消化不良并不是一种单纯疾病，而是一组十分常见的临床症候群。临床上表现为上腹疼痛或不适，尤其是餐后加重，上腹饱胀、嗳气、食欲不振、恶心、呕吐、烧心和反酸等，症状持续时间较长。发病率占消化专科门诊的40%左右，其中又以老年人和儿童居多。

中医学认为，消化不良多因脾胃虚弱，或饮食不节，过食瓜果生冷之物；或喂养不当，营养吸收障碍；或因感受外邪，损伤脾胃，以致运化失职而引发本病。治疗上，应根据病因及症状表现，辨证施治，但以健脾益胃助消化为主。

 糖拌双色萝卜丝

【原料】红、白萝卜各250克，白糖100克，酱油、米醋、香油、精盐各适量。

【制用法】将红、白萝卜去毛根，洗净，再轻轻刮去皮，用刀切片，再切成丝，放入盘内，加调料拌匀，腌渍片刻即成。

【功效】萝卜性凉味辛甘，有润肺止咳、宽中下气、消积化痰等功效，可用于治疗肺结核咯血、咳嗽、食积呕吐、消化不良诸症。"糖拌双色萝卜丝"这道菜、红白相间，清爽适口，可为家庭日常佐餐之用。

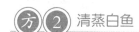 清蒸白鱼

【原料】白鱼一尾约1000克，火腿25克，水发香菇50克，冬菇50克，猪油75克，鸡汤150克，味精、精盐、胡椒粉、葱、姜块少许。

【制用法】①将鱼去鳞、鳃、内脏，洗净，火腿、香菇、冬菇、葱、姜分别切细丝或末。②将鱼用开水烫一下，捞出控水，摆在盘中，在鱼身上撒上各种配料和葱、姜及少许盐，加上胡椒粉、味精和汤，上屉蒸约15分钟取出。③把油放勺中，加盐、味精做汤，汤沸，调好口

味，淋入明油，浇在鱼身上，撒上火腿丝及葱花即成。

【功效】白鱼性平味甘，有健脾开胃、消食利水等功效，可用于治疗脾胃虚弱所致的食欲不振、消化不良、水肿以及痈疽疮疥诸症。

方③ 油爆双脆

【原料】猪肚150克，鸡胗150克，花生油30克，大葱100克，蒜、料酒、精盐、醋、香油、湿淀粉、高汤、味精各少许。

【制用法】①剖开猪肚，片去里皮和筋洗净，打成花刀，切成菱角块。鸡胗一切两半，去掉里、外皮，洗净，打上花刀，切成块。葱切成豆瓣葱，蒜切成片。②把肚子和鸡胗用开水一烫，捞出控干。③高汤、精盐、味精、料酒、醋、湿淀粉对成汁。④锅上火，放花生油烧至九成热，把猪肚、鸡胗加入油内一滑，立即捞出。⑤炒锅内留油50克，用葱、蒜炝锅，加入猪肚、鸡胗和对好的汁，一颠炒锅，淋上香油即成。

【功效】鸡胗又名鸡肫，其性平味甘，有补脾健胃、消积化瘀等功效，可用于食积、反胃

呕吐、泻痢、水肿腹胀诸症。鸡肫的内层黄皮，中药名鸡内金，为帮助消化、导行积滞的常用药物。本菜将鸡肫与猪肚合烹食，适用于脾胃虚弱、消化不良所致的诸症。

方④ 什锦山药

【原料】山药1650克，西瓜子仁5克，葡萄干、莲子、瓜条、蜜枣、青梅、年糕各30克，菠萝罐头半罐，青红丝(胡萝卜丝、海带丝)各3克，白糖90克，蜂蜜、水淀粉各适量。

【制用法】①莲子去红衣、莲芯，开水焯透；蜜枣去核；瓜条、青梅均切丁；碗内抹上一层猪油，用西瓜子仁、葡萄干、青红丝、莲子、蜜枣、瓜条、青梅在碗内先码上一定的图案。②山药洗净，蒸熟，去皮，压成泥，入白糖拌匀，先取一半放入码好图案的碗内，把剩下的果料放在其上，把另一半山药泥放在上面；将装有山药泥和果料的碗，上笼蒸40分钟取出，翻扣盘内。③另取一锅，注入开水150毫升，上火，加入蜂蜜、白糖，用文火稍煮化，待水变稠时，用少许水淀粉勾芡，将汁浇在山药泥上，

把菠萝及切成三角块之年糕围在边上。每日2次，早、晚佐餐或当点心食。

【功效】补肺益肾，健脾和胃。适用于消化不良及贫血。

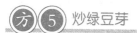 方⑤ 炒绿豆芽

【原料】绿豆芽150克，菜油、花椒、盐、醋少许。

【制用法】用菜油与绿豆芽、佐料同炒熟即可。佐餐食用。

【功效】清热泻火。方中绿豆芽清胃热，可治因消化不良所引起的呃逆。

方⑥ 炒苦瓜

【原料】苦瓜250克，青辣椒2枚，菜油、葱少许。

【制用法】将苦瓜与青辣椒共切丝，与菜油、葱同炒，放入食盐即可。

【功效】泻胃热，降逆气。苦瓜清降胃气，止呃逆，可作胃火上逆、消化不良患者的食疗良方。

方⑦ 草果羊肉汤

【原料】草果5~6克，羊肉500克，豌豆80克，青萝卜200克，姜、香菜、盐、醋、胡椒粉适量。

【制用法】①洗净羊肉，切成小丁；青萝卜洗净亦切成小丁；豌豆洗净；姜剁成细末备用。②将草果、萝卜丁、羊肉丁、豌豆同入锅内加水适量，先用武火烧开，后改用文火，加姜末炖约1小时至肉熟烂，加入盐、醋、胡椒粉和香菜末调味即成。

【功效】益脾暖胃。适用于腹脘受寒、腹胀肠鸣、消化不良等症。

方⑧ 牛奶竹沥饮

【原料】鲜牛奶200克，淡竹沥50克，陈皮9克，蜂蜜20克。

【制用法】用清水煮陈皮15分钟，去陈皮，加入鲜牛奶煮沸，调入竹沥、蜂蜜，频频饮服。

【功效】养胃润燥，理气化痰。

【附注】牛奶有补虚损、润胃肠的作用；淡竹沥有清热除痰、止呕降逆作用；陈皮理气化痰；蜂蜜补中润燥。此方适用于消化不良所引起的上腹胞胀、呕吐等症。

第二节 外科病调理药膳

痔疮调理药膳

痔疮是痔静脉曲张所引发的肛门疾病。根据发病的部位，可分为内痔、外痔及混合痔三种。内痔发生于肛门齿线以上，由内痔静脉丛曲张形成，表面为黏膜，易于出血。外痔由外痔静脉丛曲张形成，发生于肛门齿线以下，表面为皮肤。混合痔发生在齿线上下，有内痔和外痔同一部位存在。

内痔的早期多无明显的自觉症状，以后逐渐出现便血、内痔脱出、肛门痛痒等症状，血为鲜红色，不与粪便相混。单纯性外痔可无明显感觉，有时肛门处有异物感，检查时可见肛缘处有圆形或椭圆形隆起，触处有弹性，无压痛。混和痔兼有内、外痔的双重症状。

中医学认为，本病多因饮食不节、过食辛辣、久泻、久蹲、久坐、负重等，造成湿热下注，气血不畅，脉络阻滞所致。治宜清热利湿，活血化瘀，凉血止血。

方 1 清蒸茄子

【原料】茄子1~2个，油、盐适量。

【制用法】将茄子洗净，放碟内，加油盐隔水蒸熟。佐餐食。

【功效】清热消肿，止痛。

适用于内痔发炎肿痛、初期内痔便血、痔疮便秘等病症的辅助治疗。

方 2 绿豆冬瓜汤

【原料】绿豆150克，冬瓜500克，食盐少许，猪油适量。

【制用法】冬瓜去皮，与绿豆同煮至烂熟，放入食盐、猪油便成。分三次服食绿豆、冬瓜，喝汤。

【功效】方中绿豆、冬瓜均有清热解毒之功。适用于实热所致痔疮患者。

 香蕉蕹菜粥

【原料】香蕉100克，蕹菜（空心菜）100克，粳米50克，食盐或白糖适量。

【制用法】蕹菜取尖，香蕉去皮为泥，粳米煮至将熟时，放入蕹菜尖、香蕉泥、食盐或白糖，同煮为粥，做早餐主食。

【功效】清热解毒，润肠通便。

【附注】方中蕹菜能清热解毒，凉血，通便；香蕉生津润燥；粳米和胃，除烦渴。三物配用，可用于痔疮实热之证，大便秘结带血者。

 马齿苋荸荠粥

【原料】鲜马齿苋60克，荸荠50克，粳米100克。

【制用法】马齿苋洗净切碎，荸荠去皮洗净，与淘洗干净的粳米文火熬成粥，每日2次，连服数日。

【功效】清热解毒，凉血止血。主治内痔属实证者，或血栓性外痔。

 猪大肠香蕉汤

【原料】猪大肠头250克，香蕉树芯适量。

【制用法】将大肠、香蕉树芯洗净、切碎，放锅内煮汤调味服食。每日1次，连服数日。

【功效】适用于瘀滞型痔疮，症见痔核初发、黏膜郁血、肛门瘙痒不适、伴有异物，或轻微出血。

方6 马齿苋鱼腥草

【原料】鲜马齿苋250克，鲜鱼腥草250克，麻油、酱油、味精、醋、白糖适量。

【制用法】鲜马齿苋、鲜鱼腥草同入开水中稍焯，捞出待凉，放入佐料拌匀，分顿佐餐。

【功效】清热解毒，散血消肿。马齿苋清热解毒，散血消肿；鱼腥草清解热毒。二者配合，可增强其清热解毒之功，适用于实热痔疮患者。

方 7 绿豆大肠薏米汤

【原料】绿豆50克，薏苡仁30克，猪大肠250克。

【制用法】将大肠洗净，绿豆、薏苡仁用水浸泡，然后放入肠内并加少许水(以便煮发绿豆、薏米)，肠两端用线扎紧，用砂锅加水煮烂熟后服食。每日1剂，连服7~8日。

【功效】适用于湿热型痔疮，症见肛门坠胀灼痛、便血、大便干结或溏、小便短赤、口干苦。

方 8 黄酒煮猪皮

【原料】猪皮150克，红糖50克，黄酒100毫升。

【制用法】将黄酒加等量水煮猪皮，用文火煮至熟烂，加红糖调和。吃猪皮，饮汤，日服2次，可连用数天。

【功效】养阴清热。适用于痔疮下血。

方 9 木耳柿饼汤

【原料】黑木耳6克，柿饼50克，红糖50克。

【制用法】将上3味同置锅中，加水适量，煮汤食。日服1剂，连服5~6日。

【功效】活血祛瘀。适用于痔疮、痔核初发、黏膜郁血、肛门瘙痒不适伴有异物感，或轻微出血、疼痛等症。

方 10 桑葚糯米粥

【原料】桑葚30克(鲜品60克)，糯米100克，冰糖25克。

【制用法】将糯米淘洗净，与桑葚同放锅内，加水适量煮粥，粥熟时加入冰糖。稍煮至冰糖化即可。每天分2次空腹服。5~7天为1疗程。

【功效】滋补肝肾，养血。适用于湿热型痔疮，症见痔疮出血、烦热羸瘦等。

脱肛 调理药膳

脱肛是指肛管和直肠的黏膜层以及整个直肠壁脱落坠出，向远端移位，脱出肛外的一种疾病。中医称脱肛或直肠脱垂。脱肛发病原因与人体气血虚弱，机体的新陈代谢功能减弱，自身免疫力降低，疲劳、酒色过度等因素有关。

本病多见于老人、小孩久病体虚者和多产妇女。发病之初，患者可有肛门发痒、红肿、坠胀等表现，排便后脱出的黏膜尚能够自动收缩，但随着病情的加深，患者可能出现大便脓血、脱肛不收，此时则需要用手将直肠托回肛门，甚至严重的咳嗽、打喷嚏均可引起直肠再次脱出。中医将本病分为中气下陷、脾肾阳虚和湿热下注三种类型。

①中气下陷型一般在大便后直肠脱出肛门外，甚则咳嗽、行路、站立、排尿时稍用力即脱出。兼见疲倦乏力，气短声低，头晕心悸，食少便溏，舌质淡胖，边有齿痕，苔薄白，脉弱无力。宜食益气健脾之品，忌清凉滑泄之食物。②脾肾阳虚型表现为直肠滑脱不收，兼见头昏健忘，五更溏泄，畏寒肢冷，或遗精阳痿，腰膝酸软，小便频数，舌体胖嫩，苔少而润，脉沉细。宜用温补阳气食物，忌生冷粘滑之品。③湿热下注型表现为肛肠突出于外，肛门灼热肿痛，兼面赤身热，口干口臭，胸脘痞闷，腹胀便结，小便短赤，舌质红，苔黄腻，脉濡数。宜食清利湿热之品，忌辛燥及滋腻食物。

方 1 郁李仁米粥

【原料】郁李仁30克，粳米50克。

【制用法】郁李仁洗净，纱布包扎，置锅中，加清水500毫升，急火煮沸10分钟，滤渣取汁，加粳米，急火煮开3分钟，改文火煮30分钟，成粥，趁热分次食用。

【功效】补益滑肠。主治便秘引起的脱肛，小便短赤者。

方② 山药红糖粥

【原料】山药、红糖各25克，糯米50克。

【制用法】山药为末，与糯米同煮为粥，放入红糖即可。可做早餐主食。

【功效】补中益气，健脾温胃。适用于中气下陷型脱肛。

方③ 升麻大枣猪肠汤

【原料】升麻10克，大枣30克，猪大肠500克，食盐少许。

【制用法】升麻用纱布包，与大枣、猪肠同炖至猪肠熟烂，加入食盐便成。去升麻，分三次食大枣、猪肠，喝汤。

【功效】补脾益胃，升阳举陷。

【附注】升麻能升举脾胃清阳之气；大枣补益脾胃；猪大肠能固肠、治脱肛。适用于脱肛属气虚下陷者服食。

方④ 炒田螺

【原料】田螺600克，食油15克，黄酒40克，盐、酱油、胡椒粉、葱、姜适量。

【制用法】将洗净的田螺用剪刀剪去尖部。锅中倒入油烧热，下田螺翻炒，炒至田螺口上的盖子脱落，加入葱、姜、黄酒、盐、酱油同炒几下，再加适量水焖10分钟，加胡椒粉翻匀即出锅。佐餐食。

【功效】除湿解毒，清热涩精。适用于脱肛。

方⑤ 韭菜炒羊肉

【原料】韭菜250克，羊肉500克，菜油、食盐、醪酒、味精适量。

【制用法】韭菜切段，羊肉切丝，把食盐、醪酒拌入羊肉内，用油炒至将熟时放入韭菜同炒熟，分餐服食。

【功效】温补脾肾，益气补虚。

【附注】韭菜补肾助阳而温中；羊肉益气补虚，温中暖下。可作为脾肾阳虚之脱肛患者佐餐之用。

方⑥ 黄柏绿豆汤

【原料】黄柏10克，绿豆250克，白糖少许。

【制用法】黄柏煎水去渣，加入绿豆煮汤至熟烂，放入白糖，凉服，随意食用。

【功效】清利湿热，泻火解毒。

【附注】黄柏清湿热，泻火毒；绿豆清热解毒。适用于湿热下注之直肠外脱、肿痛患者服食。

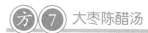
方 ⑦ 大枣陈醋汤

【原料】大枣50克，陈醋150毫升，白糖适量。

【制用法】将大枣洗净，去核，备用。砂锅内加水1碗，放入大枣、陈醋，大火烧沸，改用文火煮20分钟，调入白糖即成。每日1剂，2次分服，连服10~15天。

【功效】大枣性平味甘，有补中益气、健脾养胃、养血安神等功效；陈醋性温味酸苦，有散瘀止血、解毒杀虫、健胃消食、强筋健骨等功效。合而为汤，可奏益气、散瘀、解毒之效。适用于脱肛久治不愈。

方 ⑧ 黄芪羊肉汤

【原料】黄芪15克，羊肉250克，山药10克，面粉、咸韭菜花末适量。

【制用法】将羊肉洗净切片；黄芪切片；山药切段。将上3味一同放砂锅内，加水、黄酒，同炖，至肉熟加面糊勾芡，吃时撒上腌咸的韭菜花末即可。每日分2次服用。食羊肉饮汤。

【功效】益气健胃，滋阴补虚。适用于体质虚弱、中气下陷之脱肛。

方 ⑨ 黄芪枳壳炖带鱼

【原料】带鱼1000克，炒枳壳15克，黄芪50克，盐、姜、葱、味精、食盐、料酒各适量。

【制用法】将黄芪、炒枳壳洗净碎细，用白纱布包好，扎紧；将带鱼去头，除内脏，切成5指长的段，洗净，放入油锅中略煎片刻，再放入药包及葱、姜、料酒、盐，注入清水适量，加入味精调好味即成。佐餐食。

【功效】补五脏，和中开胃，温养脾胃，固护卫阳，补气生血，升举脾阳。适用于脱肛、子宫下垂、久泻等中气下陷病患者食用。

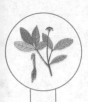
疝气 调理药膳

疝气俗称"小肠气"，一般泛指腔体内容物向外突出的病症。可因部位不同而分多种类型，常见有腹股沟疝、股疝和小儿脐疝等。其发病多与肝经有关，故有"诸疝皆属于肝"之说。本病多以气痛为主症，主要临床表现为阵发性腹痛、恶心、呕吐、局部隆起或阴囊坠胀，连及小腹，有囊状肿物，或脐部凸起，站立或咳嗽时可触及肿物有冲击感，平卧即缩小或消失等。

中医学认为，疝气的病因主要是由于感受寒邪及肝气郁结，气机下畅，或小儿先天不足，年老气血虚弱，气虚下陷，升提失职或痰湿久留不愈，流入下焦，郁结不化，注入肝经、任脉所致。

疝气的主要临床表现及饮食宜忌为：①寒湿凝滞证：阴囊肿硬而冷痛，甚至坚硬如石，控睾而痛；或坠重而痛，囊如水晶状，或腹中彻痛，痛引睾丸，肢体不温，畏寒喜暖，舌质淡，苔薄白或白腻，脉沉弦。食宜温经散寒、行气利湿之物，忌生冷寒凉之品。②湿热搏结证：阴囊红肿而疼痛，皮肤破损出黄水，小便短赤，舌质红，苔黄腻，脉弦数。食宜泄热利水。忌滋腻、温燥、补益之品。③肝郁气滞证：阴囊肿胀偏痛，少腹结滞不舒，痛无定处，以胀为主；或阴囊偏有大小，时上时下，卧则入腹，立则入囊。舌质淡，苔薄，脉弦。食宜疏肝理气之品，忌食滞气、辛燥动火之物。④气虚下陷证：阴囊肿胀偏痛，反复发作，遇劳即发，少腹胀痛有下坠感，小便短涩不畅，舌质淡，边有齿痕，苔薄，脉弱无力。宜食益气补虚之品，忌生冷、寒凉之物。⑤痰结血瘀证：阴囊肿大粗厚，坚硬重坠，麻木不知痛痒，或红肿痒痛，舌质紫暗，苔白腻或黄腻，脉沉弦或弦数。宜食消肿散结、行气利湿或清利湿热之品，忌服助痰生湿或燥热之品。

方 ① 胡椒羊肉汤

【原料】胡椒10克，羊肉500克，食盐、生姜少许。

【制用法】胡椒、羊肉、生姜同炖至肉熟烂，加食盐即可。分餐食肉喝汤。

【功效】益气补虚，暖下散寒。胡椒温中散寒；羊肉益气补虚，温中暖下。适用于虚寒疝气患者。

方 ② 猪肉茴香丸子

【原料】猪瘦肉200克，小茴香15克，盐、黄酒、姜汁适量。

【制用法】将猪瘦肉洗净，剁碎成泥状；小茴香研为末，撒在肉上，加姜汁、黄酒、盐抓匀，制成丸子，加水煮熟。佐餐食。

【功效】消肿，顺气。适用于小儿疝气、阴囊肿大。

方 ③ 山楂生姜茴香汤

【原料】山楂、生姜、红糖各30克，盐茴香18克，白酒1小杯。

【制用法】将山楂、生姜、

茴香水煎取汁，加入红糖、白酒调服。每日1剂。

【功效】活血化瘀，散寒止痛。适用于寒湿内盛型疝气，证见少腹胀痛，牵引睾丸，阴囊硬结等。

方 ④ 茴香毛蛋

【原料】毛蛋(经孵化小鸡未出壳的完整蛋)1枚，小茴香3克，黄酒20毫升。

【制用法】将毛蛋火上焙焦后同小茴香研末以黄酒冲服，服后取汗。每日1枚。

【功效】温肾散寒，行气止痛。适用于寒疝、坚硬如石、痛引睾丸等症。

方 ⑤ 冬瓜薏仁汤

【原料】冬瓜500克，薏苡仁200克，食盐少许，猪油适量。

【制用法】两者同煮汤，熟后放食盐、猪油，分餐食冬瓜、薏苡仁，喝汤。

【功效】清热利湿消肿。

【附注】冬瓜清热解毒，利水消肿；薏苡仁清热利湿。本方适用于湿热下注肝经、任脉搏结成疝患者佐餐之用。

方 6 乌药红糖饮

【原料】乌药20克,红糖100克。

【制用法】乌药煎汁500毫升,放入红糖,频频饮用。

【功效】温经散寒,行气止痛。适用于寒邪凝滞所致疝气。

方 7 白糖西瓜瓤

【原料】西瓜2500克,白糖500克。

【制用法】西瓜取瓤去籽,加白糖调匀。

【功效】清热除湿利小便。适用于湿热所致疝气患者服食。

方 8 橘核荔核饮

【原料】橘核20克,荔枝核20克,白糖100克。

【制用法】二品煎水500毫升,放入白糖即成。

【功效】舒肝理气止痛。

【附注】橘核行气疏肝止痛;荔枝核行气止痛。二者配用,有较好的疏肝解郁、理气止痛功效。适用于肝郁气滞疝气患者的饮品。

方 9 炖猪膀胱

【原料】猪膀胱1个,大茴香、小茴香各2.5克,酱油、盐、味精各适量。

【制用法】将猪膀胱洗净,入锅,加入适量水及大茴香、小茴香,旺火烧沸后,改用文火炖至膀胱软熟。捞起切成小块,加入酱油、盐、味精调味食用。只食膀胱,1日1次,每次1个,单食或佐餐食均可。

【功效】具有理气、消胀之功效。适用于小儿疝气患者食用。

方 10 大枣升麻鸡

【原料】大枣50克,升麻10克,母鸡1只。

【制用法】母鸡去内脏,大枣去核与升麻同装入鸡肚中,隔水蒸熟。去升麻,食鸡肉、大枣,喝汤。

【功效】补脾益气,升阳举陷。

【附注】大枣补益脾胃;升麻升阳举陷;鸡肉温中补气。可用于气虚下陷所致疝气患者佐餐之用。

丹毒 调理药膳

丹毒是皮肤突然发红或黏膜内网状淋巴管的急性传染性、细菌性感染疾病。多由溶血性链球菌自不易察觉的皮肤破损处侵入引起，好发于面颊及四肢。因其所发部位不同，又有抱头火丹、内发丹毒、赤游丹、流火丹等病名。本病炎症不侵及皮下组织，极少化脓，病程进展快，可引起全身中毒症状。临床表现为突然起病，发冷发热，头痛，局部皮肤变赤，色如丹涂脂染，灼热肿胀，迅速扩大，边缘稍高起，与周围正常皮肤之间界限清楚，发无定处等。重者可出现炎性水泡，病变呈跳跃式发展，局部有灼热感和疼痛。

中医学认为，丹毒多因血分有热，火毒侵犯肌肤，或由于皮肤黏膜破伤染毒而发病。若兼感湿邪，郁蒸血分，经常复发，缠绵不愈。发于头面上肢者多为热毒，发于下肢者多兼湿热。若发于新生儿或老年患者，则毒邪多易内陷，病情较为严重。

方 1 金银菊花茶

【原料】金银花30克，野菊花20克。

【制用法】将金银花和野菊花，混匀。分3~5次放入瓷杯中，用落滚开水冲泡，温浸片刻，代茶饮用。

【功效】清热解毒。适用于丹毒初起。

方 2 荠菜番茄粥

【原料】鲜荠菜50~100克，番茄100克，粳米100克，盐适量。

【制用法】将荠菜洗净切碎；番茄去皮，切成丁；粳米煮粥，将熟时放入荠菜、番茄，加盐少许，煮沸即可。1次服完。

【功效】清热解毒，凉血

活血。适用于丹毒，症见恶寒发热、局部片状红疹扩展迅速、胀痛及灼热、压痛不明显。

方 3 茯苓红花粥

【原料】茯苓30克，薏苡仁30克，红花5克。

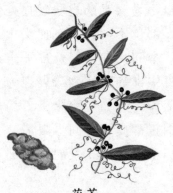

茯苓

【制用法】茯苓、红花熬汁去渣，加入薏苡仁、大米若干，用文火煮成粥，每日早晚服用。

【功效】健脾利水，活血化瘀。适用于慢性丹毒，皮疹色暗红，舌紫苔薄患者。

方 4 马齿苋菊花粥

【原料】鲜马齿苋60克，菊花15克，粳米100克。

【制用法】鲜马齿苋洗净切碎，粳米淘洗干净一同入锅加水1000毫升，文火煮成粥；取霜降前菊花烘干研成粉。粥将成时调入菊花末，稍煮即成，每日3次，连服数天。

【功效】清热解毒，泻肝利湿。适用于丹毒急性期，病变部位较局限者。

方 5 赤豆牛膝黄柏茶

【原料】赤小豆15克，牛膝、川柏各10克。

【制用法】将上药捣成粗末，置保温瓶中，冲入沸水适量，盖闷20分钟，或水煎服。代茶频饮，每日1剂。

【功效】清热利湿，解毒消肿。适用于湿热下注而致的下肢丹毒、红肿疼痛。

方 6 丝瓜豆腐汤

【原料】鲜丝瓜150克，嫩豆腐200克，姜丝、葱末、米醋、香菜末各适量。

【制用法】将丝瓜洗净，切片；豆腐洗净，切成小块，备用。炒锅上火，放入食用油烧热，投入姜丝、葱末炝锅，加水适量，下豆腐块、丝瓜片，大火烧沸，改用文火煮3~5分钟，调入精盐、味精、酱油、米醋，撒上香菜末即成。每日1剂，连服5~7天。

【功效】丝瓜性凉味甘，有清热利肠、凉血解毒、通经活络等功效；豆腐性凉味甘，有清热解毒、滋阴润燥等功效。以上各良方合而为汤，有清热解毒、凉血除烦的功效。适宜于丹毒患者食用。

方 ⑦ 生拌牡蛎肉

【原料】鲜牡蛎肉250克，生姜末、米醋各适量。

【制用法】将牡蛎肉去杂洗净，控干水分，加生姜末、米醋拌匀食用。每日1剂。

【功效】牡蛎肉性平味甘咸，有滋阴养血、养心安神等功效。适用于丹毒、眩晕、烦热口渴等。

方 ⑧ 绿豆炖藕

【原料】绿豆150克，鲜藕500克，白矾10克，生姜15克，胡椒粉5克，精盐、味精各3克，肉汤姜片适量。

【制用法】①将绿豆洗净，用清水浸泡2小时，将鲜藕去皮、去节，洗净切块。白矾兑入清水2000毫升，溶解后备用。生姜洗

净切片。②锅置火上，注入白矾水烧沸，入藕块煮5分钟捞出，用冷水漂洗两次。砂锅置火上倾入肉汤烧开后下藕块、绿豆、生姜片同炖，至绿豆烂时入胡椒粉、精盐、味精调味装碗即可。空腹服，每日2次。

【功效】健脾润胃，清热解毒。适用于丹毒、痈肿等。

方 ⑨ 鲜芦根汁

【原料】鲜芦根2000克。

【制用法】鲜芦根洗净，榨汁，分次当茶饮，每次100毫升，每日3~5次。

【功效】清热解毒利湿。适用于丹毒初起，色鲜红，伴畏寒，发热头痛，口干，舌红者。

方 ⑩ 赤小豆苡仁汤

【原料】赤小豆100克，苡仁100克。

【制用法】赤小豆、苡仁浸泡半天，加水500毫升，文火煮烂，分次服用，每日3次。

【功效】利水消肿。适用于丹毒下肢肿胀明显，或伴水泡患者。

冻疮 调理药膳

　　冻疮是人体受寒冷侵袭，引起局部血脉凝滞，致皮肤肌肉损伤而致的疾患。其发病不外内外两因。内因为元气虚弱，不耐寒冷的侵袭；外因为寒气侵袭，尤其在寒湿的情况下而易发。外寒较剧时可直接受冻而发；当外寒不甚，而元气不足时，也容易发病。外受寒湿之邪侵袭而致病的为寒湿型；邪从热化，热胜肉腐者为热毒型；气血不足，血运不畅，肌肤失养，受冻而致的为气血两虚型。其膳食分别宜于和营祛寒，温经通络；清热解毒凉血；调补气血，温经通络之食物。

方 ① 胡萝卜羊肉汤

　　【原料】胡萝卜650克，羊肉100克，川椒、桂皮、小茴香、附片13克，葱、姜、辣椒、料酒各适量。

　　【制用法】将胡萝卜洗净切块；羊肉洗净切块，与诸药同入锅中，加清水适量煮沸后。调入葱、姜、辣椒等，文火炖至羊肉烂熟后，入食盐、味精、料酒等调味，再煮1~2沸，饮汤食肉及胡萝卜，分6次食完，2日1剂。

　　【功效】温阳散寒，活血通络。适用于冻疮。

方 ② 山楂大枣桂枝汤

　　【原料】山楂、大枣、当归各15克，桂枝10克，红糖适量。

　　【制用法】水煎服。每日1剂，2次分服。

　　【功效】温经散寒，活血化瘀。适用于冻疮。

方 ③ 大蒜煲牛肉

　　【原料】大蒜250克（去皮衣），牛肉500克（切块），调料适量。

　　【制用法】起油锅放入大蒜

炒香后与牛肉同放入砂锅内,加水适量,先以武火烧开后,改用文火,煲至牛肉熟烂后调味即成。

【功效】补益气血,祛寒除湿。大蒜辛温,祛寒除湿;牛肉甘平,补脾胃,益气血。适宜于寒湿型冻疮患者食用。

方 4 熟附煨姜狗肉

【原料】熟附片6克,生姜150克(煨熟切片),狗肉150克(切块),佐料适量。

【制用法】先以蒜头及花生油炝锅,放入狗肉微炒,待皮色转黄,加水适量,以武火至开后,放入熟附片及煨姜,改用文火至狗肉熟烂,调味即可食肉。

【功效】温中祛寒。熟附片祛寒止痛,逐风寒湿邪;煨姜辛热,温中祛寒散风;狗肉咸温,有温补作用。适用于冻疮患者。

方 5 桂枝炖羊肉

【原料】肥羊肉500克,桂枝15克,当归15克,干姜10克,酱油、食盐、糖、黄酒适量。

【制用法】将羊肉切块放砂锅内,加桂枝、当归、干姜、

酱油、食盐、糖、黄酒及适量清水,文火炖煮。熟烂后分两次服食,每日1~2次,连服7~10天。

【功效】温经通脉,养血活血。

【附注】羊肉味甘性温,益气补虚,温中暖下利脾;桂枝辛甘温,温经通阳,发汗解肌;当归甘辛温,补血活血止痛;干姜辛热,温中散寒。

方 6 当归红花炖猪肉

【原料】当归、制二乌、红花各10克,川椒、小茴香、干姜、桂皮各5克,猪瘦肉650克,葱、辣椒、料酒各适量。

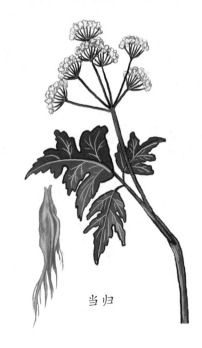

当归

【制用法】将猪瘦肉洗净切块，诸药布包，加水同炖至猪肉熟后，去药包，葱、辣椒、料酒、食盐、味精等调味，再煮1~2沸，饮汤食肉，每日1剂，连续5~7天。

【功效】活血散寒，消肿止痛。适用于冻疮。

方 7 银花赤芍饮

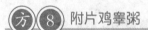

【原料】银花500克，赤芍200克，白糖250克。

【制用法】将银花、赤芍加适量水煎煮20分钟，去渣，再以文火继续加热浓缩，停火待凉，加入白糖将药液吸净，混匀，晒干，压碎。每次取10克，沸水兑化，代茶频饮，连服7~10天。

【功效】清热凉血解毒。用于冻疮局部红肿，灼痛或瘙痒者。

方 8 附片鸡睾粥

【原料】附片15克，鸡睾2枚，粳米20克，葱、姜、椒各适量。

【制用法】将附片水煎取汁，纳粳米及清水适量煮粥，待沸后下鸡睾，煮至粥熟后，入葱、姜、椒、盐等调味，再煮1~2沸服食。

【功效】活血温阳，散寒益肾。适用于冻疮。

方 9 山楂归枣饮

【原料】山楂30克，当归15克，大枣6枚，红糖适量。

山楂

【制用法】水煎服。每日1剂，连服7~10日。

【功效】活血化瘀，散寒止痛。适用于冻疮。

痤疮 调理药膳

痤疮俗称"粉刺"，是一种毛囊、皮脂腺的慢性炎症。因皮脂腺管与毛孔的堵塞，引起皮脂外流不畅所致。多发生于青春期男女，常伴有皮脂溢出，青春期过后，大多自然痊愈或减轻。其临床特征为：颜面、胸背部黑头或白头粉刺、丘疹、脓疱、结节、囊肿及疤痕等皮肤损害。

痤疮常因过食辛辣炙、油腻酒酪、肥甘厚味，以致脾胃湿热内蕴、上蒸于面；或肺经蕴热，外受风邪；或热蒸汗出，冷水渍洗，血热蕴结；或病久入络，瘀血阻滞，均能致病。因而痤疮常见湿热上蒸证、瘀血阻络证等证候类型，病久不愈者，常伴瘀证，故初起以清热化湿为主，病久则当活血化瘀为首选。

 茄汁炒藕片

【原料】鲜藕300克(切片)，番茄100克(绞汁)，调料适量。

【制用法】先将藕片用菜油煸炒，然后加入调料，将熟时加入番茄汁即可。

【功效】清热除湿，凉血益阴。

【附注】鲜藕甘寒，清热除湿，凉血散瘀；番茄酸甘而微寒，清热养阴生津。是治疗痤疮属湿热上蒸证的常用食疗方。

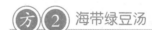 海带绿豆汤

【原料】海带、绿豆各15克，甜杏仁9克，玫瑰花9克，红糖适量。

【制用法】玫瑰花用纱布包好；甜杏仁用沸水浸泡去皮；海带温水泡发好切成丝。将以上各原料与绿豆放入锅内，加适量清水煮至绿豆开花软烂即成。拣去玫瑰花，吃绿豆粥。

【功效】活血化瘀，消除粉刺。适用于痤疮。

方 3 石膏莲子粥

【原料】石膏40克，莲子27克，枇杷叶、菊花各13克，糙米75克。

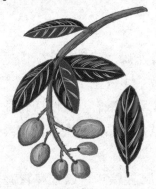

枇杷

【制用法】将石膏捣碎，置砂锅内，加水煎15分钟，滤去渣。将糙米、莲子、枇杷叶、菊花淘净，用药布包，加清水及石膏汁适量煮至粥熟后，去药包服食，每日1剂。

【功效】清热泻肺，解毒散结。适用于痤疮。

方 4 凉拌三菜

【原料】石花菜30克，嫩鱼腥草、芹菜各100克，盐、醋、白糖、芝麻油各适量。

【制用法】将石花菜用水发软；鱼腥草折段；芹菜洗净切段，入沸水中焯一下，将上3味用盐、醋、白糖、芝麻油凉拌。佐餐食。分2次食用。

【功效】清热润燥，利大小便。适用于脾胃湿热型痤疮，症见皮肤红肿热痛、大便秘结、小便黄少、少食腹胀、胸脘满闷、二便不利等。

方 5 凉拌三苋

【原料】鲜苋菜100克，鲜冬苋菜100克，鲜马齿苋100克，调料适量。

【制用法】将三物分别用开水焯至八成熟，捞出后浸入冷水中5~10分钟，取出控去水，切段，入调料后拌匀即可。

【功效】清热除湿，解毒消肿。

【附注】苋菜性味甘凉，清热凉血，利窍通便；冬苋菜甘寒，清热利湿，润便滑肠；马齿苋酸寒，清热解毒，凉血消肿，润肠通便。凡痤疮属湿热上蒸者皆可用，有便秘者尤佳。

方 6 绿豆百合粥

【原料】绿豆100克，百合50克，粳米或糯米适量，冰糖适量。

【制用法】将绿豆洗净加水煮至开裂后，加入粳米或糯米煮成粥。加入百合煮片刻，放入冰糖调匀即可。当点心吃，每日分2次服完。

【功效】清热解毒，利水消肿。适用于湿热蕴结型痤疮，皮疹红肿，脓疱，口臭口干，舌红者。

方 7 鱼腥草山楂饮

【原料】鱼腥草15克，山楂15克，地骨皮9克，枇杷叶9克。

【制用法】鱼腥草洗净沥干水，与山楂、地骨皮、枇杷叶共入锅，加水适量，中火煎20分钟，弃渣饮汁。每日2次，连服数日。

【功效】清热解毒。适用于丘疹、脓疱痤疮，小便黄短者。

方 8 凉拌海蜇

【原料】海蜇200克(洗净切丝)，紫菜15克(撕碎)，芹菜50克(切丝)，调料适量。

【制用法】先将芹菜丝用开水焯过，再以凉水浸渍，捞出控干，与海蜇丝、紫菜拌匀，加调料即成。

【功效】活血通络，祛风散结。适用于前额、面颊甚至胸背处疙瘩丛生，多有脓疱、硬结者。

【附注】芹菜甘寒，泻热散结；海蜇性味咸平，通络散结；紫菜甘咸而寒，软坚散结，清热，通络。

方 9 三鲜炒火腿

【原料】火腿50克(切片)，鲜藕100克(切片)，鲜莴苣100克(切片)，鲜栗子100克(去皮壳，切片)，调料适量。

【制用法】先将火腿、栗子片同煸炒，至半熟时加入藕片，炒至将熟时，加入莴苣，再纳调料，炒熟即可。

【功效】活血散瘀，软坚通络。适用于痤疮瘀血阻络证者。

【附注】火腿咸甘性平，健脾开胃，生精益血；鲜藕性味甘寒，清热，凉血，散结，健脾开胃；莴苣苦甘而凉，和利五脏，疏通经脉；栗子甘温，健脾养胃，活血。是血瘀阻络证痤疮的佐餐菜肴。

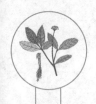
荨麻疹 调理药膳

荨麻疹是皮肤出现红赤色或白色的疹块，以突然发作，痒而不痛，时隐时现，消退不留任何痕迹为特征。

中医称为"瘾疹"，俗称"风疹块"。临床特点为突发性局部或全身大小不一的风团，瘙痒难忍。风团出现快，消退亦快，此起彼伏，退后不留任何痕迹。严重者可伴有恶心、呕吐、腹痛、腹泻、胸闷心烦、面色苍白、四肢不温、呼吸急促等全身症状。根据发病时间的长短，一般把起病急，病程在三个月以内者称为急性荨麻疹；风团反复发作超过三个月以上者称为慢性荨麻疹。中医认为风、寒、热、虫、气血不足等均可引发此病。

中医常将荨麻疹分三型辨证治疗。①风热袭肺型：发病急，风团色红，灼热剧痒，伴发热，恶寒，咽喉肿痛，或呕吐腹痛，遇热皮疹加重，苔薄黄，脉浮数。治宜辛凉透表，宣肺清热。②风寒束表型：皮疹色粉白，遇风冷加重，口不渴，或有腹泻，舌淡体胖、苔白，脉浮紧。治宜辛温解表，宣肺散寒。③阴血不足型：皮疹反复发作，迁延日久，午后或夜间加剧，心烦口干，手足心热，舌红少津或舌淡，脉沉细。治宜滋阴养血，疏散风邪。

方 1 木瓜姜醋方

【原料】生姜9克，木瓜60克，米醋100毫升。

【制用法】3味共放入砂锅中煎煮，待醋煮干时，取出生姜、木瓜，分早晚两次服完。每天1剂，连服7~10剂。

【功效】疏风散寒。适用于风寒束表型荨麻诊。

方 2 荸荠清凉饮

【原料】荸荠200克，鲜薄荷

叶10克，白糖10克。

【制用法】荸荠洗净去皮，切碎搅汁，鲜薄荷叶加白糖捣烂，放入荸荠汁中，加水至200毫升，频饮。

【功效】凉血祛风。适用于风热袭肺型荨麻疹。

【附注】荸荠甘寒，清热凉血；薄荷辛凉，疏散风热。合用之有清热凉血、祛风止痒之功。

方 ③ 红糖藕片

【原料】鲜藕300克，红糖20克，调料适量。

【制用法】鲜藕洗净切片，开水焯过后，入红糖及调料，拌匀即可。

【功效】藕可散瘀活血，红糖甘温，益气活血。合用可活血通络，适用于阴血不足型荨麻疹。

方 ④ 凉拌油菜心

【原料】嫩油菜300克，银花15克，薄荷10克。

【制用法】嫩油菜洗净，去帮留心，开水焯过后，拌入调料。银花、薄荷水煎，去渣浓煎取汁15～20毫升，浇于菜上

即可。

【功效】疏风清热。

【附注】油菜辛凉，凉血散血，清热透疹；薄荷辛凉，疏散风热；银花甘寒，清热疏风。适用于风热袭肺型荨麻疹。

方 ⑤ 牛肉南瓜条

【原料】牛肉300克，南瓜500克。

【制用法】牛肉炖至七成熟，捞出切条，南瓜去皮、瓤洗净切条，与牛肉同炒即可。

【功效】固卫御风。适用于风寒束表型荨麻疹。

【附注】方中牛肉补益气血，强壮脾胃；南瓜补中益气。

方 ⑥ 使君猪肉丸

【原料】使君子9克，瘦猪肉90克，山楂18克。

【制用法】将山楂洗净煎汤，再把使君子去壳留肉。猪肉洗净，加入使君子一起剁成肉泥，制成麻雀蛋大小肉丸，放入开水中煮熟，加入山楂汁。也可在汤中加少许使君子壳同煮。吃肉丸饮汤。

【功效】祛风健脾。适用于

荨麻疹。

 鸡汁芫荽汤

【原料】鸡骨架1具，胡椒粉2克，芫荽15克。

【制用法】鸡骨架煮汤，熟后放入芫荽末、胡椒粉即可。

【功效】补气血，散风寒。适用于风寒束表型荨麻疹。

【附注】方中鸡甘温补脾，益气养血；芫荽辛温，温中散寒。

方8 当归黄芪乌蛇汤

【原料】当归25克，黄芪50克，乌梢蛇1条，猪油、盐、姜各适量。

【制用法】将当归、黄芪纱布包；乌梢蛇去头、皮和内脏，与药包共加水煮至蛇肉烂熟，去纱布包，加猪油、盐、姜调味。分3~4次服。吃蛇肉饮汤。

【功效】活血养血，祛风止痒。适用于荨麻疹。

方9 韭菜甘草饮

【原料】韭菜150克，甘草10克。

【制用法】韭菜洗净切段与甘草同入锅中，加水适量煎煮20分钟，弃渣取汁。每日2次，每次1剂。

【功效】行气理血。主治风寒型荨麻疹，遇寒尤剧者。

方10 山楂肉丁

【原料】山楂30克，瘦猪肉300克，红花10克。

【制用法】山楂洗净，瘦猪肉切丁，油炸红花后去渣，加入肉丁煸炒，加佐料后入山楂，炒熟即可。

【功效】活血通络。方中山楂酸甘温，化瘀散滞；红花甘温，活血通脉；猪肉甘平，滋阴润燥。适用于阴血不足型荨麻疹。

方11 绿豆刺蒺藜汤

【原料】绿豆100克，刺蒺藜15克，蜂蜜适量。

【制用法】将刺蒺藜纱布包，与绿豆同煮汤，以蜂蜜调味。食绿豆饮汤，分2~3次服完。

【功效】祛风清热止痒。适用于荨麻疹。

湿疹 调理药膳

　　湿疹是由多种内外因素引起的一种过敏性炎症的反应性皮肤病，分急性、亚急性、慢性三种。不分男女，任何年龄，任何部位均可能患病。急性湿疹，常见于头面，耳后，四肢远端，露出部位，及外阴、肛门等处多对称分布，表现为红斑、丘疹、丘疱疹、水疱，密集成群，边界不清，有奇痒等；亚急性湿疹，多由急性湿疹转来，皮损炎症较轻，以鳞屑和结痂为主，可有轻度糜烂和瘙痒；慢性湿疹，由亚急性湿疹转来，病变处皮肤增厚，浸润，表面粗糙，覆有少量鳞屑，常有色素沉着，常反复发作，但皮疹消退后，不留永久性的痕迹。中医认为是风湿热侵入肌肤而成。急性、亚急性以湿热为主，慢性乃因久病耗血所致。

　　中医所谓浸淫疮、湿疡、四弯风、旋耳疮、绣球风等均属于本病范畴。常分三型辨证论治。①湿热并盛型：证见皮损潮红、丘疹水疱较广泛，瘙痒剧烈，舌红、苔黄腻，脉弦滑有力。治宜清热除湿。②脾虚湿盛型：证见皮损不红，渗出较多，下肢多发，瘙痒较轻。治宜健脾利湿。③血虚风燥型：证见皮损肥厚，有糠样脱屑，伴抓痕、血痂。治宜养血润肤。

 车前瓜皮薏苡仁粥

　　【原料】冬瓜皮、薏苡仁30克，车前草15克。

　　【制用法】将冬瓜皮、薏苡仁、车前草同放锅内，加水适量煮粥。每天1剂，连服7~10剂为1疗程。

　　【功效】健脾，利湿，行水。适用于脾虚湿盛之湿疹。

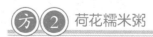 **荷花糯米粥**

　　【原料】荷花5朵，糯米100

克，冰糖20克。

【制用法】荷花用清水漂净，糯米放入砂锅内，加清水适量熬粥，粥将熟入冰糖、荷花，稍煮即可。每日早晚分2次服食，连用5~7日。

【功效】适用于脾虚湿热型湿疹。

方3 绿豆百合苡仁汤

【原料】绿豆30克，百合30克，薏苡仁15克，芡实15克，淮山药15克，冰糖适量。

【制用法】将绿豆、百合、薏苡仁、芡实、淮山药一起下锅，加水适量，烂熟后，加冰糖即成。每日分2次服完，连服数日。

【功效】清热解毒，健脾除湿。适用于脾虚湿盛型湿疹，皮损不红，渗出较多，瘙痒不剧，口淡，舌苔腻者。

方4 海带紫菜瓜片汤

【原料】冬瓜250克，水发海带100克，紫菜15克，黄酒、酱油、精盐、味精、麻油各适量。

【制用法】将冬瓜去皮、切片，瓜皮备用。用瓜皮、瓜片同煮汤，弃瓜皮，加入海带丝，煮沸2分钟，调入黄酒、精盐、酱油、味精后，倒入盛放紫菜的汤碗内，淋上麻油。佐餐食。

【功效】清热护肤，祛湿止痒。适用于湿疹、荨麻疹等。

方5 桂花土豆粥

【原料】土豆100克，籼米50克，桂花、白糖各适量。

【制用法】将土豆去皮，洗净，切成小块；籼米淘洗干净。锅上火，放入水烧热，下入籼米烧开，再用小火熬粥，水开时加入土豆块，将熟时放入桂花和白糖，煮片刻，即成。

【功效】消炎解毒、祛湿健脾。适用于脾虚湿盛型湿疹。

方6 萝卜藕汁饮

【原料】鲜藕100克，白萝卜100克，蜂蜜30克。

【制用法】将鲜藕、白萝卜洗净切碎，放入榨汁机中榨汁，过滤后在汁中调入蜂蜜即可饮用。每日2次，随饮随榨。

【功效】凉血止血，润肠养肺。适用于血虚风燥型湿疹，皮损肥厚，伴有抓痕血痂者。

净；冰糖用温水化开。锅上火，加水，放入糯米煮粥，煮至粥快熟时，放入莲花及冰糖，再煮片刻，即成。

【功效】活血止血、祛湿消风。适用于湿热俱盛型湿疹。

方 ⑦ 山楂马蹄糕

【原料】马蹄粉300克，面粉200克，山楂酱、冰糖各150克，鸡蛋2只，发酵粉15克。

【制用法】马蹄粉与面粉混合，加发酵粉、蛋液、冰糖(溶成糖水)和匀，在35~40℃度下待发。盛器四周涂上熟猪油，倒入发酵粉糊，约为容器1/3量，上笼用武火蒸15分钟；取出铺上山楂酱，再倒1/3糊，蒸15分钟。作点心任意食。

【功效】利湿清热，开胃凉血。适用于湿疹、荨麻疹等。

方 ⑨ 茅根绿豆饮

【原料】鲜茅根30克(切段)，泽泻15克，绿豆50克，冰糖20克。

【制用法】先煮白茅根、泽泻，20分钟后，捞去药渣，再入绿豆、冰糖，煮至绿豆开花蜕皮后，过滤去渣，留汁即可。

【功效】清热除湿，凉血解毒。适用于湿热俱盛型湿疹。

【附注】绿豆性味甘凉，清热解毒，除湿利尿；白茅根甘寒，清热凉血，除湿利尿；泽泻甘寒，利水渗湿，清热；冰糖甘平，补中健脾，益气和胃。

方 ⑧ 莲花粥

【原料】初开莲花5朵，糯米80克，冰糖适量。

【制用法】将莲花用清凉水洗净，掰成单片；糯米淘洗干

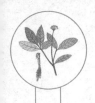

脚气调理药膳

脚气是一种浅部霉菌感染所致的常见皮肤病，可分为干性和湿性两种类型。干性脚气的症状为脚底皮肤干燥、粗糙、变厚、脱皮、冬季易皲裂等；湿性脚气的症状是脚趾间有小水疱、糜烂、皮肤湿润、发白、擦破老皮后可见潮红，渗出黄水等。两者均有奇痒的特点，也可同时出现，反复发作，春夏加重，秋冬减轻。

中医认为本病多因饮食失调，脾胃受伤，或肾精亏虚，感受水湿之气等内外因所致，且两者常为因果。膳食疗法多以培补脾肾、祛邪利湿为主要方法。

方 1 黑豆甘草汤

【原料】黑豆50克，甘草6克。

【制用法】甘草布包，与黑豆同煮熟，吃豆喝汤。

【功效】祛风除痰，解毒利水。

【附注】黑豆甘平，活血、利水、祛风、解毒；甘草甘平，解毒祛痰。两者配合适宜足胫肿大重着，行动不便之湿性脚气患者。

方 2 花生红枣凤爪汤

【原料】花生90克，红枣10粒，鸡脚10只，瘦肉120克，陈皮10克。

【制用法】红枣去核，与余料共洗净。鸡脚连同瘦肉用水冲净，陈皮及水先煲沸，加入各材料煲2~3小时，调味即可。佐餐食。

【功效】滋养解毒。适用于脚气。

方 3 豆仁粥

【原料】赤小豆50克，生花生米50克，薏苡仁30克，大蒜15克，红枣15枚。

【制用法】上5味同煮作粥，任意食用。

【功效】健脾利湿。适用于湿脚气患者。

【附注】赤小豆、薏苡仁为滋养性健脾除湿、利水消肿药，为治脚气水肿之佳品，佐以行气温胃之大蒜、补脾益胃之大枣、养血补脾且含维生素B₁较高的花生米，全方有健脾利湿消肿之效。

方 4 紫菜车前子汤

【原料】紫菜25克，车前子25克。

【制用法】将紫菜与车前子加水煎汤。日服2次。

【功效】祛湿，解热。适用于湿性脚气。

方 5 冬瓜鲤鱼汤

【原料】冬瓜1000克，鲤鱼1条（500克左右），盐、味精少许。

【制用法】二者煮汤，放入盐、味精，分餐佐食。

【功效】清热除湿解毒。冬瓜甘淡凉，利水清热解毒；鲤鱼甘平，补虚，利水。可用治热毒炽盛，伤及阴液所致的干脚气病，症见两脚日渐枯瘦、皮肤枯燥、小便短赤等。

方 6 吴茱萸木瓜粥

【原料】吴茱萸5克，木瓜10克，生姜2克，大枣4枚，粳米100克。

【制用法】将吴茱萸、木瓜、生姜研为细末，再与大枣、粳米同煮作粥，空腹食用。

【功效】温经散寒，舒筋活络，降逆止呕。吴茱萸、生姜温中散寒，降逆止呕；粳米、大枣补中益气，健脾益胃；木瓜舒筋活络，和胃化湿。用于脾肾阳虚寒盛所致脚气病患者较宜。

方 7 米糠荸荠饼

【原料】细米糠50克，荸荠粉100克，红糖适量。

【制用法】将细米糠、荸荠粉和适量红糖调匀，做成饼蒸熟。经常食用。

【功效】滋阴补气。适用于干性脚气病患者。

【附注】荸荠甘凉，能滋阴清热；红糖补气缓中、生津；米糠甘平，含多种维生素。

方 ⑧ 冬瓜大麦饼

【原料】冬瓜、大麦面各适量，油少许。

【制用法】将冬瓜洗净切碎取汁，用冬瓜汁和大麦面做成饼，烙熟即可。

【功效】益气和胃，利水消肿。适用于湿脚气患者。

【附注】冬瓜甘淡利水，含维生素B_1等；大麦面益气和胃。两者配合，既可健脾除湿，利水消肿，又可补充多种维生素。

方 ⑨ 木瓜红糖酒

【原料】木瓜100克，红糖50克，黄酒500克。

【制用法】木瓜、红糖放入酒内泡5日。早晚各服酒1次，每次50毫升。

【功效】散寒除湿，舒筋活血。适用于湿性脚气病患者。

【附注】木瓜舒筋活络而化湿；红糖和血；黄酒散寒通络活血，并能推行药势。

方 ⑩ 附片猪蹄汤

【原料】白附片30克，白术15克，木瓜30克，猪蹄2000克。

【制用法】白附片、白术、木瓜三药用布包，与猪蹄同炖，待猪蹄熟透后取出药袋，分餐食猪蹄，喝汤。

【功效】温肾阳，祛寒湿，活血脉。适用于干性脚气。

【附注】附片温肾助阳、祛寒止痛；白术益气补脾利水；木瓜舒筋活络，和胃化湿；猪蹄能助血脉。可用于阳虚寒盛的双脚顽麻而痛、胫冷的脚气患者。

骨折 调理药膳

骨折一般是由外伤所致，骨或软骨失去完整性或连续性的损伤。饮食治疗，可以促进其愈合。骨折初期，多为瘀血不散，故宜食活血化瘀、消肿止痛的食物，如三七、山楂、薤白、荠菜、韭菜、螃蟹等。骨折中期，多为和血生新期，宜食补肝肾、续筋接骨的食物，如枸杞子、杜仲及各种动物的骨头等。骨折愈合较慢，或久不愈合者，多为气血不足，肝肾两亏。宜食补益气血、滋补肝肾类食物，如紫河车、桂圆肉、黑豆、鹌鹑等。

方 1 赤小豆竹笋汤

【原料】赤小豆100克，绿豆100克，竹笋30克。

【制用法】将赤小豆、绿豆、竹笋分别洗净，置锅中，加清水500毫升；急火煮开3分钟，文火煮20分钟，分次食用。

【功效】消肿活血，逐血利湿。适用于骨折早期，局部肿胀明显者。

方 2 北菇凤爪汤

【原料】北菇100克，鸡脚16只，瘦肉250克，生姜5片，酒半汤匙。

【制用法】北菇浸软去蒂洗净。鸡脚去黄衣，斩去脚趾，把瘦肉放入开水中煮5分钟倒出.洗净。取适量水煮开，加入鸡脚、瘦肉煲1小时，加入北菇、生姜、白酒煮至鸡脚软烂，调味即成。佐餐。

【功效】强筋接骨。适用于骨折。

方 3 三七蒸鸡

【原料】鸡肉250克，三七粉15克，冰糖(捣细)适量。

【制用法】将三七粉、冰糖

与鸡肉片拌匀，隔水密闭蒸熟。一日内分2次食用，连服3~4周。

【功效】活血化瘀，消肿止血。

【附注】三七甘温，长于活血化瘀，止血定痛，化瘀不伤新血，止血不留瘀滞，与鸡肉蒸服，补而兼行，通中有止。适于老年体弱之骨折初期患者食用。

方 4 当归猪胫汤

【原料】当归20克，猪胫骨(粗者)500克。

【制用法】将当归切片，猪胫骨砸成小块，连同附着的少许筋肉，一起放入锅内，加水适量，置火上煮汤，水沸1小时(高压锅15分钟)后，加食盐调味即成，取汤温服。每日1次或隔日1次，可连用1~2个月。

【功效】补阴血、益肝肾、强筋骨、壮腰脊。适用于骨折恢复患者。

方 5 川芎丹参鱼骨酒

【原料】川芎50克，丹参50克，红花15克，鱼骨20克，白酒250克。

【制用法】先将鱼骨用菜油酥至黄色酥脆，与其余药物共为粗末，泡入白酒中，7天后即可服用。每次服25毫升，连服10~15天。

【功效】活血化瘀，消肿止痛。

【附注】川芎性温，上行头目，下达血海，中开郁结，旁达四肢，为活血行气、化瘀止痛佳品；丹参微寒，通脉止痛，消肿散结；红花性温，行血祛瘀，鱼骨善续筋接骨；白酒可助药力。故宜骨折初期患者服用。

方 6 茴香桃仁米粥

【原料】小茴香10克，桃仁20克，粳米50克。

【制用法】将小茴香、桃仁洗净，炒熟，磨细末，置锅中，加粳米，加清水100毫升，急火煮开3分钟，文火煮30分钟，成粥，趁热食用，连服2周。

【功效】续筋接骨，调气和胃。适用于骨折中期，骨折处肿胀、青紫者。

方 7 猪骨汤米粥

【原料】猪骨500克，粳米50克。

【制用法】将猪骨洗净剁碎，置锅中，加清水500毫升，煮开去浮沫，再煮20分钟，去骨去油，取其汁。将汁置锅中，加清水500毫升，加粳米，煮成粥，分次食用。

【功效】续筋骨，益脾胃。适用于骨折后期，伴腰膝酸痛，纳差，气短者。

方⑧ 壮筋补血酒

【原料】当归、枸杞子各45克，三七、杜仲、熟地黄、虎骨、木瓜、五加皮各30克，续断23克，沉香7.5克，黄芪22克，白人参、何首乌、羌活、独活各15克，西红花4.5克，冰糖250克，高粱酒2 500毫升。

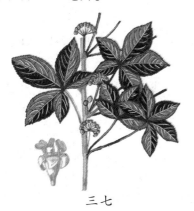

三七

【制用法】将上药捣碎，与高粱酒同置入容器中，密封浸泡15日以上，加入冰糖溶化后即可

服用。中午、晚上各1次，每次饮服30毫升。

【功效】养血舒筋，补肾壮骨，祛风利湿。适用于骨折整复后，筋骨虚弱无力者。

方⑨ 猪骨汤

【原料】猪骨头1000克，黄豆500克。

【制用法】将骨头敲打为碎块，与黄豆一起水煮，加姜、葱、盐调味，食豆喝汤。每日1~2次，分4~5次食，连服百日左右。

【功效】健脾利湿，祛瘀生新。适用于骨折中期。

方⑩ 狗肉母鸡汤

【原料】狗肉500克，草母鸡1只。

【制用法】狗肉洗净切成小块，草母鸡活杀，洗净，切成小块，同置锅中，加清水500毫升，急火煮开，去浮沫，加黄酒、姜、葱、精盐等，急火煮开3分钟，文火煮20分钟，分次食用。

【功效】益肾温阳，养血生新。适用于骨折后期，愈合迟缓者。

第三节 儿科病调理药膳

小儿厌食症 调理药膳

厌食症是指较长期的食欲减退或消失的疾病。

当局部或全身疾病影响消化系统功能，使胃肠平滑肌张力下降，消化液的分泌减少，酶的活性减低，或者是中枢神经系统受人体内外环境各种刺激的影响，对消化功能的调节失去平衡等，均可以造成厌食。

本病可以由体内某些微量元素的缺乏所引起，比如缺锌、缺氯、胃液内盐酸含量减低等；也可以由各种躯体疾病所引起，比如胃肠道疾病中的消化性溃疡、急慢性肝炎、慢性肠炎、各种原因的腹泻及长期便秘等。在全身性器质性疾病中的结核病及其他慢性感染，维生素A、维生素D的中毒也可导致厌食症。

此外，由于人们对独生子女过分溺爱，一些不良的饮食习惯，也成为发病的重要原因，如常喝高蛋白、高糖的浓缩饮料，饭前吃糖果等零食。有的家长对小儿进食过分注意，或反复诱导进食，或威胁强迫喂食，或为了减肥限制进食，等等，这些错误做法都可影响小儿对进食的兴趣，造成神经性厌食。

方 1 萝卜饼

【原料】白萝卜350克，猪瘦肉150克，山药粉、麦粉各适量，葱、姜、椒各适量。

【制用法】将萝卜洗净切丝，炒至五成熟，与猪肉同剁细，加葱、姜、椒、盐等拌匀，麦粉加清水适量作成麦团，拌成麦皮，以萝卜馅为心，麦皮为皮，做成夹心小饼，置油锅中烙熟服食，每日1~2次，空腹服食。

【功效】健脾消食，和胃化痰。适用于小儿厌食症。

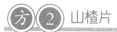 方②山楂片

【原料】市售山楂片。

【制用法】1~3岁幼儿，每天吃山楂片50克；3~6岁幼儿每天吃100克。均分3次饭后吃。连吃7~10天。

【功效】消积化滞。主治小儿因乳食停滞厌食，面色萎黄，毛发不荣者。

【附注】山楂片健胃消食，善治肉食积滞，但不宜多食，多食反会呆胃，这是因为小儿脾胃比较虚弱，过食伤胃，降低消化功能。

方③山楂饼

【原料】山楂15克，鸡内金7.5克，山药粉、麦粉各75克。

【制用法】将山楂、鸡内金饼研为细末，与麦粉等加清水适量作为麦团，捏成饼，放油锅中煎至两面金黄时即成，每日1~2

剂，或将山楂、鸡内金水煎取汁与药粉、麦粉和匀如法作饼服食。

【功效】健脾消食。适用于小儿厌食症。

方④麦芽糕

【原料】麦芽120克，橘皮、炒白术各30克，神曲60克，米粉150克，白糖适量。

【制用法】①先把麦芽120克淘洗后晒干。②新鲜橘皮，晒干后取30克。③然后将麦芽、橘皮、炒白术、神曲一并放入碾槽内研为细粉状。④把米粉、白糖同药粉和匀，加入清水调和，如常法做成小糕饼约10~15块。每日随意食麦芽糕2~3块，连服5~7天。

【功效】消食，和中，健脾，开胃。适用于小儿不思饮食或消化不良、脘腹胀满。

方⑤炖苹果泥

【原料】用苹果1个。

【制用法】将苹果洗净削去皮，切成薄片，放碗内加盖，置锅中隔火炖熟，用汤匙捣成泥

状，喂幼儿服食。

【功效】适用于小儿厌食症。

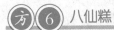

方 6 八仙糕

【原料】芡实、山药、茯苓、白术、莲子、薏苡仁、白扁豆各150克，党参50克，糯米粉1000克，麻油100克，白糖250克。

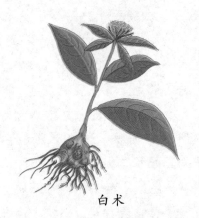

白术

【制用法】①选上乘芡实、山药、茯苓、白术、莲子、薏苡仁、白扁豆、党参，如数称足，晒干后共研为细粉，过筛。②把上粉同糯米粉、白糖及麻油一并拌和均匀，然后加水适量，如常法揉成面团，压入木模，做成小饼块。③把小饼块放入蒸笼内，蒸熟后晒干，备用。每日早晚空腹食用，每次1~3块或用开水调服或嚼服，连服半月。

【功效】健脾益胃。适用于小儿脾胃虚弱所致的厌食、泄泻、消化不良、腹胀便溏、面色萎黄、形体瘦弱等。

方 7 西瓜番茄汁

【原料】西瓜、番茄各适量。

【制用法】将西瓜瓤去籽，用洁净纱布挤压取汁；番茄用沸水冲烫去皮，也用洁净沙布挤压取汁，二汁混和，代饮料饮服，用量不限。

【功效】适用于内生滞热所引起的小儿厌食。

方 8 鸡内金粥

【原料】鸡内金6克，干橘皮10克，砂仁1.5克，粳米30克，白糖少许。

【制用法】先将鸡内金、干橘皮、砂仁共研成细末，待用。将粳米淘净，放入锅内，入上三味药末，加水搅匀，置武火上煮沸，再用文火熬熟，然后入白糖即成。每日2~3次，空腹食用。

【功效】消积健脾。适用于小儿饮食不节致脾胃受损、不思饮食、肚腹胀大、面黄肌瘦、大便黏滞等。

小儿腹泻 调理药膳

小儿腹泻是由不同原因引起的以腹泻和呕吐为主要表现的综合征。临床以大便次数增多，粪质稀薄或如水样，或夹有不消化食物为主证。小儿腹泻分感染性和非感染性腹泻，前者包括肠炎、痢疾和霍乱；后者也称消化不良或单纯性腹泻。

腹泻是3岁以内小儿的常见临床症状，多发于夏秋季。临床上一般按病情的轻重分为轻型、重型。轻型腹泻多数由饮食不当或肠道感染引起，病儿精神较好，临床症状较轻，无明显脱水及电解质紊乱症状；重型腹泻多为致病性大肠杆菌或病毒感染引起，病儿腹泻呕吐较严重，可出现明显脱水及电解质紊乱症状。

中医认为小儿脾胃薄弱，抵抗力低下，常因外感风、寒、暑、湿邪气，内伤饮食，或饮食不洁而致脾胃运化功能失调发生泄泻。

 鸡蛋黄油

【原料】鸡蛋黄3个。

【制用法】取鸡蛋黄放铁勺或铝勺中，加热熬出蛋黄油即可。每次服2~5毫升，每日早晚各1次，4~5天为1个疗程。

【功效】解热毒，补阴血。适用于婴幼儿腹泻、消化不良。

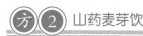 山药麦芽饮

【原料】山药、莲子各15克，麦芽、茯苓各5克，白砂糖15克。

【制用法】将上述各料一同研粉，然后用开水冲服即可。每日2次，每次1剂，10天为1个疗程。

【功效】健脾和胃，收涩止泻。适用于小儿秋季腹泻。

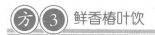 鲜香椿叶饮

【原料】香椿鲜叶90克。

【制用法】香椿鲜叶洗净，

入锅加水2碗煎煮至1碗。每天1剂，每次1小碗，上、下午各1次。

【功效】理气涩肠。主治湿热泄泻，突然腹痛，泻下稀水样或黏液便，口干烦躁，小便黄短者。

【附注】现代医学研究表明，香椿煎汁对金黄色葡萄球菌、痢疾杆菌、伤寒杆菌等都有明显的抑制作用和杀灭作用。

方 ④ 藕楂泥

【原料】山楂5枚，藕粉适量。

【制用法】山楂煮后去皮及核，用纱布过滤，加入藕粉中，拌匀，食用。

【功效】消食化积。主治小儿因贪吃油腻而引起的腹泻。

方 ⑤ 胡椒糖

【原料】白胡椒2克，葡萄糖粉18克。

【制用法】把白胡椒先放入捣筒内捣碎，继续捣成极细粉末，同葡萄糖一并拌和均匀即可。1岁以下小儿每次0.3~0.5克；3岁以下0.5~1.5克，一般不超过2克，每日3次，连服2~3天

为1疗程。

【功效】温中止泻。适用于小儿消化不良性腹泻。

【附注】患小儿肠炎、菌痢者，不宜选用。

方 ⑥ 红萝卜煎

【原料】红萝卜250克，茶叶15克。

【制用法】加少许红糖同煎服。

【功效】清热止泻。主治湿热泄泻，发热口干，泻下黏液样便，小便短赤者。

方 ⑦ 豆蔻饼

【原料】肉豆蔻30克，面粉100克，生姜120克，红糖100克。

【制用法】①先把肉豆蔻去壳，然后研为极细粉末。②取生姜适量(约120克)，洗净后刮去外皮，捣烂后加入冷开水约250毫升，然后绞取生姜汁。③把面粉同肉豆蔻粉以及红糖，一同用生姜水和匀后，如常法做成小饼约30小块，然后放入平底锅内，烙熟即可。每日2~3次，每次嚼食1~2小块，直至痊愈。

【功效】温中，健脾，消食，止泻。适用于小儿脾虚腹泻或受凉后所致的水泻。

【附注】对小儿热痢和湿热泻不宜选用。

 槟榔粥

【原料】槟榔3~5克，粳米50~100克。

【制用法】将槟榔切片，以砂锅煎汁，同粳米煮成粥，每日分1~2次服用，不宜久食。

【功效】适用于伤食型小儿腹泻。

 白扁豆粥

【原料】白扁豆60克，粳米100克。

【制用法】同煮粥分次服之。

【功效】适用于湿热型小儿腹泻。

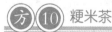 粳米茶

【原料】粳米30克，白糖20克，食盐0.5克。

【制用法】先将粳米炒黄，加水300毫升，煮取200毫升(煮沸后，滤去米粒不用，只用米汤)；在米汤中加入白糖、食盐即成。每次口服100~150毫升，1日3~4次。

【功效】厚肠止泻。适用于婴幼儿各型腹泻。

方⑪ 田鸡粥

【原料】田鸡5~8只，花生油、食盐少许，大米50~100克。

【制用法】田鸡去皮及内脏，切块，用花生油、盐拌匀。大米煮粥，待米锅滚沸时放入田鸡，以小火煮至粥成。每日2次，早晚温服。

【功效】补虚，利水，解毒。适用于小儿疳积黄瘦、热疮及湿热所致的水肿泄泻等症。

方⑫ 明矾大蒜汁

【原料】大蒜2瓣，明矾0.2克。

【制用法】将蒜瓣切成细丝，捣汁去渣；将明矾研成细末，拌入大蒜汁中即可。1次吞服，每日1次，可连服3~5日。

【功效】解毒涩肠止泻。适用于婴儿腹泻。

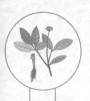
百日咳调理药膳

百日咳是一种由百日咳杆菌引起的小儿急性呼吸道传染病，主要由飞沫传染。百日咳流行较广，一年四季都可发生，但以冬末春初多见。任何年龄的儿童都可罹患本病，尤以1~6岁为多。

百日咳的临床症状以咳嗽逐渐加重，继而有阵发性痉挛性咳嗽，咳毕有特殊的鸡啼样吸气性回声为主要特征，病程可拖延3个月左右，故此称"百日咳"。

中医学认为，百日咳的成因为痰热素盛，复感风寒，痰热与客邪互结，阻于肺络，肺失清肃，故作顿咳，又因痰热阻于胸膈，升降失调，故咳甚呕逆。临床一般分为初咳期、痉咳期、恢复期进行辨证论治。

初咳期一般均有咳嗽、喷嚏、流涕，或有发热等感冒伤风症状。2~3天后咳嗽日渐增剧，痰稀白量不多，或痰稠不易咯出，咳声不畅，入夜为重，舌苔薄白或薄黄。邪气在表，肺失宣降，宜食疏风宣肺、止咳化痰之膳食。

痉咳期以阵发性痉咳为主要症状，咳时面赤发憋，弯腰曲背，涕泪俱出，阵咳以后吸气时候有哮鸣，咳甚呕吐黏痰，或有食物，眼睑可以浮肿，甚至眼结膜出血、衄血，舌质淡红，苔淡黄腻，脉滑。此期多为邪郁化热，热灼肺津，痰热互结，阻塞气道所致。故宜食清热肃肺、止咳化痰之膳食。

恢复期咳嗽逐渐减轻或见干咳少痰，多汗，舌质红，苔光剥或少苔，脉细数，或见咳声无力，精神萎顿，食欲不振，舌淡苔白，脉虚弱无力。应食以益气养阴、补肺健脾之膳食。

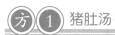 猪肚汤

【原料】猪肚1个，姜3片，洋葱半个，雪里蕻50克。

【制用法】将以上4味加水同煮至猪肚烂熟加盐少许即可。每日1次，连汤食猪肚1/3份，连吃半月。

【功效】适用于小儿百日咳初咳期。

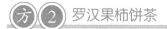 罗汉果柿饼茶

【原料】罗汉果1个，柿饼4个。

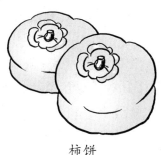

柿饼

【制用法】将罗汉果、柿饼洗净切碎，加水煎汤，代茶饮用，每日1剂，连服1周。

【功效】清热润肺，化痰止咳。适应于百日咳痉咳期。

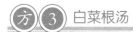 白菜根汤

【原料】大白菜根3个，冰糖50克。

【制用法】大白菜根洗净加冰糖，水煎后饮服。每日3次，连服4~6日。

【功效】适用于百日咳初咳期。

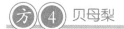 贝母梨

【原料】川贝母3克，梨1个。

【制用法】将梨洗净，去皮、核，纳入川贝母，上笼蒸熟，去川贝，吃梨。每日1剂。

【功效】清热润肺，化痰散结。适应于百日咳痉咳期。

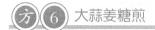 姜柿饼

【原料】生姜6克，柿饼1个。

【制用法】生姜切碎末，夹柿饼中，放火边烤熟食用。每日1剂。

【功效】清热化痰，宣肺散寒。适用于百日咳初咳期。

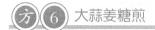 大蒜姜糖煎

【原料】大蒜45克，生姜9克，红糖18克。

【制用法】水煎，每日1剂，分3次服。

【功效】解表散邪、止咳杀虫，适用于百日咳初期有风寒表证者。

方 ⑦ 银花川贝梨

【原料】金银花6克，川贝母末3克，梨1个，冰糖15克。

【制用法】梨去皮挖心，装入金银花、川贝母、冰糖，上屉蒸熟食用。日1次，连服3~5日。

【功效】清热疏表、止咳化痰。适用于百日咳初咳期。

方 ⑧ 饴糖萝卜汁

【原料】白萝卜汁30毫升，饴糖20毫升。

【制用法】萝卜汁与饴糖调和，加沸水少许，搅匀顿服或分次服。

【功效】止咳散邪、消痰利气。适用于百日咳初咳期。

方 ⑨ 百部鸭梨汁

【原料】百部10克，百合15克，鸭梨2个。

【制用法】百部另煎取汁；

鸭梨切片，与百合同煮至软烂，调入百部汁即可。分次饮用，日2次。

【功效】本方中百部温润肺气，止咳杀虫，为治疗百日咳必用药品；百合润肺止咳；鸭梨清肺止咳。合而用之，共奏清热润肺、止咳化痰之效。适用于百日咳痉咳期。

方 ⑩ 大枣萝卜茶

【原料】大枣15枚，胡萝卜150克，白糖适量。

【制用法】将大枣洗净，胡萝卜洗净切块，共置锅内，水煎取汁，调入白糖，代茶饮用。每日1剂，连服10~15日。

【功效】健脾益气，养阴润肺。适用于百日咳痉咳期及恢复期。

方 ⑪ 银耳粥

【原料】银耳30克，粳米50克，冰糖20克。

【制用法】3味同煮成粥。日2次，热服。

【功效】补脾滋肺，适用于脾肺气阴两虚之证。用于百日咳恢复期。

小儿感冒 调理药膳

感冒又名伤风，是小儿常见的外感病之一。临床以发热恶寒、咳嗽、喷嚏流涕、头痛身痛为主要症状。四季均可发生，冬春发病率较高。若同一地区同时广泛流行，全身症状较重者称流行感冒。

本病多因小儿肌肤疏薄，表卫不固，风寒、风热或暑邪侵袭肺卫，卫表失司所致。根据病邪不同，一般分为风寒、风热、暑湿感冒三个证型：①风寒感冒（多见于感冒初起），证见发热、怕冷、头痛、骨节疼痛、鼻塞流清涕，舌苔薄白，脉浮紧。治宜疏风散寒。②风热感冒，证见发热，头痛，咳嗽，咽痛，眼睛红赤，鼻流黄涕，舌尖红、苔薄白，脉浮滑数。治宜疏风清热。③暑湿感冒（暑天感冒），证见高热无汗，头痛，身重困倦，胸闷，恶心，食欲不振，或呕吐、腹泻，或鼻塞、流涕、咳嗽，舌质红，舌苔薄白或腻，脉数。治宜清暑解表。小儿感冒发烧时要多喂开水，食物宜清淡稀软，并忌油腻食物。

方 1 姜葱红糖饮

【原料】生姜10克，葱白5根，红糖适量。

【制用法】3味水煎沸约5分钟，取液趁热频饮，服后卧床盖被取微汗出。

【功效】辛散风寒，发汗解表。

【附注】生姜辛温发表散寒，兼能止呕，辅以通阳、解表的葱白增强其发表散寒之力，再入甘温的红糖，既可调味，又可防姜、葱发散太过。对小儿风寒感冒初起兼恶心欲吐者用之为宜。

方 2 姜糖饮

【原料】生姜10克，红糖15克。

【制用法】生姜洗净，切丝，

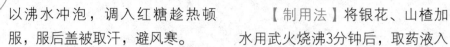
以沸水冲泡，调入红糖趁热顿服，服后盖被取汗，避风寒。

【功效】发汗解表，温中和胃。用于感冒风寒初起，发热、怕冷、头痛、周身酸痛者。

方 3 葱豉汤

【原料】葱白3根，豆豉15克。

【制用法】清水一碗，入豆豉煮沸约3分钟后，再入葱白出锅。趁热服。服后盖被取微汗。

【功效】通阳解表散寒。用于治疗外感风寒轻证。

方 4 绿豆银花汤

【原料】绿豆30克，金银花15克。

【制用法】绿豆洗净，加水适量煮汤。银花加水250毫升，煎沸约10分钟，取液，倒入绿豆汤内，搅拌即可。

【功效】清热祛暑解毒。用于小儿暑天感冒伴疖肿、热痱者。

方 5 银花山楂饮

【原料】银花40克，山楂10克，蜂蜜适量。

【制用法】将银花、山楂加水用武火烧沸3分钟后，取药液入杯内，再加水煎沸，二次药液合并，入蜂蜜，搅拌均匀即成。随时饮用。

【功效】辛凉解表，润肺止咳。适用于小儿风热外感伴干咳不爽、纳食不振者。

方 6 凉拌三丝

【原料】白萝卜200克，白菜梗100克，胡萝卜100克，麻油、精盐、味精、白糖适量。

【制用法】均洗净切丝，入碗中，放盐腌片刻，沥水，再入白糖、味精、麻油拌匀即可。

【功效】宣散风热，健脾化滞。适用于小儿风热感冒挟痰，食欲不振者。

方 7 西瓜番茄汁

【原料】西瓜1500克，番茄250克。

【制用法】西瓜取瓤绞汁；番茄用沸水冲烫，剥皮去子取汁，两液合并。随意饮用。

【功效】清热祛暑，生津止渴。适用于暑天感冒，气阴已伤而发热、心烦、口渴、食欲不振等。

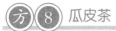 **瓜皮茶**

【原料】西瓜皮1000克，绿茶10克，薄荷15克。

【制用法】西瓜皮切碎加水适量，煮沸20分钟后入茶叶、薄荷，再煮3分钟，滤出液汁当茶饮。

【功效】祛暑解表。适用于小儿暑湿感冒发热，身重困倦，食欲减退，小便黄赤等。

方⑨ **贯众茶**

【原料】贯众6克，青茶3克。

【制用法】上2味制成粗末，用沸水冲泡；亦可煎汤饮，每日1剂，频频饮服，连服5日。

【功效】清热解毒，生津止渴。适用于小儿普通感冒，流行性感冒，发热、咳嗽、口干、咽痛者。

方⑩ **橄榄萝卜茶**

【原料】鲜橄榄30克，生萝卜250克。

【制用法】将上2味洗净切碎，水煎取汁，代茶饮用。每日1剂，连服5~7日。

【功效】清热解毒。适用于小儿流行性感冒，突发高热，头痛，全身酸痛，乏力，以及呼吸道炎症者。

方⑪ **绿豆流感茶**

【原料】生绿豆50粒（捣碎），青茶叶3克，冰糖15克。

【制用法】先将绿豆洗净，捣碎，带皮与青茶叶、冰糖调合，用沸水冲泡加盖闷20分钟即可。每日1剂，不拘时，徐徐饮服。

【功效】清热解毒，生津止渴。用于小儿流行性感冒。对咽喉肿痛、热咳口干者效果更好。

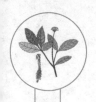

小儿肺炎 调理药膳

小儿肺炎是儿科常见疾病之一。临床以发热、咳嗽、喉中痰鸣、喘急鼻煽为主要特征。本病婴幼儿发病率较高，一年四季皆可发病。

本病中医称为"咳喘"。多因内有痰热，外受风热或风寒，使肺气失于宣降而发病。临床分为风寒闭肺、风热闭肺、痰热闭肺、阴虚肺热和脾肺气虚五个证型：①风寒闭肺型，证见发热无汗，恶寒肢冷，咳喘痰稀，鼻塞流涕，舌苔薄白，脉浮或紧。治宜辛温解表，宣肺止咳。②风热闭肺型，证见发热有汗，或微恶寒，咳嗽气促，喘憋痰鸣，甚者高热口渴，烦躁鼻煽，精神萎靡，口唇青紫，尿黄便干。舌苔黄厚，脉浮数。治宜辛凉解表，宣肺平喘。③痰热闭肺型，证见咳嗽痰多，痰黄粘稠，胸憋鼻煽，口唇青紫，心烦不安，面赤口渴，喉间痰鸣，舌苔黄，脉滑数。治宜清热宣肺，化痰平喘。④阴虚肺热型，证见低热盗汗，咳嗽少痰，略喘，面唇舌红，口燥咽干。舌苔少，脉细数。治宜养阴清肺，止咳平喘。⑤脾肺气虚型，证见面色白，咳喘痰稀，气短乏力，自汗，四肢欠温，食少便溏，舌质淡、苔白，脉沉细无力。治宜扶正益肺，止咳化痰。

本病食疗法以宣肺平喘、清热化痰为主旨。

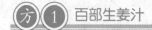

方 1 百部生姜汁

【原料】百部10克，生姜6克，蜂蜜少许。

【制用法】百部、生姜同煎煮取汁，调入蜂蜜分温服。

【功效】宣肺散寒，止咳化痰。

【附注】百部有良好的止咳作用，不论寒热新久之咳皆可入用；生姜散寒解表，温肺止咳；少量蜂蜜既可调味，又可止咳化痰，再得生姜之辛散而无碍痰之弊。三药同用，以风寒闭肺，咳嗽气喘之症为宜。

纳不佳之患儿。

【原料】刀豆子、红糖、生姜等量。

【制用法】刀豆子炒干，研粉，加红糖生姜汤送服，1日3次，每次6克。

【功效】宣肺平喘。适用于风寒闭肺，发热无汗，鼻塞流涕，喘重咳轻者。

方③杏仁桑皮粥

【原料】杏仁6克(去皮尖)，桑白皮15克，生姜6克，大枣5枚(去核)，粳米150克，牛奶30毫升。

【制用法】杏仁研泥，调入牛奶取汁；桑白皮、生姜、大枣水煎取汁，以药汁入粳米煮粥，将熟时入杏仁汁再稍煮即成。一日分数次热服。

【功效】宣肺止咳平喘。

【附注】杏仁、桑白皮宣肺止咳，降气平喘；生姜发散风寒；粳米、大枣及牛奶补益肺胃。全方扶正达邪，适用于风寒咳嗽，喘急痰多，体质虚弱，食

方④生姜五汁饮

【原料】生姜汁25毫升，梨汁、萝卜汁、鲜芦根汁、鲜百部汁各50毫升(无鲜品者可用干品浓煎取汁)，蜂蜜50克。

【制用法】各汁混匀，调入蜂蜜，煮沸后纳容器中待用。每服1匙，日3次，开水调服。

【功效】清肺止咳，疏表散邪。适用于表热未解，而肺热较重之患儿。

【附注】生姜、萝卜辛凉宣散；梨汁、芦根汁清泄肺热；百部、蜂蜜止咳化痰。全方共奏清热宣肺、生津止咳之功。

方⑤桑菊杏仁茶

【原料】桑叶9克，菊花9克，杏仁泥6克，蜂蜜15克。

【制用法】将桑叶、菊花、杏仁泥共煎煮取汁，调入蜂蜜即成。日1剂，代水饮用。

【功效】辛凉清热，宣肺止咳。

【附注】桑叶、菊花清轻散邪，为辛凉解表之要药；杏仁宣

第三章　常见病调理药膳

265

肺降逆；蜂蜜调味止咳。

方 6 桑皮粥

【原料】桑白皮15~30克，地骨皮15~30克，炙甘草3克，粳米60克。

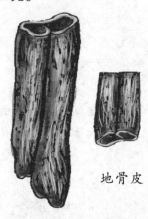

地骨皮

【制用法】①先将桑白皮、地骨皮稍加浸洗后，随即取出。②再把粳米淘洗干净。③把桑白皮、地骨皮、炙甘草同粳米一并放入砂锅内，加水适量(约1000毫升)，加热煮粥。④待煮沸后，再煮5~10分钟，撇取米粥汤。分作2次，温热饮用，连用5~7天，直至痊愈。

【功效】清肺热，止喘咳。适用于小儿肺炎、咳嗽气喘或风热咳嗽、咳吐黄脓痰等。

【附注】本方清热止咳，对肺热咳喘者有效。凡外感风寒引起的咳嗽、吐白色泡沫痰者不宜选用。

方 7 竹沥粥

【原料】鲜竹沥100克，粳米50克。

【制用法】竹沥、粳米加水同煮，粥成热饮。

【功效】竹沥甘寒，清热化痰，镇惊除烦。适用于肺热痰壅、高热烦渴、惊风痰迷患儿。

方 8 银耳雪梨膏

【原料】银耳10克，雪梨1枚，冰糖15克。

【制用法】梨去核切片，加水适量，与银耳同煮至汤稠，再掺入冰糖溶化即成。日2次，热饮服。

【功效】养阴清热，润肺止咳。适用于阴虚肺燥、干咳痰稠及肺虚久咳之症。

【附注】银耳滋阴润肺，养胃生津，为补益肺胃之上品；雪梨清肺止咳；冰糖滋阴润肺。因此用于阴虚肺燥之证者颇佳。

中医经典 药膳大全

流行性腮腺炎 调理药膳

流行性腮腺炎俗称"痄腮"，是由风热时毒引起的急性传染病，以发热、耳下腮部漫肿疼痛为其临床主要特征。本病全年都可发生，冬春两季流行为多，15岁以前都有患病可能，10岁前发病率较高，一次患病可产生持久的免疫力。

流行性腮腺炎多由患儿体内积热蕴结，复又感受风温时毒，自口鼻侵入而发病。疫毒之邪，壅结少阳、阳明，闭阻脉络而致气滞血瘀。肝胆相表里，肝脉绕阴器，温毒炽盛，由胆及肝，所以年长儿童可并发睾丸肿痛等症。故本病多见温毒在表、热毒蕴结、邪毒内陷心肝、邪毒引睾窜腹等证型。

 方 1 黄花菜汤

【原料】鲜黄花菜50克(干品20克)，食盐适量。

【制用法】将黄花菜洗净加水适量煎煮为汤，以食盐调味。吃菜，喝汤，每日1次。

【功效】清热，消肿，利尿，养血平肝。适用于流行性腮腺炎。

 方 2 蛇蜕炒鸡蛋

【原料】蛇蜕6~10克(10岁以下儿童用6克，10岁以上用10克)，鸡蛋2个，细盐少许。

【制用法】先把蛇蜕洗净后细细切碎，再将鸡蛋2个打入碗内，加入蛇蜕碎末及细盐，一并反复搅拌；然后在锅内加入素油，油热后加入蛇蜕末和细盐和鸡蛋如常法炒熟即可。每日1次，1顿食下，连用1~2天。

【功效】祛风，消肿。适用于小儿流行性腮腺炎。

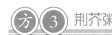 方 3 荆芥粥

【原料】荆芥穗10克，薄荷10克，粳米50克。

【制用法】先以水煮荆芥穗、薄荷，沸后改用文火3分钟，去滓取汁，用汁煮米做粥食之。每日1～2次。

【功效】清热解表。荆芥穗、薄荷是治疗外感风寒的药物，具有发散、祛风、通血脉的作用，服后微汗出，对腮腺炎初期轻微发热恶寒、腮部漫肿有治疗作用。

方 ④ 凉拌龙须菜

【原料】龙须菜150克，酱油、精盐、味精、麻油、蒜泥适量。

【制用法】龙须菜水浸洗净后，加以上调料拌匀(不宜用醋)佐食。

【功效】龙须菜性味甘寒，有散结清热之功效，生或熟食皆可，为治疗痄腮的美味菜肴。

方 ⑤ 绿豆白菜汤

【原料】绿豆100克，白菜心2~3个。

【制用法】先把绿豆淘洗干净，放入小锅内，加水适量，浸泡1小时后置火上，待煮至将熟时，加入白菜心，再煮20分钟即可。

【功效】清热解毒。适用于小儿腮腺炎。

方 ⑥ 蒜泥马齿苋

【原料】鲜马齿苋60克，大蒜泥10克。

【制用法】将鲜马齿苋加水煮熟捞出切段，放入蒜泥和酱油调味，拌匀即可。作凉菜随意食用，连用1周。

【功效】适用于热毒蕴结型流行性腮腺炎。

方 ⑦ 苦瓜汤

【原料】鲜苦瓜100克（去瓜瓤，切片），紫菜、盐、味精、麻油适量。

【制用法】勺内放入鸡汤，苦瓜片烧开，撇去浮沫，待瓜片软烂，放入紫菜、盐、味精，滴点麻油即可。

【功效】清热泻火，消肿散结。

【附注】苦瓜性味苦寒，清热解毒，对热性病身热烦渴者可除邪热，对痈肿恶疮有止痛作用。紫菜可化痰软坚，清热利尿，味极鲜美，可矫苦瓜之苦味，并能促进食欲。

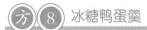

方 8 冰糖鸭蛋羹

【原料】冰糖30克，鸭蛋2个。

【制用法】先将冰糖放入热水中搅拌溶化，待水凉后打入鸭蛋搅匀，上笼蒸熟。每日2剂，连服7日。

【功效】适用于热毒蕴结型腮腺炎。

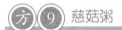

方 9 慈菇粥

【原料】山慈菇10克，粳米50克。

【制用法】山慈菇洗净去皮，冷水浸泡10分钟后加热，水沸后改用文火煮10分钟，再与粳米同煮作粥。每日1次。

【功效】山慈菇性味甘微辛寒，善于解毒散结，行血祛瘀。此粥适用于腮腺炎温毒之期。

方 10 炒苋菜

【原料】紫色苋菜250克，植物油、精盐、蒜片适量。

【制用法】将苋菜洗净，切段备用。将植物油倒入炒勺中，烧至八九成热时下蒜片，待炸出蒜香味后，把苋菜倒入热油锅内，不停翻炒，起锅时加入精盐和蒜末即可食之。

【功效】清热凉血。紫苋菜性味甘凉，解热毒而散瘀。

方 11 蚝豉豆腐汤

【原料】蚝豉100克，豆腐3小块，咸橄榄3个，鲜姜3克。

【制用法】将上药加水共煮汤。随意食豆腐，饮汤。

【功效】清热解表，散血化瘀。适用于流行性腮腺炎、两腮红肿热痛。

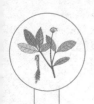

小儿麻疹 调理药膳

　　麻疹是小儿常见的急性发疹性呼吸道传染病，主要由麻疹病毒感染所致。多发于冬春二季，传染力极强，以体质娇嫩的婴幼儿为多见。发病初期，可有发热、流涕、咳嗽、喷嚏等症状，同时伴有两眼发红、畏光、眼泪汪汪等。2~3天后，口腔内两颊出现小白点，周围有红晕，3~5天后皮疹开始从耳后出现，并逐渐由脖子蔓延至颜面、胸背、四肢、手足心，至此，麻疹即已出透。若病情进展顺利，其后即进入恢复期，病程10天左右。但若疹出又突然隐没，或出疹顺序杂乱，或疹出不透，常伴有面色白、咳嗽气急、高热肢冷、口唇紫绀等症状，即提示有并发症，常可并发肺炎、喉炎、脑炎等。本病治愈后可获终身免疫力。

　　中医学认为，本病早期初感时行疫邪，疹毒尚未透发，邪在肺卫，症状以表证为主，可见发热恶寒，咳嗽流涕等证；待到出疹期，疹毒外发，疹出高热，烦燥不宁；到恢复期，疹毒渐尽，疹回热退，但可出现唇干舌燥、脉细等伤阴症状。由于麻疹的病因病理是由外邪引动疹毒外发，因此疹子出得越透，疹毒也就透得越净，是好的现象。

　　前驱期（感受疫邪，邪伤肺卫）　发热，微恶风寒，鼻塞流涕，眼睑红赤，泪水汪汪，倦怠思睡。发热2~3天后口腔膜红赤，近臼齿处可见麻疹黏膜斑，小便短黄，或大便溏薄，舌苔薄白或微黄，脉浮数。治宜辛凉透表，清宣肺卫。

　　出疹期（外邪夹疹，热毒炽盛）　高热不退，起伏如潮，疹随热出，口渴烦燥，咳嗽加剧，神疲懒动，疹出红赤，遍及全身，直至出齐，舌红或绛，苔黄，脉滑数。治宜清热解毒，佐以宣透。

　　恢复期（余毒未尽，气阴两伤）　发热渐退，声音嘶哑，疹点渐次回收，皮肤呈糠麸样脱屑，并有色素沉着，精神较差，唇舌干涩，心烦不眠，舌红少津，少苔或无苔，脉细数。治宜养阴益气，清解余毒。

方 1 白萝卜汤

【原料】白萝卜适量，白糖30克。

【制用法】将萝卜加200毫升水煎汁，加白糖调服，每日2~3次，连服3~5日。

【功效】适用于小儿麻疹初热期。

方 2 银花粥

【原料】银花、芦根、鱼腥草、绿豆各30克，粳米20克。

【制用法】先煎上3味药，取汁去渣，将粳米、绿豆煮粥，待粥将熟时，入药汁共煮至熟。分2~3次服完。

【功效】清热解毒，佐以透疹。适用于麻疹出疹前期，症见发热、咳嗽、流涕、目赤怕光、眼胞浮肿、神疲纳呆、苔薄白或微黄、脉浮数。

方 3 鲜笋鲫鱼汤

【原料】鲜笋1根，鲫鱼1

条，生姜、葱各适量。

【制用法】将鲜笋剥去外皮，切去老根，洗净，切成片；鲫鱼杀死后刮鳞，去腮及内脏洗净。将生姜洗净，切成片；将笋片、鲫鱼、生姜、葱同放入锅内，加入适量清水，用大火烧沸后，改小火煮，放入盐，至汤浓、鱼熟即可。

【功效】透发疹毒。适用于小儿麻疹初起。

方 4 芦笋粥

【原料】芦笋(芦苇的嫩苗)30克，粳米50克。

【制用法】先煎芦笋，去渣，后入粳米煮为稀粥。空腹服用，每日2次。

【功效】辛凉解表。适用于小儿疹出不畅，症见发热、烦躁、喘咳、呕吐等。

方 5 樱桃葱白汤

【原料】樱桃核30个，葱白连根1根，白糖适量。

【制用法】将樱桃核捣烂，与洗净的葱白同加水煎，加白糖调味。每日2次，连服3～4日。

【功效】适用于小儿麻疹初热期。

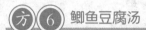 方 6 鲫鱼豆腐汤

【原料】鲜鲫鱼2条，豆腐250克，精盐、料酒各适量，葱、姜各少许。

【制用法】活鲫鱼洗净，刮鳞去鳃及内脏，豆腐切片，均入锅内，加清水烧开后，下葱、姜、料酒，再用文火煮七八分钟，使汤成乳白色下盐、味精即可。

【功效】补脾生津。

【附注】鲫鱼甘平，肉质细嫩，味道鲜美，能补益脾胃，与清热生津、营养丰富的豆腐合用，共奏补脾、清热生津之功。适用于收疹期体质虚弱患儿。

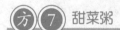 方 7 甜菜粥

【原料】新鲜甜菜200克，粳米100克。

【制用法】甜菜洗净切碎或捣汁，与粳米同入砂锅，加水800～1000毫升煮粥。早晚温服。

【功效】方中甜菜甘苦凉，清热解毒透疹，与健脾补中的粳米同用，能鼓舞胃气，托毒外透，共奏清热透疹、健脾益胃之功。

方 8 香菇汤

【原料】鲜香菇18克(或干品9克)。

【制用法】水煎去渣，取汤服，日3次。

【功效】益气透疹。香菇甘凉，气香味美，营养丰富，能补气强身，托疹外出。适用于出疹期体虚患儿疹透不畅者。

方 9 甘蔗荸荠茶

【原料】红皮甘蔗一段，生荸荠7枚。

【制用法】将甘蔗去皮、节，洗净捣烂取汁；荸荠洗净去皮，捣烂取汁。将甘蔗汁、荸荠汁混匀，代茶饮用。每日1剂。

【功效】清热润燥，生津止渴。适用于麻疹恢复期。

小儿呕吐 调理药膳

呕吐是指从口吐出胃中容物的一个症状，许多小儿疾病都可以引起，但以消化系统疾病最多见。消化系统疾病引起的呕吐，在婴幼儿时期发病率较高。胃为水谷之海，司受纳，腐熟水谷，以下降为顺，小儿脾胃薄弱，如因饮食不节，或寒热失宜，或久病胃阴虚，伤及胃气，胃失其和降，气逆于上则发为呕吐。故临床常见伤食呕吐、热吐、寒吐、胃阴虚呕吐等证型，治疗时需分清虚实寒热。伤食吐、热吐属实属热；寒吐、胃阴虚吐属虚属寒，但总以和胃降逆为治则，针对不同病因，佐以消导、清热、温中、滋阴等法则。

方 1 紫苏粥

【原料】鲜苏叶5克，粳米30克。

【制用法】先以粳米煮粥，将熟时加入苏叶，稍煮即可食用。

【功效】发汗解表，温中和胃。适用于感受风寒恶心呕吐，腹胀，胃痛，发热恶寒，无汗者。

方 2 干姜粥

【原料】干姜3克，高良姜3克，大米60克。

【制用法】先煎干姜、高良姜取汁，去渣，再入大米，同煮粥，早晚各服1次。

【功效】温中和胃，祛寒止痛。适用于脾胃虚寒，脘腹冷痛，呕吐，呃逆，泛吐清水，肠鸣腹泻患儿。

方 3 曲芽煎

【原料】焦神曲15克，炒谷芽15克。

【制用法】煎水，少量多次服。

【功效】消积开胃。适用于伤谷食吐，因多食米饭类后呕吐或腹胀者。

 槟榔生姜饮

【原料】槟榔10克，莱菔子10克，生姜3片，白糖少量。

【制用法】莱菔子炒黄与槟榔一起打碎，放入砂锅，加水煎汤，煮沸后加入生姜片略煮片刻，取汁，频频温饮。

【功效】消食导滞，和胃降逆。

【附注】槟榔味苦辛，苦泄辛散，故有行气消积、通腑降逆之功效，配以莱菔子消食下气，宽中和胃，对宿食停滞，呕吐食少，脘腹胀痛，大便难下者有效。

方 5 蜜饯萝卜

【原料】鲜白萝卜500克，蜂蜜150克。

【制用法】将鲜白萝卜切丁，放入沸水立即捞出，挤干水，晾晒半日，放入锅内加入蜂蜜调匀，小火煮沸，待冷备用，当点心分次食。或切碎略捣，绞取汁液，煮沸后加蜂蜜适量，频频温服。

【功效】消食下气，和中止呕。

【附注】萝卜味甘性平，能益脾和胃，消食下气，还能清热生津，加蜂蜜补中缓急。用于伤食停滞，食积化热，饮食不消，呕吐，脘腹胀满者。

方 6 姜藕饮

【原料】藕90克，生姜10克。

【制用法】将藕与生姜分别捣烂，绞取汁液，混匀后徐徐饮用。

【功效】清热生津，和胃止呕。主治胃热呕吐。

【附注】藕味甘性凉，甘能益胃生津，凉能解热除烦，配以生姜和胃止呕，用于胃热而胃气不和，恶心呕吐，烦渴喜饮等症。

方 7 二豆粥

【原料】白扁豆50克，绿豆50克，粳米100克，白糖少许。

【制用法】前三物同煮成粥，加糖食之。

【功效】清暑和中。

【附注】扁豆清暑化湿，健脾和中，与绿豆同用既能清暑除烦生津解渴，煮粥食用，以增强滋润之性。宜暑湿脾胃失和吐泻烦渴者食之，清香适口。

方 ⑧ 姜韭牛奶汁

【原料】鲜韭菜100克，生姜30克，鲜牛奶250克。

【制用法】将鲜韭菜、生姜捣碎，绞取汁液，兑入牛奶中，加热煮沸，频频温服。

【功效】温中下气，和胃止呕。

【附注】牛奶滋养补虚，益胃润燥。与韭菜、生姜相配伍，共奏温养胃气，降逆止呕之功效。用于脾胃虚寒，恶心呕吐，不思纳食，噎膈反胃者。

方 ⑨ 山楂煎

【原料】山楂15克。

【制用法】山楂煎水，少量多次服。

【功效】消积化滞。适用于肉食油腻所伤及奶伤，食后即吐者。

方 ⑩ 甘蔗生姜汁

【原料】甘蔗250克～500克，生姜25～30克。

【制用法】将甘蔗、生姜分别捣碎，绞取汁液和匀煮沸，频频温饮。

【功效】清热生津，和胃止呕。

【附注】甘蔗味甘性寒，善清热生津润燥，养胃和中，配姜汁性温下气止呕。二药合用，一寒一温，性较平和。对余热未尽，胃阴不足引起的反胃呕吐、食少烦渴，有除烦止渴、和胃止呕之效。

小儿夏季热调理药膳

　　夏季热为婴幼儿时期特有的疾病，尤以6个月至2岁的幼儿多见，临床以长期发热不退、口渴、多饮、多尿、汗闭或少汗为主症，因其多发于夏季，故名为夏季热。

　　本病的发生，与气候相关。一般发病时间多集中在6~8月，而南方各省，因夏季炎热时间较长，故发病时间相应较长。秋凉之后，症状自然消退。一般病程1~2个月，少数可达3~4个月。

　　中医认为，幼儿脏腑娇嫩，阴阳稚弱，机体调节功能未发育完善，炎夏暑气相逼，故而发病。入夏之后，注意幼儿饮食营养，增强体质，保持病房空气流通而凉爽，适当服食一些健脾益气、养阴清热药物，可有效防治本病。

方 1 扁豆花粥

【原料】白扁豆花10~15克，粳米60克。

【制用法】先将粳米洗净，兑水煮成稀粥，待粥将熟时，放入扁豆花，改为小火，稍煮片刻即可。温热服食，每日1~2次。

【功效】清热化湿，健脾和胃。适用于夏季感受暑热、发热、心烦、胸闷、吐泻及赤白带下等症。

方 2 小儿暑热茶

【原料】香薷3克，六一散3克，青茶1~1.5克，扁豆衣5克，西瓜翠皮5克。

【制用法】前3味研成粗末，与后2味共用沸水冲泡10分钟；或上5味加水500毫升，煎沸5~10分钟即可。每日1剂，不拘时频频饮服。

【功效】清暑解热，生津益气。适用于小儿夏季热。

方 ③ 荷叶红枣汤

【原料】鲜荷叶20克(切碎)，红枣5枚。

【制用法】水煎，代茶频饮。

【功效】清热祛暑，益气养血，用于小儿夏季热，发热烦渴等症。

【附注】荷叶清暑祛湿；大枣益气养血。两物配伍对小儿夏季热，伴有精神萎靡，身体虚弱者相宜。

方 ④ 三叶茶

【原料】丝瓜叶、苦瓜叶各2片，鲜荷叶1张，均切碎。

【制用法】共煎汤，代茶频饮。

【功效】清热祛暑。

【附注】丝瓜叶清热祛暑；苦瓜叶清热解毒；荷叶清热祛暑。三药共奏祛暑退热之功，对小儿夏季热，发热口渴有一定疗效。

方 ⑤ 空心菜荸荠茶

【原料】空心菜、荸荠各500克。

【制用法】将空心菜洗净切碎，荸荠洗净，去皮切碎，共置锅内，水煎取汁，代茶饮用。每日1剂。

【功效】清热解暑，利尿生津。适用于小儿夏季热之口渴口干、尿黄短涩等。

方 ⑥ 芦根粥

【原料】鲜芦根50克，粳米50克。

【制用法】鲜芦根切段去节，水煎20分钟，去芦根，取汁煮粳米成粥，量患儿食量服食。

【功效】清热养胃，生津止渴。

【附注】芦根甘寒，清气分之热，生津止渴；粳米养胃生津。合用之，适用于小儿夏季热烦渴较甚者。

方 ⑦ 柚核瓜皮茶

【原料】柚子核20克，冬瓜皮50克。

【制用法】将柚子核捣碎，冬瓜皮洗净切碎，共置锅内，水煎取汁，代茶饮用。每日1剂，连服5~7日。

【功效】清热利尿，消食下气。适用于小儿夏季热之烦渴、小便不利、消化不良等。

方⑧ 豆腐黄瓜汤

【原料】豆腐150克（切片），黄瓜100克（切片）。

【制用法】水煎调味，代茶饮。豆腐、黄瓜亦可食用。

【功效】清热生津，益气和中。适用于小儿夏季热，发热口渴等症。

【附注】豆腐清热生津，益气和中；黄瓜清热止渴。两药性味均为甘凉，对暑热口渴有效。

方⑨ 莲子绿豆粥

【原料】莲子15克，绿豆30克，粳米60克，白糖适量。

【制用法】按常法煮粥食用。每日1剂，连服7日。

【功效】清热解暑，健脾固肾。适用于小儿夏季热之烦渴、腹泻等。

方⑩ 桑蜜茶

【原料】桑叶10克，蜂蜜适量。

【制用法】先用蜂蜜擦桑叶，然后阴干切细，沸水冲泡，代茶频饮。

【功效】散热润肺。

【附注】桑叶苦甘寒，疏风清热；蜂蜜甘平补中润肺，适用于小儿夏季热口渴较甚者。

方⑪ 莲子山药粥

【原料】莲子15克，山药30克，太子参10克，粳米50克，白糖适量。

【制用法】先将太子参水煎去渣，再放入洗净的莲子、山药、粳米煮为稀粥，加糖调食。每日1剂，2次分服，连服5~7日。

【功效】益气养阴，健脾补肺。适用于小儿夏季热之不思饮食等。

方⑫ 荷叶饮

【原料】取新鲜荷叶1张，蜜糖（或白糖）适量。

【制用法】将荷叶切小块，水煎取水，加蜂蜜或白糖，每天1剂。

【功效】有清暑醒脾作用。适用于小儿夏季热。

小儿遗尿症 调理药膳

遗尿俗称"尿床"，是小儿睡中小便自遗，醒后方知的一种疾病。发病多为体弱患儿。轻者数天1次，重者一夜2~3次或更多。一般年龄超过3岁，夜寐时仍有小便自遗者，称为遗尿症。3岁以下的婴幼儿由于生理发育不健全，排便自控能力尚未成熟；或学龄儿童因白天贪玩疲劳过度，睡前多饮等原因，偶尔发生尿床，均不属病态。遗尿症易使儿童遭受精神上的威胁而产生自卑感，进而影响儿童体格及智力发育。

中医认为遗尿的原因主要由于体质虚弱，肾和膀胱虚寒，不能制约小便所致；或因病后肺脾气虚引起。极少数是因从小没有养成良好的排尿习惯，任其自遗的结果。食疗应以补肾、健脾、益肺为主。临床分型：①肾气虚寒型，证见自幼睡中经常遗尿，甚至一夜数次，小便清长，神疲乏力，面色苍白，腰酸腿软，记忆力减退或智力较差，舌质淡、苔白，脉细弱或沉迟。治宜温补肾阳，固摄小便。②肺脾两虚型，睡中遗尿，尿频而量多，尿色清，伴自汗，面色苍白，少气神疲，纳呆便溏，舌质淡、苔白，脉细弱。治宜补气健脾，固摄小便。③肝经湿热型，睡中遗尿，尿量不多，气味腥臭，尿色黄，平素心情烦躁，或夜间梦语磨牙，唇舌红，舌苔黄，脉弦细。治宜清热疏肝，固摄小便。

方 1 白果羊肉粥

【原料】白果10克~15克，羊肾1个，羊肉、粳米各50克，葱白3克。

【制用法】将羊肾洗净，去臊腺脂膜，切成细丁；葱白洗净切成细节；羊肉洗净；白果、粳米淘净，再一同放入锅内，加水适量熬粥，待肉熟米烂成粥时即成。吃羊肾、羊肉、白果，喝粥，每日2次，温热食。

【功效】补肾止遗。适用于小儿遗尿。

方 2 山药蒸猪大肠头

【原料】猪大肠头500克，鲜山药250克，蟹粉70克，熟猪油50克，甜面酱25克，白糖10克，醋、料酒、葱、姜各适量。

【制用法】猪大肠用精盐、醋洗净黏液，将肠头翻过来，去净油筋、污秽，再翻回原状，下冷水锅煮沸捞起，切成5厘米长的段，再顺长一剖四开。将山药洗净，去皮，切片待用。将猪大肠头放入盛器内，加水、料酒、精盐、白酒、味精、甜面酱、酱油、姜、葱搅拌，再加蟹粉、熟猪油、香油拌匀，扣入碗内，加入山药，上笼蒸熟后取出即可。佐餐食。

【功效】健脾和胃，益肾止遗。适用于小儿遗尿症。

方 3 白果炖猪膀胱

【原料】新鲜猪膀胱1只，白果15克，或加薏苡仁、莲子适量，白胡椒15粒。

【制用法】猪膀胱切开洗净，装入白果，或加薏苡仁、莲子，撒入白胡椒。炖烂后分次食用。

【功效】固肾缩尿。适用于小儿体虚遗尿，小便无力，周身疲累，纳差者。

方 4 韭菜子面饼

【原料】韭菜子、面粉、糖各适量。

【制用法】韭菜子研成细粉，同面粉做成饼，加糖(或盐)调味蒸熟即成。一天分2次食用。

【功效】温补肝肾，助阳固精。适用于小儿遗尿。

方 5 山药猪肚黑枣汤

【原料】山药10~15克，糯稻根30克，猪肚1个，黑枣2~4枚。

【制用法】将糯稻根、猪肚分别洗净，切段，与山药、黑枣同入砂锅，加水适量，煮至猪肚熟烂。饮汤，吃猪肚。

【功效】健脾固肾。适用于小儿遗尿症。

方 6 韭菜子粥

【原料】韭菜子5克，粳米60克，盐适量。

【制用法】将韭菜子研细末。以米煮粥，待粥沸后，加入韭菜子末及食盐，同煮为稀粥。空腹食用，早晚各1次，连食1周。

【功效】补肾暖腰，固精缩尿。适用于小儿虚寒遗尿，伴见四肢不温。

方 7 荔枝枣泥羹

【原料】荔枝、红枣各20枚，白糖少许。

【制用法】将荔枝去皮、核，红枣去核捣成枣泥，加清水适量、白糖少许，入锅中煮熟即成。空腹食用。

【功效】补脾生血，止遗尿。适宜于消化不良、食少纳呆、贫血出血、夜间尿频等患者经常食用。

方 8 韭菜根汁

【原料】韭菜根25克。

【制用法】将韭菜根洗净后，放入干净纱布绞取汁液，煮开温服。1日2次，连服10天。

【功效】健脾提神，温中行气，壮阳。适用于小儿遗尿。

方 9 玉竹茶

【原料】玉竹50克。

【制用法】将上药洗净，水煎代茶饮用。

【功效】补阴益肾。适用于小儿遗尿。乃因体质虚弱、肾气不固、小便多、故夜晚遗尿。

方 10 桑螵蛸蒸猪瘦肉

【原料】桑螵蛸10克，猪瘦肉片150克，姜丝适量。

【制用法】将2味同放于大瓷碗中，加入姜丝、精盐和清水200毫升，盖好，上锅蒸至酥烂，下味精，淋麻油。分1～2次趁热食肉喝汤。

【功效】适用于小儿遗尿。

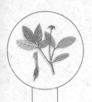

儿童多动症 调理药膳

　　儿童多动症是一种较常见的行为异常性疾病，又称轻微脑功能障碍综合征。以难以控制的动作过多，注意力不集中，情绪行为异常为特征，患病的男孩多于女孩。

　　多动症儿童活动的主要特点为缺乏自控能力，并不是"机器"运转的太快，而是"煞车"不灵。尽管它不会产生严重的后遗症，但因影响学习成绩而使家长们深感忧虑。

　　从中医辨证施治的观点来看，儿童多动症与"脏躁""躁动""失聪"等证有关。

方 1 甘麦大枣汤

　　【原料】小麦30克，甘草10克，红枣10枚。

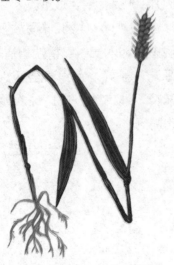

小麦

　　【制用法】水煎取汁，日2次，连服多日。

　　【功效】方中三味药食同用，共奏补脾益气养心安神之效。

方 2 参枣桂圆粥

　　【原料】党参15克，炒枣仁15克，桂圆10克，粳米150克，红糖适量。

　　【制用法】党参、枣仁纱布另包，与桂圆、粳米同煮成粥，加糖即成。

　　【功效】方中党参、粳米补中益气，健脾养胃；枣仁、桂圆滋阴益血，养心安神。四者合用，则有补心脾、养心神的作用。

方③ 朱砂茯神猪心汤

【原料】朱砂2.5克，茯神12.5克，猪心1个。

【制用法】猪心洗净，纳入朱砂、茯神，外用细棉扎紧，加清水适量煮至猪心熟后，去药渣饮汤，猪心切片调服。

【功效】养心宁神定志。适用于儿童多动症。

方④ 圆肉莲子汤

【原料】桂圆、莲子各20克，冰糖适量。

【制用法】将桂圆、莲子同放锅中，加清水适量炖煮成汤，纳入冰糖烊化，再煮一二沸即成。每日1剂，早晚分服。

【功效】养血健脾，宁心安神。适用于儿童多动症。

方⑤ 枸杞百合羹

【原料】枸杞子15克，百合15克，鸡子黄1枚，冰糖适量。

【制用法】枸杞子、百合同煮至软烂汁稠，加入搅碎的鸡子黄和冰糖，再煮沸片刻即成。日服2次，可连服多日。

【功效】枸杞子补益肝肾；百合、鸡子黄滋阴安神。三药配用，则具良好的补肝益肾、滋阴安神之效。

方⑥ 酸枣仁熟地粥

【原料】酸枣仁10克，熟地10克，粳米30克。

【制用法】枣仁、熟地煎煮取汁，再以药汁煮粥。日2次，可连服多日。

【功效】方中酸枣仁为滋阴安神、养肝宁心之良药，熟地为补益肾水、滋养肝血之要品，二者配之，则可增其补肝益肾、养阴宁神之功；粳米补脾益胃，可防熟地、枣仁碍胃之弊。

方⑦ 牛肝小米粥

【原料】牛肝100克，小米适量，姜末、葱末、糖、酒各适量。

【制用法】将牛肝切薄片，用盐、味精、酱油、糖、酒等调料渍透，入小米粥内烫熟，加姜、葱末少许。

【功效】适用于儿童多动症。

方 8 二子首乌粥

【原料】桑葚子、女贞子各13.5克，首乌20克，墨旱莲27.5克，粳米75克，白糖适量。

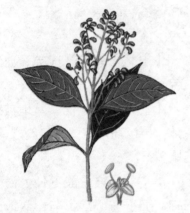

女贞子

【制用法】将诸药水煎取汁，加粳米煮粥，待熟时，白糖调服，每日1剂。

【功效】益心养血安神。适用于儿童多动症。

方 9 小麦糯米粥

【原料】小麦30克，糯米30克，酸枣仁15克。

【制用法】酸枣仁纱布另包，与小麦、糯米同煮成稀粥，热饮服。日1~2次。

【功效】本方中小麦益脾养心，安神除烦，配以酸枣仁的宁心安神及糯米的补中益气，则全方具良好的益脾养心、宁神除烦之效。

方 10 橘茹饮

【原料】橘皮10克，竹茹10克，麦冬10克，小麦30克。

【制用法】水煎服。日2~3次，连服数日。

【功效】本方中橘皮、竹茹清热化痰利湿；麦冬、小麦清心安神除烦。四味合用，共奏清化痰热、宁心安神之效。

小儿夜啼 调理药膳

小儿夜啼是指小儿白天如常，入夜则经常啼哭不眠。患此症后，持续时间少则数日，多则经月。本病多见于半岁以内的婴幼儿。啼哭是婴儿一种本能性反应，因为在婴儿时期尚没有语言表达能力，"哭"就是表达要求或痛苦的一种方式。如饥饿、口渴、尿布潮湿、臀部腋下皮肤糜烂、湿疹作痒等原因，均可引起患儿哭闹。这种哭闹是正常的本能性反映，则不属于本证范围。

中医认为小儿夜啼常因脾寒、心热、惊骇而发病。①脾胃虚寒，证见小儿面色青白，四肢欠温，喜伏卧，腹部发凉，弯腰蜷腿哭闹，不思饮食，大便溏薄，小便清长。舌淡苔白，脉细缓，指纹淡红。治宜温中健脾。②心热受惊，证见小儿面赤唇红，烦躁不安，口鼻出气热，夜寐不安，一惊一乍，身腹俱暖，大便秘结，小便短赤。舌尖红、苔黄，脉滑数。治宜清热安神。③惊骇恐惧，证见夜间啼哭，面红或泛青，心神不宁，惊惕不安，睡中易醒，梦中啼哭，声惨而紧，呈恐惧状，紧偎母怀，脉象唇舌多无异常变化。治宜镇惊安神。

 方 1 葱白红糖饮

【原料】连须葱白50克，红糖适量。

【制用法】将葱白洗净，切段，放入锅内，加水煮沸10分钟，去渣，调入红糖即成。每日1剂，连服7~10天。

【功效】葱白性温味辛，有解表散寒、通阳开窍、祛风活络等功效；红糖可补血、祛寒。适用于脾寒所致之夜啼。

方 2 砂仁茯苓粥

【原料】砂仁3粒，茯苓6克，粳米150克。

【制用法】砂仁、茯苓打碎研面，入粳米同煮成稀粥，可定时喂食。

【功效】砂仁温中和胃，茯苓健脾安神，配以粳米养胃，共具温中和胃、健脾安神之功。适用于脾胃虚寒证小儿夜啼。

方 3 三宝蛋黄粥

【原料】山药15克，生薏苡仁30克，芡实15克，熟鸡蛋黄1个，糯米30克。

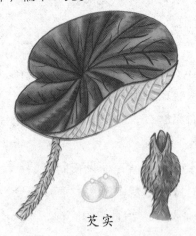

芡实

【制用法】先将山药、薏苡仁、芡实研末，与淘洗干净的糯米一同入锅，加水适量，用旺火烧开，再转用文火熬煮成稀粥，加入鸡蛋黄，混匀即成。日服1剂，温热食用。

【功效】健脾开胃，养心安神，敛汗止泻。适用于小儿出汗异常、夜啼、失眠多梦、自汗盗汗、胃腹痛疼、慢性泄泻等。

方 4 竹沥粥

【原料】淡竹沥水10克，粟米(即小米)25克。

【制用法】先煮米做粥，临熟时下淡竹沥汁搅匀，取米汤饮用。

【功效】竹沥甘寒，清心除烦，降火润燥；粟米甘凉，下气除热。两者合用治疗心经热盛夜啼者效佳。

方 5 灯心饮

【原料】灯心草8克，白糖少许。

【制用法】煎汤代茶饮。

【功效】灯心草甘淡性寒，主入心经，能清心火，利小肠。小肠为心之腑，故能使心火从小便而出。心火下降，则心神自宁。用于热扰心神，烦燥不安而夜啼者。

方 6 姜糖饮

【原料】生姜10克，红糖15克。

【制用法】生姜切片，加适量红糖，水煎服。

【功效】温中散寒。适用于

小儿脾胃虚寒夜啼，大便溏泄，腹中冷痛者。

方 7 枣仁饮

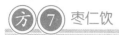

【原料】酸枣仁7个，茯神15克，白糖适量。

【制用法】将酸枣仁连核砸碎，加茯神煎水后入白糖饮服。

【功效】茯神养心安神，酸枣仁养肝安心安神。适用于虚烦不眠、惊恐不安的夜啼者。

方 8 竹叶粥

【原料】竹叶5克，粳米25克。

【制用法】先煮竹叶取汁，入米熬成粥，取米汤频饮。

【功效】竹叶辛淡甘寒，清心经气分之热，具止渴除烦之功效，尤适用于心火炽盛夜啼者。

方 9 百合龙齿饮

【原料】鲜百合20克，龙齿30克，冰糖适量。

【制用法】将百合洗净，与龙齿、冰糖一起文火熬煮，到百合熟止。代茶饮。

【功效】方中百合甘微苦性平，有宁心安神之功；龙齿镇惊安神；冰糖甘润，补益肺胃。三者配伍共成安心安神之方，适用于惊恐不安夜啼者。

方 10 龙眼饮

【原料】龙眼肉10克。

【制用法】水煎，睡前饮。

【功效】宁心安神。主治小儿夜眠不安，易惊易醒，手足心热者。

方 11 冰糖百合

【原料】百合30克，冰糖适量。

【制用法】共煮熟，服食。

【功效】宁心安神。主治小儿夜眠不安，惊惕易醒，盗汗者。

方 12 清心宁神茶

【原料】淡竹叶3克，辰灯心1小撮，绿茶0.5克，蝉衣1克。

【制用法】上四味加水1碗，煎至半碗即可。

【功效】清心安神。主治小儿夜啼，手足心热或午后潮热，口干，舌红者。

第四节 五官科疾病调理药膳

慢性鼻炎 调理药膳

　　慢性鼻炎是因气虚受邪，邪滞鼻窍所引起的鼻腔疾患。以鼻塞不通，时轻时重，反复发作，经久不愈，甚至嗅觉失灵为主要临床表现。本病属中医"鼻窒"范畴。

　　中医认为，本病之发生，可因肺气虚弱，卫外不固，寒邪侵袭，失其清肃之功能，以致邪滞鼻窍；或脾气虚弱，运化不健，失其升清降浊之能，水湿不化，湿浊滞留于鼻窍；亦可因外邪侵袭，久而不去，阻于脉络，气血运行不畅，气滞血瘀，持续鼻塞。本病在临床上常见有肺脾气虚证和气滞血瘀证。①肺脾气虚证表现为交替鼻塞，鼻流清涕，遇寒加重，头胀不适，面白气短，咳嗽，食少倦怠，舌淡苔薄白，脉弱或缓。治宜补肺脾通鼻窍法。②气滞血瘀证表现为鼻甲肿胀，色暗红，持续鼻塞，涕稠黏，嗅觉迟钝，头胀刺痛，听力减退，舌质暗红，脉弦涩。宜调和气血，行滞化瘀。

方 ① 黄花鱼头汤

　　【原料】鳙鱼（又称胖头鱼）头100克，大枣15克，黄花菜30克，白术、苍耳子、白芷各10克，生姜片适量。

　　【制用法】将鱼头洗净，于锅内放油加热后把鱼头两面稍煎一下，取出备用。将鱼头、大枣（去核）、黄花菜、白术、苍耳子、白芷、生姜等放入砂锅中，加水500毫升，以文火炖煮2小时即可。饮汤食肉，也可放入佐料佐餐。

　　【功效】扶正祛邪，通窍消火。适用于体虚易复发慢性萎缩性鼻炎者。

方 ② 扁豆粥

【原料】扁豆30克,党参10克,粳米50克。

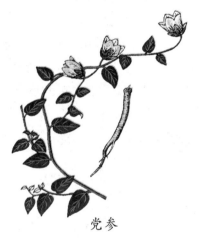

党参

【制用法】扁豆、党参同煎,去滓取汁,加粳米如常法煮粥。

【功效】益气健脾。适用于肺脾气虚型慢性鼻炎。

【附注】党参补中益气;扁豆、粳米均为健脾益气之食品。三者合用,可使气虚得复,鼻窍自通。

方 ③ 丝瓜藤煲猪肉

【原料】丝瓜藤(近根部者佳)1.5米,猪瘦肉60克,盐、味精各适量。

【制用法】将丝瓜藤洗净,剪段;猪肉洗净切块,同入砂锅内煮汤,至肉熟,加盐、味精调味即可。日服1次,5次为1疗程,连服1~3个疗程。

【功效】清热解毒,通窍活血。适用于慢性鼻炎急性发作及萎缩性鼻炎、鼻流脓涕等。

方 ④ 山药芫荽粥

【原料】山药60克,葱白、芫荽各10克,粳米100克。

【制用法】将山药研末,同粳米煮粥;葱白、芫荽切细,粥熟时放入,搅匀,煮沸,分1~2次食用。

【功效】补益肺脾,通散鼻窍。适用于慢性鼻炎属肺脾气虚、邪滞鼻窍型,症见鼻塞时重时轻,流稀涕,遇寒时症状加重,头部微胀不适者。

方 ⑤ 枣姜汤

【原料】红枣(焙干去核)500克,生姜50克,甘草60克(炒),盐60克(炒)。

【制用法】四物合而为末,每日晨起空腹用滚开水冲服6~10克。

第三章 常见病调理药膳

【功效】散寒通窍。适用于慢性鼻炎肺脾气虚证患者。

【附注】大枣甘温，补中益气，甘草补脾润肺，配合散寒和胃的生姜，共奏补脾益肺，散寒通窍之功。

方 ⑥ 柏叶猪鼻汤

【原料】猪鼻肉60克，生柏叶30克，金钗石斛6克，柴胡10克，蜂蜜60克，30度米酒30毫升。

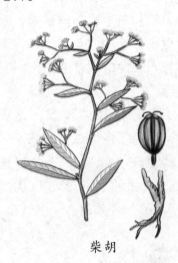

柴胡

【制用法】将猪鼻肉刮洗干净，与生柏叶、石斛、柴胡同入锅内，加清水4碗，煎取1碗。取汁后冲入蜂蜜、米酒，和匀饮服。日服1剂，3~4剂为1疗程。

【功效】清热通窍，养阴扶正。适用于慢性鼻炎。

方 ⑦ 桃仁粥

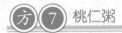

【原料】桃仁10克（去皮、尖），粳米50克。

【制用法】桃仁加清水研磨取汁，放入粳米煮粥食用。

【功效】活血行气。适用于慢性鼻炎，属邪毒久留、气滞血瘀型，鼻塞呈持续性，涕多或黄稠，或黏白，舌质红或有瘀点。

方 ⑧ 山楂川芎茶

【原料】山楂10枚，川芎10克，辛夷5克。

【制用法】水煎，代茶饮。

【功效】活血通窍。

【附注】山楂、川芎活血行气，健胃消食；辛夷散寒通窍，合用适宜于气滞血瘀型鼻炎。

方 ⑨ 辛夷花鸡蛋汤

【原料】辛夷花10克，鸡蛋2个。

【制用法】将辛夷花、鸡蛋共加水煮，至蛋熟后，去壳放汤中稍煮片刻即可。吃鸡蛋喝汤，每日1剂，连用5天。

【功效】适用于风寒型慢性鼻炎。

鼻出血 调理药膳

　　鼻出血又称鼻衄，轻者只有鼻涕带血，重者纯血流出。如反复流鼻血，并伴有口渴、心烦等，系由阴虚燥热所致；若反复流鼻血，伴见面色少血、气短、精神困倦等，则系气虚不能摄血所致。中医认为，本病与肺、胃、肝、肾、脾关系较密切，常由肺、胃、肝三个脏腑邪热壅盛，迫血妄行，或肝肾阴亏，虚火动血；或脾虚失统，血不循经，而致鼻出血。

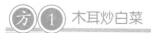 **木耳炒白菜**

　　【原料】大白菜250克，黑木耳30克，食用油、姜丝、葱花、精盐、味精、湿淀粉各适量。

　　【制用法】①将黑木耳用清水泡发，去杂洗净，撕成片；大白菜洗净，切片，备用。②炒锅上火，加油烧热，下葱姜煸香，放入大白菜、精盐略炒，加入木耳片，烧至入味后点入味精，用湿淀粉勾成薄芡即成。

　　【功效】清热润燥、凉血止血。适用于血热所致的鼻出血。

　　【附注】大白菜性平味甘，有养胃利水，解热除烦等功效；黑木耳性平味甘，有补气益智，活血润燥，凉血止血等功效。

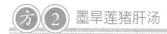 **墨旱莲猪肝汤**

　　【原料】墨旱莲75克，猪肝35克，淀粉适量。

　　【制用法】将猪肝洗净切片，用酱油、淀粉调匀。先取墨旱莲水煎取汁，纳入猪肝片煮熟，用食盐、味精调服，每日1剂。

　　【功效】滋阴补肾，清热止血。适用于肾阴不足之鼻衄，症见反复发作、头晕耳鸣、腰膝酸软、鼻腔干燥灼热等。

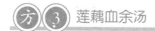 **莲藕血余汤**

　　【原料】莲藕500克，白糖

120克，血余炭(头发灰)适量。

【制用法】将莲藕洗净切片，与白糖、头发灰(布包)水煎服。吃藕喝汤。每日1剂，连服3～4剂。

【功效】凉血止血。适用于肺热上蒸所致的鼻出血。

 方 ④ 鱼鳞胶冻

【原料】青鱼鳞(或鲤鱼、鲫鱼等之鱼鳞)适量，黄酒、生姜等调料少许。

【制用法】鱼鳞洗后放入沸水中，煎煮4～12小时，过滤去渣，加黄酒、生姜等调料，待冷冻如明胶样时切成小块，拌芝麻酱即成。每次40～50克，每日3次，连用1周。

【功效】适用胃热型鼻出血。

方 ⑤ 茅芦饮

【原料】新鲜茅根300克，芦根300克，冰糖适量。

【制用法】将茅根、芦根洗净，切段，共煎清汤，加冰糖，凉后代茶饮用，每日4～5小碗。

【功效】疏风清热，凉血止血。适用于鼻出血属肺经热盛型，鼻中出血，点滴而出，色鲜红，鼻腔干燥热感。

方 ⑥ 凉拌藕片

【原料】鲜藕500克，精盐、味精、香油、米醋各适量。

【制用法】将鲜藕洗净后去皮切片，放入冷开水内浸泡15分钟，捞出，沥干水分，放入盘内，加精盐、味精、香油、米醋拌匀即成。

【功效】鲜藕性寒味甘，有清热止渴、凉血止血等功效，适用于血热所致的鼻出血。

方 ⑦ 猪皮红枣羹

【原料】猪皮500克，红枣250克，冰糖适量。

【制用法】猪皮去毛洗净，加水煮炖成稠黏的羹汤，再加红枣煮熟，入冰糖。每日3次佐餐吃，每次150克，连用1周。

【功效】适用于阴虚火旺型鼻出血。

方 ⑧ 枸杞芝麻粥

【原料】枸杞子30克，黑芝麻15克，红枣50克，粳米60克。

【制用法】上4味常法煮粥，

早、晚餐服食，可以常服。

【功效】滋养肝肾。适用于鼻出血属肝肾阴虚型，鼻衄色红，时作时止，量不多，口干少津，头晕眼花，心悸，失眠，五心烦热。

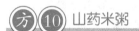 方 9 猪蹄黑枣汤

【原料】猪蹄1只，黑枣600克，芝麻70克，白糖280克。

【制用法】将猪蹄洗净剁块，与黑枣、芝麻加清水适量煮熟，纳入白糖烊化服食，分数天服完，连续5~7剂。

【功效】滋阴补肾。适用于肾阴不足之鼻出血。

方 10 山药米粥

【原料】山药30克，糯米50

克，白糖适量。

【制用法】上3味同置砂锅内，用文火煮至粥开汤稠，表面有粥油为度。早、晚餐温热服食。可长期服用。

【功效】健脾益气，摄血止血。适用于脾不统血型鼻出血，症见鼻衄渗渗而出，色淡红，量或多或少，面色无华，饮食减少，神疲懒言。

方 11 白茅根粥

【原料】白茅根15~30克，粳米30克，冰糖适量。

【制用法】取鲜茅根去节间小根，洗净切碎入砂锅内煎煮取汁，去渣，入粳米、冰糖煮至粥熟即可。空腹每日2次服食。

【功效】疏风清热，凉血止血。适用于风热上扰之鼻出血。

扁桃体炎 调理药膳

扁桃体炎有急慢性之分。急性扁桃体炎多见于10~30岁的青年人，好发于春秋季节，通常与急性咽炎同时发生，主要由细菌感染而引起，常见致病菌为溶血性链球菌、葡萄球菌和肺炎双球菌。细菌通过空气飞沫、食物或直接接触而传染。慢性扁桃体炎多由扁桃体炎的急性反复发作或隐窝引流不畅，细菌在隐窝内繁殖而导致，也可继发于某些急性传染病，如猩红热、麻疹、白喉等。扁桃体炎中医上称为"乳蛾""喉蛾"，中医认为外感风热毒邪是本病发生的主要原因。本病急性者多为风火热毒之症，慢性者多属阴亏燥热之候。治疗当以清火、滋阴、润燥为基本法则。急性宜食疏风清热、消肿解毒之食物；慢性宜食养阴清热之食物。

方 1 豆腐双花汤

【原料】金银花30克，野菊花30克，鲜豆腐200克。

【制用法】豆腐加清水适量煲汤，再置入银花、野菊花同煲10分钟，用食盐少许调味，饮汤（豆腐可吃可不吃）。

【功效】疏散风热，清热解毒。适用于急性扁桃体炎。

【附注】金银花性味甘寒，入肺、脾经，有清热解毒作用；野菊花性味辛甘苦微寒，疏散风热，清热解毒；豆腐性味甘凉，入脾、胃、大肠经，功能益气和中，生津润燥，清热解毒。

方 2 青果萝卜汤

【原料】白萝卜250克，青果5克，银花20克。

【制用法】将白萝卜洗净切成薄片，青果打碎后与金银花同装入纱布袋中。铁锅内加清水适量，投入萝卜和纱布包，加食盐少许，煮至萝卜软烂。饮汤。

【功效】散风清热，消肿止痛。适用于扁桃体炎。

方 3 萝卜橄榄粥

【原料】萝卜100克，橄榄5枚，蒲公英5克，粳米50克。

【制用法】萝卜、橄榄、蒲公英共捣碎，装入纱布袋，加水适量。大火煎20分钟后捞去纱布包，投入淘净的大米，加温开水适量，共煮成稀粥。作早餐。

【功效】清热解毒，消肿止痛。适用于扁桃体炎。

方 4 薄荷煲猪肺

【原料】薄荷10克，牛蒡子10克，猪肺200克。

【制用法】将猪肺切成块状，用手挤洗去除泡沫，加清水适量煲汤；将起锅时，把薄荷、牛蒡子下入锅中煮3~5分钟，用食盐少许调味。饮汤食猪肺，每日4~5次。

【功效】疏风清热，解毒利咽。适用于急性扁桃体炎。

【附注】薄荷性味辛凉，疏风清热；牛蒡子性味辛苦寒，疏散风热，利咽消肿；猪肺性味甘平，入肺经，功能养肺。

方 5 青黛炒丝瓜

【原料】丝瓜250克，青黛3克，香油10克，生蒜6枚，食盐适量。

【制用法】丝瓜洗净切成0.6厘米厚的片，生蒜洗净切片，与青黛、食盐入香油中炒熟。佐餐食。

【功效】消肿止痛。适用于扁桃体炎。

方 6 百合羹

【原料】百合20克，桑叶9克。

【制用法】百合去衣，加桑叶所煎出的汁，合煮为羹，每日食1小碗。

【功效】养阴清肺，生津润燥。适用于慢性扁桃体炎，属肺阴亏虚型，咽部干不适，微痛，微痒。喉核肥大，潮红，连及周围，喉核上或有黄白色脓点。一般以午后症状明显，舌质红或干少苔。

方 7 石斛炖雪梨

【原料】石斛10克，生地10克，雪梨1个。

【制用法】每次用上方剂量，清水半碗，放炖盅内隔水炖1小时，白砂糖适量调味。每日2次，食雪梨饮汤。

【功效】养阴清热生津。适用于慢性扁桃体炎。

【附注】石斛性味甘微寒，入肺、胃经，益胃生津，养阴清热，对阴虚舌红无苔津少之症服之尤宜，对热病伤阴，有泄热存阴之效；生地性味甘苦寒，清热凉血，养阴生津，善治阴虚内热之证；雪梨性味甘微酸凉，入肺、胃经，功能生津、润燥、清热、化痰。

方⑧ 银麦甘桔饮

【原料】金银花9克，麦冬9克，生甘草6克，桔梗6克，冰糖适量。

【制用法】上料用开水浸泡，代茶饮之。每日泡1剂，日服数次。

【功效】养阴清热。适用于慢性扁桃体炎。

【附注】金银花性味甘寒，入肺、脾经，清热解毒作用较强；麦冬性味甘微苦寒，入肺、

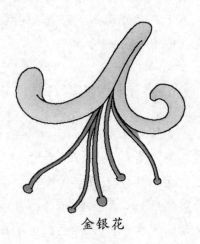

金银花

胃、心经，长于养阴清热；桔梗性味苦辛平，入肺经，有开音利咽之功，与麦冬同用，加强滋阴降火之力；生甘草味甘，性偏微凉，有清热解毒作用；冰糖和胃润肺。

方⑨ 葱汤蛋清饮

【原料】青葱白4根，饴糖15克，鸭蛋1~2个。

【制用法】先将前2味用水2茶杯煎煮1~2沸，捞出葱白不用，余汤倾于碗中，加入鸭蛋去黄之蛋清，搅匀。分3次温服。

【功效】清热利咽。适用于急性扁桃体炎。

咽炎 调理药膳

咽炎有急性和慢性之分。急性咽炎是发于咽部的急性炎症。本病常为上呼吸道感染的一部分，多由急性鼻炎向下蔓延所致，也有开始即发生于咽者。临床主要表现为：咽部红、肿、热、痛，吞咽困难，可伴有全身症状。中医称本病为"急喉痹"或"风热喉痹"，基本病机为风热毒邪侵袭，内犯肺胃，外邪引动肺胃火热上蒸咽喉。慢性咽炎是咽部黏膜的一种慢性炎症，多因屡发急性咽炎治疗不彻底而转为慢性，其次是烟酒过度、嗜食刺激性食物、常接触污浊空气、鼻塞而需张口呼吸等，均可诱发本病。主要为咽部不适感，如灼热感、痒感、干燥感或异物感，咽部常有黏性分泌物，不易咳出，早晨刷牙常引起反射性恶心欲吐。中医称本病为"慢喉痹"或"虚火喉痹"，基本病机为肺肾阴虚，虚火上炎，灼伤咽喉。本病当以疏风散热、利咽止痛、养阴润肺、生津利咽为治。

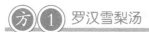 罗汉雪梨汤

【原料】罗汉果1只，雪梨1只。

【制用法】将雪梨去皮、核，切碎块；罗汉果洗净，共放锅中，加适量水，水煎30分钟即可。代茶频服，每日1剂。

【功效】清热滋阴，润喉消炎。适用于急慢性咽炎有阴虚内热之症的咽痛、咽干、音哑、咽喉部异物感、咳痰不爽等。

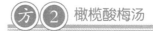 橄榄酸梅汤

【原料】鲜橄榄(带核)60克，酸梅10克，白糖适量。

【制用法】将鲜橄榄、酸梅稍捣烂，放砂锅中，加清水3碗置火上，煎成1碗，去渣加白糖调味即可。饮服，每日2次。

【功效】清热解毒，生津止

渴。适用于急性咽炎。

方 3 百合绿豆汤

【原料】百合30克，绿豆75克，冰糖适量。

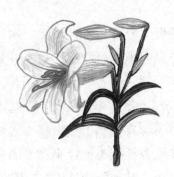

百合

【制用法】将百合、绿豆加清水适量煮熟，纳入冰糖适量烊化饮服，每日1剂。

【功效】清热润肺，养阴生津。适用于急慢性咽炎。

方 4 甘蔗丝瓜汁粥

【原料】生丝瓜、新鲜甘蔗各适量，粳米50克。

【制用法】先将丝瓜洗净切段，甘蔗洗净切碎，分别榨汁，各100毫升。锅上火，放入丝瓜汁、甘蔗汁，加入适量水，烧热，放入粳米烧开，改用小火煮粥，米烂粥稠时，出锅即成。

【功效】消肿止痛、清热生津。适用于急慢性咽炎。

方 5 炖雪梨豆根

【原料】雪梨1个，山豆根粉1克。

【制用法】先将雪梨洗净去皮，切成片状，置于盅内，加清水100毫升煎至50毫升时，放入白砂糖适量调味，然后在雪梨水中调入山豆根粉，每日送服3次。

【功效】清热解毒，生津润燥。适用于急性咽炎。

【附注】雪梨性味甘微酸凉，入肺、胃经，功能生津、润燥、清热、化痰、山豆根性味苦寒，入肺、胃经，功能清热解毒，利咽喉。脾虚便溏者忌用。

方 6 萝卜汁

【原料】生白萝卜500克，白糖20克，生姜片10克。

【制用法】生白萝卜、生姜片绞汁，加入白糖，混合后饮服，每日2次。

【功效】清热化痰。适用于慢性咽炎属痰热内蕴型，咽喉灼热、疼痛，或有异物感，咽中痰多，色黄或白，不易咳吐干净。

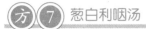

方 ⑦ 葱白利咽汤

【原料】葱白2根，桔梗6克，甘草3克。

【制用法】桔梗、甘草先煮沸5~7分钟，之后加入葱白，焖1~2分钟后趁热饮用。每日早晚各1次。

【功效】解表散寒，适用于咽炎。

【附注】桔梗、甘草可清利咽喉，葱白辛温通阳，发汗解表。诸药合用，共奏辛温解表、清利咽喉之效。

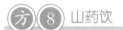

方 ⑧ 山药饮

【原料】山药500克。

【制用法】山药煮汤代茶饮。

【功效】补益肺脾。适用于慢性咽炎，属肺脾气虚型，咽喉干燥、疼痛，或咽中有异物感，日久不愈，劳累之后症状加重者。

方 ⑨ 百合全鸭

【原料】百合干30克，净老雄鸭1只。

【制用法】百合佐姜、葱，入鸭腹内，调以食盐、酒，蒸食。

【功效】滋补肺肾。适用于慢性咽炎属肺肾阴虚型，咽喉干痛，灼热，每于劳累、多言之后症状加重，咽部作痒而咳，痰少，不易咳出。

方 ⑩ 桂花菊佩汤

【原料】干桂花、菊花、佩兰、竹叶各10克。

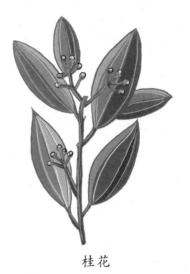

桂花

【制用法】将干桂花、菊花、佩兰、竹叶水煎2次，每次用水300毫升，煎20分钟，两次混合，取汁。分2次服。

【功效】适用于慢性咽炎，口臭咽痛者。

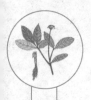

牙痛 调理药膳

　　牙痛是由牙病引起，可分以下几种情况：龋齿牙痛为牙体腐蚀有小孔，遇到冷、热、甜、酸时才感到疼痛；患急性牙髓炎是引起剧烈牙痛的主要原因；患急性牙周膜炎，疼痛剧烈，呈持续性的跳痛。

　　中医认为，牙痛多由龋齿、外感风寒热邪及脏腑功能失调等而导致。临床辨证可分为风热牙痛、寒凝牙痛、胃火牙痛、肾虚牙痛等证型。治疗原则分别为疏风清热、温经散寒、泄热止痛、滋肾降火。

方 1 牛蒡饮

【原料】牛蒡根250克。

【制用法】水煎，代茶饮。

【功效】疏风散热，解毒消肿。适用于齿龈红肿疼痛、牙痛等风热牙痛。

方 2 荜菝粥

【原料】荜菝3克，胡椒3克，粳米50克。

【制用法】荜菝、胡椒研为极细末，先用粳米煮粥，待米熟后调入以上二药，再煮至粥稠，趁热服用。

【功效】温中散寒止痛。

【附注】荜菝辛热，功能温中散寒，局部应用可止牙痛；胡椒辛温，温中调味；粳米甘平养胃。本方适用于胃脘冷痛，寒邪外束之牙痛。

方 3 垂杨柳根炖瘦肉

【原料】垂杨柳根30克，瘦猪肉150克，葱、姜、料酒、盐、味精各适量。

【制用法】将杨柳根洗净，切条；猪肉切小块，同放砂锅内，加葱、姜、料酒及水适量，用文火炖，待肉熟时加盐、味精调味。食肉饮汤，每日1次。

【功效】滋阴润燥，祛风清热，清肺止痛。适用于风火牙痛、虚火牙痛及牙龈炎等疾患。

方 4 升麻饮

【原料】升麻１０克，薄荷6克。

【制用法】水煎，代茶饮。

【功效】清热散风，消肿止痛。

【附注】升麻甘辛微寒，轻浮上行又可清泄，功能散风清热解毒；薄荷辛凉，功善疏散上焦风热，用于风热上攻之牙痛。两药合用治风热牙痛，牙龈红肿疼痛。

方 5 花椒粥

【原料】花椒５克，粳米５０克。

【制用法】花椒水煎，留汁加入粳米煮粥，空腹趁热服用。

【功效】温通散寒止痛。

【附注】花椒辛温散寒，有局部麻醉作用，故能止牙齿疼痛；粳米甘平益胃。花椒其味甚香，本品作为膳食，有散风寒、止牙痛之功，又细软适口，可解

牙痛患者进食之苦。本方适用于龋齿疼痛，怕冷恶风，牙痛连及半侧头痛者。

方 6 苍耳豆腐粥

【原料】苍耳子25克，豆腐100克，粳米100克。

【制用法】将苍耳子用布包好，与豆腐和淘洗干净的粳米一同入锅煮成粥即可。每日服1剂，分数次食用。

【功效】散风祛湿，清热生津，消炎镇痛。适用于龋齿引起的牙痛。

方 7 白芷粥

【原料】白芷１０克，粳米50克。

【制用法】白芷研成极细末，先将米煮熟后调入白芷末，再煮至粥稠，趁热服用。

【功效】散风解表止痛。本方适用于寒凝牙痛、恶风怕冷、牙痛牵连半侧头痛。

方 8 炒马齿苋

【原料】鲜马齿苋250克，调料适量。

【制用法】马齿苋切段，武火炒，加入调料。佐餐吃，每日1剂。

【功效】清热解毒，散血消肿。马齿苋酸寒，入胃经，凉血，清热解毒消痛。适用于胃火上蒸型牙痛。

方 9 二花茶

【原料】金银花30克，野菊花30克，白糖适量。

【制用法】上料水煎沸5分钟，或沸水冲泡，加糖代茶饮。

【功效】清热解毒。适用于胃火牙痛。

【附注】金银花甘寒，入胃经，散风，清热解毒；野菊花苦辛凉，清热解毒，消肿；白糖甘寒，生津润燥。适用于胃脘积热化火，热毒炽盛之牙龈红肿疼痛，溢脓者。

方 10 生地煮鸭蛋

【原料】生地50克，鸭蛋2个，冰糖5克。

【制用法】砂锅加清水2碗，蛋熟后剥去皮，再放生地汤内煮片刻，服时加冰糖调味。吃蛋饮汤。

【功效】清热，生津，养血。适用于风火牙痛阴虚手心足心发热等。

方 11 薄荷茶

【原料】鲜薄荷30克(或干品10克)。

【制用法】薄荷洗净切碎，泡后代茶饮。

【功效】薄荷辛凉，宣散风热，止痛，对于风热牙痛，牙龈红肿疼痛，有散风止痛之功。

方 12 沙参煲鸡蛋

【原料】沙参30克，鸡蛋2只，冰糖适量。

【制用法】将沙参、鸡蛋加水同煎，待蛋熟后去壳。再放入后同煎30分钟，加入冰糖。吃鸡蛋喝汤，每日1剂。

【功效】清热，养阴，生津，适用于阴虚型牙痛。

中耳炎 调理药膳

　　中耳炎是中耳道因链球菌、葡萄球菌、肺炎双球菌等化脓性致病菌侵入而引起的炎症性病变。临床有急性、慢性之分。急性证见耳内搏动性跳痛，听力减退，鼓膜穿孔，脓液自外耳道流出，并可伴有恶寒发热、全身无力、食欲减退等症状。慢性多因急性期治疗不及时、不合理等而致，表现为经常性或间歇性耳流脓，鼓膜穿孔。

　　本病属中医"脓耳"范畴。临床上可分为三个证型。①肝胆火盛、邪热外侵型，证见起病较急，耳内疼痛，并见耳鸣，听力障碍，耳内胀闷感。听力检查为传导性耳聋。全身有恶寒发热、头痛、鼻塞流涕等症，或见口苦咽干，小便黄赤，大便秘结，舌红苔黄，脉弦数。治宜清泻肝火，解毒消肿。②脾虚湿困、上犯耳窍型，证见耳内流脓，经年累月，时重时轻，缠绵日久，流脓量多而清稀，无明显臭味。全身可有头晕头重，倦怠乏力，纳少腹胀，大便时溏，面色萎黄无华，唇舌淡白，脉缓细弱等症状。治宜健脾渗湿，补托排脓。③肾元亏损、邪毒停聚型，证见耳内流脓，日久不愈，或时流时止，流脓量不甚多，听力减退多较明显。听力检查多呈混合性耳聋。全身可见头晕神疲，腰膝酸软，遗精早泄，脉细弱等肾虚症状。治宜补肾培元，去湿化浊。

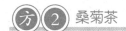

方 1 龟板粳米粥

　　【原料】龟板18克，粳米60克，熟附子9克，首乌15克，知母9克，红糖适量。

　　【制用法】将熟附子、首乌、知母、龟板洗净后包在纱布中，入锅加水煎汤，去药包，加入粳米、红糖同煮成粥。作早、晚餐。

　　【功效】滋阴补肾。适用于中耳炎。

方 2 桑菊茶

　　【原料】桑叶10克，菊花10

克，茶叶6克。

【制用法】上药共煎水，代茶饮。

【功效】清肝平肝，泄热凉血。方中桑叶苦甘寒，平肝凉血，轻清疏散，善散风热之邪；菊花甘苦微寒，清芳疏泄，善散风热邪气，甘凉益阴，苦可泄热，清热解毒；茶叶清热。用于中耳炎初起、耳痛、头晕等症。

方 3 白菜薄荷芦根汤

【原料】大白菜根3~4个，芦根10克，薄荷3克。

【制用法】水煎15~20分钟，趁热分2次服下。

【功效】辛凉发散，疏风清热。用于肝胆火盛、邪热外侵型中耳炎。

【附注】大白菜根，芦根可清肺胃气分之热，因清淡不腻，生津而无敛邪之弊，且可清肺热，利小便，导肺部热毒从小便排出；薄荷辛凉，轻清透散，芳香通窍，疏散上焦风热。

方 4 公英车前饮

【原料】蒲公英15克，车前草15克。

【制用法】上药共煎，代茶饮。

【功效】清热解毒，利水祛湿。用于肝胆火盛、邪热外侵型中耳炎。

【附注】蒲公英苦甘寒，苦散滞气，甘以解毒，寒能清热，故可清热解毒，消痈散结；车前草清热祛湿。用于中耳炎脓量多者。

方 5 鸽肉木耳汤

【原料】肉鸽1只（约重500克），水发黑木耳100克。

【制用法】肉鸽宰杀去内脏，加水发黑木耳，放汤炖酥，调味后佐餐用。

【功效】补肾培元。适用于化脓性中耳炎，属肾元亏损、邪毒停聚型，耳内流脓，日久不愈，量不甚多，或污秽或成块状，头晕神疲者。

方 6 椒盐雀肉

【原料】麻雀3~5只，花椒、盐少许。

【制用法】用植物油将去毛、洗净的麻雀炸熟，放入少许花椒粉、盐即可。每日1剂，连食数日。

【功效】适用于肾虚型中耳炎。

方 ⑦ 麻雀肉饼

【原料】麻雀5只，猪瘦肉200克，黄酒、生粉适量。

【制用法】麻雀肉与猪肉共剁成肉泥，加入黄酒、生粉和匀，做成圆饼，置饭面上蒸熟食用。

【功效】补肾培元。适用于化脓性中耳炎属肾元亏损、邪毒停聚型，耳内流脓、日久不愈，量不甚多，或污秽或成块状，并有臭味，听力减退多较明显。

方 ⑧ 猪腰人参防风粥

【原料】猪肾1对，粳米160克，葱白2根，人参1克，防风6克。

【制用法】猪肾洗净，去臊腺，切成碎块，与粳米、葱白、人参、防风等共煮成粥。作早、晚餐。

【功效】益气补肾通阳。适用于中耳炎。

方 ⑨ 薏苡仁粥

【原料】薏苡仁50克，大米100克。

【制用法】煮粥食用，日1次。

【功效】健脾清热利湿。方中薏苡仁甘淡微寒，既可健脾，又可清热利湿，配合健脾之大米，可用于中耳炎之脾虚而兼湿热者。

方 ⑩ 酒煮雄鸡

【原料】雄鸡1只，米酒1000毫升，姜、椒、食盐适量。

【制用法】用米酒和水各半煮鸡至熟，加佐料入味后食之。

【功效】补肾益精。用于肾虚精亏之中耳炎。

方 ⑪ 磁石猪肾羹

【原料】猪肾1对，磁石50克，葱、豉、姜、椒少许。

【制用法】用水先煮磁石30分钟，去渣取汁，再煮猪肾至熟，加入葱、豉、姜、椒作羹。空腹吃，每2日1剂，连用10日。

【功效】益精滋肾，适用于肾虚型中耳炎。

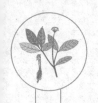

红眼病 调理药膳

红眼病是因风热外侵，白睛暴发红赤，胞睑红肿的病症。临床上表现为白睛红赤，胞睑微肿，眼内刺疼涩痒，灼热畏光，眼眵多而黄稠似脓，晨起胶结封住眼睑，甚者白睛红赤肿胀，突出于睑裂部，或有点片状小出血斑，伴有血性分泌物。全身可见发热恶寒，苔薄白，舌质红，脉浮数。本病好发于春秋二季，具有传染性，急性期病人应隔离，防止传染。

中医称本病为"暴风客热"或"天行赤目"，认为本病病因是由风热合邪侵入目窍所致。临床上又分有风热证和热毒证：①风热证表现为双目刺痛痒涩，灼热畏光，眵稠泪热，白睛红赤，头痛鼻塞，发热恶寒，苔薄白，脉浮数。宜食辛凉发散，清热泻肺、易于消化的食物。②热毒证的症状为热疼痛，畏光羞明，眵多黏结，色黄如脓，多泪或见血泪，白睛红赤肿胀，甚则见点片状出血，眼睑红肿，舌红苔黄，脉数或弦数。宜食清凉解毒、易于消化的食物。

方 1 冬瓜芫荽汤

【原料】冬瓜200克，芫荽10克，姜、葱少许，调料适量。

【制用法】先将冬瓜去尽青皮及瓤子，切成薄片，油炒，后入葱、姜等调料，加水煮沸至熟，出锅时，加入芫荽，佐餐。

【功效】利水清热。适用于风热型红眼病。

【附注】冬瓜甘淡性凉，利水消肿，能解热毒痛肿，去头面诸热。配以芫荽、姜、葱之辛温，乃火郁发之之意。全方合用，在上可疏风散热，于下能行水导热，对红眼病最为相宜。

方 2 白菊黄豆汤

【原料】白菊花12克，黄豆30克，桑叶12克，夏枯草15克，白糖适量。

【制用法】前4味共加水煮至豆熟，加白糖调匀。每日1剂，分2次服，连用数日。

【功效】适用于热毒型红眼病。

方3 菊花茶

【原料】白菊花200克，绿茶叶100克。

【制用法】共杵为粗末，用纱布袋分袋，每袋15克。每次用1袋，沸水冲泡，代茶频饮。

【功效】疏风清热，明目解毒。方中白菊花疏风清热，清肝明目；茶叶清利头目，利尿解毒。二者合用，对风热犯目之白睛红肿，眵泪较多者最为适宜。

方4 菊花牛蒡子饮

【原料】菊花10克，牛蒡子5克。

【制用法】牛蒡子略炒成焦黄，研细末，与菊花装入纱布袋中，用滚开水冲泡，10分钟后代茶饮用。

【功效】清热祛风，凉肝泻肺。适用于目风泪出、眵多黄稠、白睛红赤肿胀等症。

【附注】菊花味甘清凉，疏风散热，善于清利头目；牛蒡子散风宣肺，清热解毒，能解表清里，退肿明目。两者相配，既能解表邪，又可清里热。

方5 银耳冰糖茶

【原料】银耳30克，清茶6克，冰糖60克。

【制用法】银耳、清茶、冰糖共入锅中加水煎汤。每日1剂，连服数天。

【功效】疏风清热。适宜初起红眼、痛痒交替、流泪作痛、怕热羞明等症。

方6 连花黄柏茶

【原料】黄连（酒炒）、天花粉、菊花、川芎、薄荷叶、连翘各30克，黄柏(酒炒)180克，茶叶360克。

【制用法】上药共制粗末，和匀(最好用滤泡纸袋包装，每袋6克)即可。每日3次，每次取末6克，以沸水泡焖10分钟，饮服。

【功效】清热泻火，祛风明目。适用于两眼赤痛、眵多燥、紧涩羞明、赤眩贯睛等。

方 7 凉拌蒜黄瓜

【原料】选鲜嫩黄瓜2条，大蒜头4瓣，调料适量。

【制用法】将黄瓜洗净，轻轻拍打致裂，切成小段，将蒜头拍打成碎块，共同加入调料拌匀食用。

【功效】除热解毒，生津利水。适用于热毒型红眼病。

方 8 三花茶治红眼病

【原料】金银花20克，金莲花20克，白菊花20克。

【制用法】将三种花共杵为粗末，每包15克，分装入纱布袋中。每次1包，沸水冲泡。

【功效】清热解毒，平肝祛风，除翳明目。可用于热毒壅盛之胞睑肿痛、白睛红赤肿胀、羞明流泪、目眵流脓等症。

方 9 马兰头炒猪肝

【原料】马兰头50克，猪肝100克。

【制用法】马兰头洗净，同猪肝加盐、味精等调料，共炒食。

【功效】清热凉血，解毒散邪。适用于疫热伤络型红眼病，症见白睛或睑内有点状或片状溢血，患眼灼热疼痛，眵泪黏稠。

方 10 地骨皮粥

【原料】地骨皮20克，粳米100克。

【制用法】将地骨皮水煎两次取汁，加入粳米熬粥，趁温热服。

【功效】清热凉血，养胃和中。适用于肝肺火邪上扰目窍所致目赤涩痒不舒，大便经常干燥者。

夜盲症 调理药膳

夜盲症的主要特点为双目外观正常，每到夜间或光线暗处即视物不清或不能视物。本病多为视神经和视网膜退行性变和萎缩，维生素A缺乏所致，属于中医学的"雀盲"或"高风雀目"范畴。

中医认为，本病多由先天禀赋不足，命门火衰所致；亦有肝肾两亏，目失濡养，或脾胃受伤，阳气下陷，不能升清于目而成。

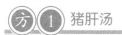 方 1 猪肝汤

【原料】猪肝150克，夜明砂15克。

【制用法】猪肝切成3大块，每块批开两半，将5克夜明砂撒入，麻绳扎定。加水煮至肝熟，饮汤食肝。每天1块，连服3日。

【功效】养肝明目。适用于肝虚血少之夜盲症。

方 2 谷精草羊肝汤

【原料】谷精草15~30克，羊肝100~150克。

【制用法】将羊肝洗净切片，与谷精草同锅，加水适量，煮汤。调味服食。

【功效】祛风散热，益血补肝，明目退翳。适用于夜盲症。

方 3 鸡汁苁蓉粥

【原料】母鸡1只(约1.5~2公斤)，肉苁蓉100克，粳米100克。

【制用法】肉苁蓉捣杵粗末，纱布包扎，母鸡剖洗干净，共同浓煎成汁，以原汤汁分次同粳米煮粥。

【功效】滋养五脏，补益气血。鸡肉味甘性温，有温中、益气、补精、填髓之功；肉苁蓉补肾阳，益精血，暖腰膝，润肠燥，与鸡汁、粳米煮粥，对肾阳不足之夜盲症较为适宜。

方 4 胡萝卜炖猪肝

【原料】猪肝100克，胡萝卜200克，盐适量。

【制用法】将猪肝、胡萝卜洗净，切片，共放锅内，加盐和水适量，煮熟食。食肝、胡萝卜，饮汤，日服2~3次，每日1剂。

【功效】适用于夜盲症、视力减退者。

方 5 羊肚番薯叶汤

【原料】羊肝200克，番薯叶、姜丝各适量。

【制用法】将羊肝切成薄片，加清水400毫升，烧开后再将番薯叶洗净和姜丝、精盐一起放入，煮至熟透，下味精，淋麻油。分1~2次趁热服。

【功效】适用于因缺乏维生素A引起的夜盲症。

方 6 桑葚龙眼膏

【原料】桑葚1000克，龙眼肉500克。

【制用法】龙眼肉、桑葚加水适量，文火熬膏，每次服10克，每日2次。

【功效】滋补肝肾，养血明目。桑葚性味甘寒，具有滋阴补血、生津止渴之功效；龙眼肉补心脾，益气血。可用于肝肾阴亏，气血不足所致的夜盲症，兼见消瘦潮热，头晕耳鸣，目暗干涩等。

方 7 猪肝杞蛋汤

【原料】猪肝50克，枸杞子10克，红皮鸡蛋1枚，生姜片、精盐等各适量。

【制用法】将猪肝洗净，切片；枸杞子洗净；鸡蛋去壳，搅匀备用。将锅加水烧开，放入姜片、精盐、枸杞子，约煮10分钟至枸杞子膨胀，再放猪肝，至水沸后将鸡蛋浇在上面，至肝熟后即成。食肝，饮汤。

【功效】补肝养血，益精明目。适宜于肝血不足所致的夜盲症。

方 8 朱砂蒸鸡肝

【原料】鸡肝1~2具，朱砂0.3~0.5克。

【制用法】将鸡肝洗净，与

朱砂放碗中加水适量，隔水蒸熟食。每日1剂。

【功效】适用于夜盲症、视力减退。

 方 9 胡萝卜粥

【原料】新鲜胡萝卜100克，粳米250克。

【制用法】胡萝卜切碎，同粳米煮粥。

【功效】健胃补脾，助消化。可用于维生素A缺乏引起的夜盲症。

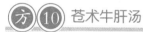 方 10 苍术牛肝汤

【原料】牛肝150克，苍术9克。

【制用法】将牛肝切片，与苍术一起放入锅内，加适量水煎煮至肝熟即可。食牛肝，饮汤。

【功效】养肝明目。适用于维生素A缺乏所引起的夜盲症。

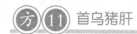 方 11 首乌猪肝

【原料】鲜猪肝400克，首乌15克，料酒、大料、白胡椒、花椒、姜、葱、大蒜、麻油、盐各适量。

【制用法】先将首乌用清水洗净装入一大碗中，用黄酒蒸1小时左右，取出与大料、花椒、胡椒一道入纱布袋中扎好，猪肝厚的部位用刀切成刀口，用清水漂洗干净，放入锅中，加入药袋和葱、姜、蒜，加水适量，用旺火烧开，再改用文火煨烧，边烧边用竹签刺猪肝，直至不出血水为止。猪肝捞出沥水，外表抹上香油，切片蘸蒜泥食。

【功效】滋补肝肾，养血活血。适用于夜盲症。

第五节 妇科病调理药膳

月经不调调理药膳

　　月经不调是妇女的常见病症，指的是月经的周期、经期、经量、经色、经质异常者。月经不调包括的范围很广，是一组妇科病的总称。常见的有月经先期、月经后期、月经先后期、月经先后无定期、经期延长以及月经过多、月经过少等。月经周期提前7天以上，即少于21天，甚至十余日一行者，称为月经先期。月经延后7天以上，即超过35天，甚或四五十日一行者，称为月经后期。月经或者提前或者延后7天以上者，称为先后无定期。经期超过7天，甚至淋漓半月方净者，称为经期延长。经量过多，超过80毫升者，称为月经过多。经量少于30毫升或经期缩短不到两天者，称为月经过少。以上6种情况，统称为月经不调。

　　外界的气候、地域、环境的改变，生活习惯的变化，以及精神情绪的波动因素等，均足以影响月经的正常规律。对于偶而失常一二次，能迅速得以调整者，一般不作疾病看待。

　　中医认为，本病主要是由于郁怒忧思、过食辛辣寒凉食物、经期感受寒湿、或忽视卫生、以及多病久病等内外因素，导致气血不调、脏腑功能失职、冲任两脉损伤而成。

　　月经不调的治疗重在调经治本，根据不同的病因采取不同的治疗方法，补肾健脾，理气活血，使气血调和，阴阳相和。

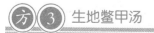

方① 木耳红枣瘦肉汤

【原料】猪瘦肉250克，黑木耳30克，红枣6枚。

【制用法】黑木耳用清水浸发，剪去蒂，洗净；猪瘦肉洗净，切块；红枣去核，洗净。把全部用料放入锅内，加清水适量，武火煮沸后，改文火煲2小时，调味即可食用。

【功效】养血止血。适用于血虚之月经不调，症见眩晕，月经量多色淡，漏下不绝，形体虚弱，面色苍白，食欲减退；亦适用于缺铁性贫血、产后贫血、痔疮出血等。

方② 两地汤

【原料】鲜生地50克，鲜地骨皮50克，猪瘦肉100克。

【制用法】将猪瘦肉切片，与鲜生地、鲜地骨皮同放入砂锅内，加水适量，煎30分钟，加入调料，即可去渣饮汤食肉。

【功效】滋阴清热。治阴虚血热引起的月经先期患者。

方③ 生地鳖甲汤

【原料】鲜生地50克，鳖甲1只（约300～500克）。

【制用法】将鳖甲剖腹去头及内脏，切块，与生地一起放入砂锅内，加水适量，放入调料，炖熟，即可分次服用。

【功效】滋阴清热。方中鳖甲性平味甘。善滋肝肾之阴，清虚劳之热；生地清热凉血。两物相合，共奏滋阴清热、凉血止血之功。本品适用于阴虚血热而月经先期患者。

方④ 豆豉羊肉汤

【原料】豆豉500克，羊肉100克，生姜15克，食盐适量。

【制用法】前3味共置砂锅中煮至熟烂，加盐调味。每次月经前1周开始服，连服1周。

【功效】温经散寒，养血调经。主治月经不调属血寒型，月经后期，量少色暗，小腹冷痛坠胀，舌苔白。

方⑤ 乌鸡茯苓汤

【原料】乌鸡1只，茯苓9克，红枣10枚。

【制用法】将鸡洗干净，把茯苓、红枣放入鸡腹内，用线缝合，放砂锅内煮熟烂，去药渣，食鸡肉饮汤。每日1剂，分2次服完，月经前服，连服3剂。

【功效】补气益血调经。主治月经不调属气虚型，月经超前，量多色淡，质稀，小腹隐痛，神疲乏力，舌淡，脉细缓。

方 6 当归羊肉汤

【原料】羊肉250克，当归30克，生姜10克。

【制用法】将羊肉切块与当归、生姜放在砂锅内，加水适量，用文火炖烂熟，加入调料，去渣取汁服食。

【功效】温中散寒，养血调经。

【附注】羊肉味甘性温，补中益气，治劳伤虚寒；生姜温中健脾；当归补血。全方合成，对于血寒、血虚以及虚寒引起之月经延期均有良效。产后血虚患者尤宜服之。

方 7 桃叶红糖饮

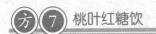

【原料】鲜桃叶7块，红糖15克。

【制用法】将桃叶洗净，加水一碗半，煎至一碗，加入红糖，溶解后即可饮服。

【功效】舒肝活血。桃叶苦平，配以红糖带入血分，活血解郁。血通气畅，月经则按时满溢。

方 8 黄芪乌鸡汤

【原料】乌骨鸡肉500克，黄芪30克。

【制用法】将乌骨鸡宰后去毛及内脏，洗净，切成小块；当归、黄芪洗净；把全部用料放入锅内，加清水适量，武火煮沸后，文火煮2小时，调味即可。随量饮用。

【功效】调补气血，补肾调经。适用于月经不调属气血两虚、肾精不足者，症见月经后期，经量不多，色稀薄而色淡，面色苍白，神疲气短，心跳健忘，失眠多梦，头晕腰痛，舌淡红苔薄白。

痛经 调理药膳

女子在经期或经行前后出现下腹疼痛、腰酸或者腰骶部酸痛、下腹坠胀，甚则可出现剧烈疼痛，并可伴有恶心、呕吐、腹泻、头晕、冷汗淋漓、手足厥冷，影响日常工作、学习和健康者，称其为痛经。本病以青年妇女多见。痉挛性疼痛常在阴道流血发生前数小时出现，在行经第一天疼痛达高峰，持续时间从数小时至2～3天。疼痛程度也多变异。痛经一般分为原发性痛经和继发性痛经两类。原发性痛经指生殖器无器质性病变，因经血流通不畅致子宫痉挛性收缩而引发痛经，又称功能性痛经。继发性痛经指因生殖器官器质性病变引起的痛经，如子宫内膜异位症、急慢性盆腔炎、生殖器肿瘤等。原发性痛经妇科检查无异常发现。

中医认为，本病多为肝肾亏虚，气血不足、寒邪滞凝，气滞血瘀所致，当以益气养血、补益肝肾、活血散寒、理气化瘀为治，可选用下列食疗方。

方 1 韭季红糖饮

【原料】鲜韭菜30克，月季花3～5朵，红糖10克，黄酒10毫升。

【制用法】将韭菜和月季花洗净压汁，加入红糖，兑入黄酒冲服，服后俯卧半小时。

【功效】理气活血止痛。

【附注】韭菜辛温，理气行血，止痛，有益肝、散滞等作用，可做辅助食疗；月季花味辛微凉，清香芬芳，有很好的行气活血作用。用于气滞血瘀之痛经效果较好。

方 2 姜枣花椒汤

【原料】生姜24克，大枣30克，花椒9克。

【制用法】将生姜、大枣洗净，姜切薄片，同花椒一起置锅内加适量水，以小火煎成1碗汤汁即成。热服。每日2次。

【功效】温中止痛。适用于寒性痛经。

方③ 姜枣红糖汤

【原料】干姜、大枣、红糖各30克。

【制用法】将大枣去核洗净，干姜洗净切片，加红糖同煎汤服。每日2次，温热服。

【功效】补脾胃，温中益气。适用于寒湿凝滞型、气血虚型痛经。

方④ 调经汤

【原料】瘦猪肉60克，益母草60克，葱花、姜片、八角、茴香各5克，豆油、红糖、料酒各适量。

【制用法】将猪肉洗净，切成2厘米见方块；益母草及八角、茴香装入纱布袋内成药包。炒锅上火，放入豆油10克，烧热后投入葱花、姜片，炒香，再投入猪肉块，翻炒至水气散出时，加入清水1000毫升，放入盐、红糖、料酒及药袋，烧至汤开后，改用文火，再煮90分钟即成。

【功效】此汤菜补气行气、调经止痛，可辅治气滞血郁型痛经。

方⑤ 山楂葵籽汤

【原料】山楂50克，葵花子50克，红糖100克。

【制用法】将山楂洗净，加入葵花子放入锅内，加水适量，用小火炖煮，将成时，加入红糖，再稍煮即成汤。

【功效】此汤健脾胃、补中益气，行经前2~3日服用，可减轻经前、经后痛经。适用于气血两虚型痛经。

方⑥ 阳春肘子

【原料】白胡椒10~15克，砂仁25克，猪肘子1500克，大葱100克，生姜30克，绍酒100克，麻油少许。

【制用法】将洗净的肘子扎满小孔，姜、葱擦洗后，用热食盐、花椒水炒烫，后入陶瓷容器内腌24小时。待腌好后再刮洗一遍，沥去水分，在肉的内面撒上砂仁粉末，用净布包卷成筒形，再用绳捆紧，盐入肘子内，放上姜片、葱节、绍酒，用沸水旺火上笼蒸约1.5小时，取出稍晾，解去绳布，抹上香油即成。

【功效】温经散寒，健脾化湿。

【附注】猪肘子为常食菜品，加砂仁、白胡椒、绍酒等化湿散寒止痛之品，散寒祛湿而不伤正，补而不滞，对于素体脾虚而经行腹痛者宜。

方⑦ 鲜益母草粥

【原料】益母草60克(干品30克)，粳米50克，红糖适量。

【制用法】先将益母草煎汁去渣，然后与粳米、红糖共煮成稀粥。经前3~5天开始服用，每日1~2次，热服。

【功效】活血化瘀，理气通经。适用于气血瘀滞型痛经、月经不调、产后恶露不止。

方⑧ 椒附炖猪肚

【原料】猪肚150克，附子2克，川椒2克，粳米30克，葱适量。

【制用法】将附子、川椒研末，备用。猪肚洗净，装入药末，粳米及适量的葱，扎口入锅中，加水适量，微火煮至烂熟即成。

【功效】温经散寒止痛。

【附注】附子、川椒补火助阳，散寒止痛；猪肚、粳米补虚损，健脾胃，以防湿从中生。适用于胞宫寒凝之痛经。

方⑨ 枸杞炖兔肉

【原料】枸杞子15克，兔肉250克，调味品适量。

【制用法】将枸杞子和兔肉入适量水中，文火炖熟，加盐调味，饮汤食肉，每日1次。

【功效】滋补肝肾，补气养血。

【附注】枸杞子性平味甘，入肝、肾二经，能补益肝肾，滋养阴血；兔肉辛平，能补中益气，健脾滋阴，与杞子同用，补肝肾，益气血，可作为肝肾虚损之痛经病的治疗。

崩漏 调理药膳

崩漏是指经血非时暴下不止或淋漓不尽，前者称崩中，后者称漏下，统称崩漏。它是妇科常见病，亦是疑难重症。临床主要表现为月经期和月经量发生严重紊乱，月经不按周期而妄行；出血或量多如注，或淋漓不断，甚至屡月未有尽时。本病发生原因较多，如控制月经周期的激素发生紊乱，及子宫肌瘤、盆腔感染或子宫内膜异位等疾病以及子宫内放置避孕器装置不当等均能引起此病的发生。平时应注意生活劳逸有度，补充足够营养，经期勿冒雨涉水，免使小腹受寒，这样才能避免此病的发生。

中医认为本病的发生主要是冲任损伤，不能制约经血所至。西医学所谓的功能性子宫出血、子宫炎、宫内肿瘤均可引起崩漏。治疗上本着"急则治其标，缓则治其本"的原则。以塞流、澄源、复旧为总则。

方 1 乌贼鱼肉汤

【原料】乌贼75克，鸡肉200克，大枣10枚。

【制用法】将乌贼发开洗净切丁；鸡肉洗净切块；大枣去核，加清水适量同炖至鱼肉烂熟，食盐、味精等调服，每日1剂。

【功效】补益气血，收敛止血。适用于脾虚型功血，经血非时而至、崩中继而淋漓、血色淡而质薄、气短神疲、面色苍白，或面浮肢肿、手足不温，或饮食不佳。

方 2 卷柏芹菜鸡蛋汤

【原料】鲜卷柏（干品15克）、鲜芹菜各30克，鸡蛋2个。

【制用法】将鸡蛋煮熟，去壳，放入瓦锅中，再放入洗净的卷柏和洗净切段的芹菜，加适量水置火上煮熟后，去药渣即可。饮汤，食蛋。每日1剂，连服2~3剂。

【功效】调经止血。适用于妇女月经过多、崩漏等。

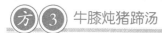

方 3 牛膝炖猪蹄汤

【原料】猪蹄250克，牛膝20克，米酒20~50毫升。

【制用法】上2味洗净入砂锅同炖至猪蹄烂熟，趁热加米酒，同服。

【功效】适用于气虚引起的崩漏。

方 4 当归地黄羊肉汤

【原料】生地、当归各30克，羊肉250克，盐适量。

【制用法】将羊肉洗净，切块，与生地、当归同放入锅中，加适量水，置火上共炖至肉熟后，加盐调味即可。饮汤，食肉。

【功效】理血补虚。适用于经血过多、功能性子宫出血。

方 5 生地藕节饮

【原料】鲜生地50克，鲜藕节100克，红糖20克，丹皮30克。

【制用法】将生地、藕节、丹皮放入砂锅内，加水适量，煎半小时，加糖，去渣取汁服。

【功效】清热凉血止血。

【附注】藕节甘涩性平，止血散瘀；配生地清热凉血。适用于实热引起之崩漏，亦适用于咳血、唾血、溺血、便血、血痢等。

方 6 鸡冠花鸡蛋汤

【原料】鸡冠花30克，鸡蛋1只。

【制用法】将鸡冠花加水两碗，煎至一碗，去渣，将鸡蛋去壳加入煮熟，加盐或糖即可服用。每天1次，连服3~4天。

【功效】清热凉血止血。

【附注】鸡冠花甘凉，清风退热、止衄敛营，治吐血、血崩、血淋诸失血证。配以鸡蛋，健脾养血，适用于血热崩中、鼻衄、吐血、便血、溺血。

方 7 冻猪皮胶

【原料】猪皮1000克(去皮)，黄酒250毫升，红糖250克。

【制用法】将猪皮切片，加水适量，炖至稠黏状，加黄酒、红糖调匀，停火，冷藏备用。每次20毫升，日3次。

【功效】养血滋阴止血。适用于阴虚血热引起之月经过多、崩漏及各种出血证。

方 ⑧ 云南白药

【原料】云南白药3克，白酒适量。

【制用法】云南白药冲酒适量顿服，日1次，连服3天。

【功效】云南白药甘苦、微温，有活血祛瘀、止痛止血之功，加用米酒，取其走窜之功，带其药，增其效。

方 ⑨ 田七鸡

【原料】田七10克，鸡肉200克。

【制用法】田七（打碎），与鸡肉一起加水适量，隔水蒸炖1小时，加盐少许，即可饮汤食肉。

【功效】活血化瘀，止血止崩。

【附注】田七甘微苦温，止血、散血，定痛配鸡肉，益气养血，使本品祛瘀而不伤。适用于瘀阻引起之崩中漏下，冠心病、心绞痛患者亦可服之。

方 ⑩ 桃仁粥

【原料】桃仁15克，白米75克，蜂蜜适量。

【制用法】将桃仁捣碎，加水浸泡，研汁去渣，加白米煮粥，待熟时调入蜂蜜，再煮一二沸即成，每日1剂。

【功效】活血祛瘀，通经止崩。适用于气滞血瘀之崩漏。

方 ⑪ 山药山萸粥

【原料】山萸肉60克，山药30克，粳米100克，白糖适量。

【制用法】将山萸肉、山药水煎，去渣取汁，加入洗净的粳米、白糖，煮成稀粥。每日1剂，早、晚温热食。

【功效】补肾敛精，调理冲任。适用于崩漏。

带下 调理药膳

　　身体健康的女性阴道内有少量白色无臭味的分泌物，以滑润阴道壁黏膜，月经前后、排卵期及妊娠期量较多，而并无其他不适症状者，为生理性白带。但如果分泌物异常增多，或杂有其他色泽者，或黏稠如胶液，或稀薄如水状、秽臭，并伴有瘙痒、灼热痛等局部刺激症状，以及腰酸腿软、小腹胀痛时，即可确诊为带下病。白带异常是生殖器官疾病的一种信号，如患有滴虫性阴道炎、霉菌性阴道炎、子宫颈的炎症、息肉或癌变、子宫内膜炎、淋病等疾病时，白带可出现异常现象。

　　中医学认为，导致本病的发生，多与脾虚、肾虚、肝郁及湿毒等因素相关。当以健脾益肾、疏肝解郁、清热利湿为治，可选用下列食疗方。

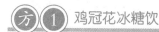 **方 1 鸡冠花冰糖饮**

　　【原料】鸡冠花30克，金樱子20克，白果20克，冰糖20克。

　　【制用法】将鸡冠花、金樱子、白果加水三碗煎至一碗，去渣加入冰糖，待溶解后，微温饮服。日1次，连服3～5天。

　　【功效】清热解毒，利湿止带。

　　【附注】鸡冠花清热解毒，除湿止带；白果健脾止带；金樱子补肾止带。全方合成，对湿毒带下者有一定效果。

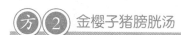 **方 2 金樱子猪膀胱汤**

　　【原料】金樱子30克，猪膀胱1个，白术10克。

　　【制用法】将猪膀胱洗净，把白术、金樱子打碎放入猪膀胱内，用线缝其口，放入砂锅内，加水适量，用文火炖熟，去渣调味，即可酌量分次饮汤食肉。连服10～15天。

　　【功效】补肾固精止带。

【附注】金樱子酸涩性平，入脾、肾二经，涩精止遗，治带下日久；配与猪膀胱，以腑补腑，使任带二脉得固；白术健脾补气而去湿。

方 3 白果蒸鸡蛋

【原料】鲜鸡蛋1个，白果2枚。

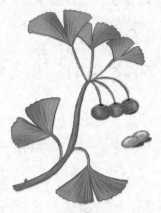

白果

【制用法】将鸡蛋的一端开孔，白果去壳，纳入鸡蛋内，用纸粘封小孔，口朝上放碟中，隔水蒸熟即成。每日1次。

【功效】敛肺气，止带浊。适用于妇女白带过多。

方 4 山药黄柏粥

【原料】鲜山药100克(或干山药30克)，芡实、车前子各15克，黄柏、白果仁各10克，粳米100克，红糖适量。

【制用法】先将山药、黄柏、芡实、车前子煎煮，去渣取汁，加入粳米、白果仁煮成粥，调入红糖即成。每日2次，空腹热服。

【功效】健脾固冲，清热利湿。适用于带下色黄、其气腥秽之症。

方 5 山药羊肉汤

【原料】羊肉500克，淮山药30克，生姜等调料适量。

【制用法】羊肉先用开水洗去膻味，再用冷水洗净，淮山药用清水浸透后，与羊肉一起放入清水锅中，放入调料，煲3小时至肉稔，捞出晾凉。将羊肉切片，调味食用。

【功效】补脾益肾。主治带下病属脾虚型，症见带下色白，量多，质稀，腰膝无力，面色少华。

方 6 山药猪腰汤

【原料】猪腰4只，淮山药100克，枸杞15克，芡实50克，生姜4片。

【制用法】取鲜猪腰剖开，切去白膜，用清水反复冲洗，飞水去膻尿味；将全部用料放入清水煲内，大火煲滚后，改小火煲2小时，汤成即可。

【功效】补肾止带。适用于带下病，属肾虚型，带下赤白，质稍粘无臭，头昏目眩，五心烦热，失眠多梦，舌红少苔，脉细略数。

方 7 芡实糯米鸡

【原料】芡实50克，莲子50克，乌骨鸡1只(约500克)，糯米100克。

【制用法】将乌骨鸡去毛，剖腹去内脏，加入莲子、芡实、糯米于鸡腹中，用线缝口，放在砂锅内，加水适量，用文火炖烂熟，加入调料，即可分次酌量食用。连服10~15天。

【功效】健脾补肾，除湿止带。

【附注】莲子、芡实、糯米健脾补肾，去湿止带，配以乌骨鸡大补气血，温固任带二脉。脾胃健，任带固，则带下自愈。

方 8 虫草炖乌鸡

【原料】乌骨鸡1只，冬虫夏草10克，姜、葱、胡椒粉适量。

【制用法】先将冬虫夏草用水浸泡20分钟，乌鸡宰杀，去毛及内脏，洗净。将冬虫夏草置于鸡腹中，加入姜、葱、胡椒粉、精盐，炖鸡至烂熟，加入味精，分2次饮汤食肉。

【功效】温肾补虚止带之功效。适用于肾虚带下。

方 9 海螵蛸乌骨鸡

【原料】乌骨鸡250克，海螵蛸50克，茯苓30克。

【制用法】将海螵蛸打碎，与茯苓共用纱布包扎好，把乌骨鸡切块，一起放入砂锅内，煎炖半小时，去渣，加入调料，可饮汤食鸡肉。

【功效】补肾养血止带。

【附注】海螵蛸咸，微温，收敛止带；配与乌骨鸡补肾，养血止血；茯苓健脾渗湿。适用于脾虚带下患者。

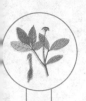

闭经调理药膳

女子年逾18岁月经尚未来潮，或已行经而又中断达3个月以上者称为闭经。前者为原发性闭经，后者为继发性闭经。妊娠期、哺乳期、绝经后的无月经及初潮后半年或1年内有停经现象等均属生理现象，不属于闭经治疗范围。

中医认为，闭经可分为肝肾不足、气血虚弱、阴虚血燥、气滞血瘀、痰湿阻滞五个证型。①肝肾不足型，证见年逾18周岁尚未行经；或由月经后期量少逐渐至经闭，体质虚弱，腰酸腿软，头晕耳鸣，舌淡红、苔少，脉沉弱或细涩。宜食滋补养血之品，忌辛辣饮食。②气血虚弱型，证见月经逐渐后延，量少，经色淡而质薄，继而停经不行。或头晕眼花，或心悸气短，神疲肢倦，或食欲不振，毛发不泽或易脱落，羸瘦萎黄。脉沉缓或虚数，舌淡、苔少或白薄。宜食清淡而富于营养的饮食，忌食生冷。③阴虚血燥型，证见经血量由少而渐至停闭，五心烦热，两颧潮红，交睫盗汗，或咳嗽唾血，舌红苔少，脉细数。宜食清淡滋润，富于营养之品，忌辛辣刺激食物。④气滞血瘀型，证见月经数月不行，精神抑郁，烦躁易怒，胸胁胀满，小腹胀痛或拒按。舌边紫黯，或有瘀点，脉沉涩或沉弦。治宜理气活血，祛瘀通经。⑤痰湿阻滞型，证见月经停闭，形体肥胖，胸胁满闷，呕恶痰多，神疲倦怠，或面浮足肿，或带下量多色白。苔腻，脉滑。治宜化痰除湿，调气活血通经，忌食肥腻之物。

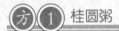

方 1 桂圆粥

【原料】干桂圆肉9克，薏苡仁30克，红糖1匙。

【制用法】干桂圆肉与薏苡仁同煮粥，加红糖1匙即可食用。每日1剂。

【功效】健脾养血调经。

适用于气血虚弱型闭经；由经量少、经期延长渐至经闭，神疲乏力，面色少华，发色不泽，舌淡苔少。

【附注】桂圆肉性温，阴虚火旺者不宜服。

方 ② 鳖甲炖鸽

【原料】鳖甲50克，鸽子1只。

【制用法】先将鸽子去毛和内脏，再将鳖甲打碎，放入鸽子腹内。共放砂锅内，加水适量，文火炖熟后调味服食。隔天1只，每月连服5~6次。

【功效】能滋补精血。适用于肝肾不足型闭经。

方 ③ 川芎煮鸡蛋

【原料】川芎8个，鸡蛋2个，红糖适量。

【制用法】将川芎、鸡蛋加水同煮，鸡蛋熟后去壳再煮片刻，去渣，加红糖调味即成。每日分2次服，每月连服5~7剂。吃蛋饮汤。

【功效】活血行气。适用于气血瘀滞型闭经。

方 ④ 天香炉煲猪肉

【原料】天香炉30克，猪瘦肉100克，食盐适量。

【制用法】将猪瘦肉切成块，再与天香炉一起加水适量煲汤，用食盐调味即成。每日2次，食肉，饮汤。

【功效】祛风化湿，活血通经。适用于闭经。

方 ⑤ 姜丝炒墨鱼

【原料】生姜50~100克，墨鱼(去骨)400克，油、盐适量。

【制用法】将姜丝切细丝，墨鱼洗净切片，放油、盐同炒。每日2次，佐膳。

【功效】补血通经，益脾胃，散风寒。适用于血虚闭经。

方 ⑥ 黑豆红花煎

【原料】黑豆30克，红花6克，红糖60克。

【制用法】将黑豆、红花放入砂锅中煎水，冲红糖温服。

【功效】活血化瘀，调经止痛。黑豆甘平，除胃热，消肿胀，散瘀血；红花活血化瘀，通经。凡因血脉瘀阻引起的妇女经闭，小腹胀痛者，皆可以此作辅助食疗。

方⑦ 桃仁牛血汤

【原料】桃仁10~12克，鲜牛血（血已凝固）200克。

【制用法】将牛血切块，与桃仁加清水适量煲汤，食时加食盐少许调味。

【功效】破瘀，行血，通经。适用于气血瘀滞型闭经，月经数月不行，少腹疼痛拒按，舌紫黯，脉涩。

方⑧ 香附桃仁粥

【原料】桃仁15克，香附30克，粳米50克，红糖30克。

【制用法】香附水煎取液；将桃仁捣烂加水浸泡，研汁去渣；与粳米、香附水煎液、红糖同入砂锅，加水适量，用文火煮成稀薄粥，温热食之，每日2次，连服数日。

【功效】活血通经。

【附注】香附理气化瘀；桃仁苦平微甘，功能通经活血，祛瘀生新。凡因血脉阻滞引起之女子经闭或胸满腹痛者，可辅食此粥。

方⑨ 桂圆莲子粥

【原料】莲子肉50克，桂圆肉50克，红枣20个，糯米100克。

【制用法】将莲子、桂圆、红枣、糯米放入锅中加水适量，文火煮粥后食用。

【功效】养心宁神，健脾益气。适用于因脾虚血亏引起之闭经。

方⑩ 地骨皮墨鱼汤

【原料】地骨皮10克，墨鱼200克。

【制用法】先将墨鱼洗净切片；地骨皮煎水取汁，与墨鱼同放锅中稍加水煮汤，以油盐调味，食墨鱼饮汤。

【功效】养阴清热，通经活血。适用于阴虚血燥型闭经。

不孕症 调理药膳

　　夫妻同居3年以上，如配偶生殖功能及性生活正常，未避孕而不受孕者，称为不孕症。女子从未受孕者，称原发性不孕；曾有生育及流产后，2年以上再未受孕者，称继发性不孕。

　　根据引起不孕原因的不同，可伴见月经失调、痛经、带下异常、盆腔炎症及内分泌失调等症状。

　　中医认为妇人不孕多为先天肾气不足，或为七情六欲损伤脏腑气血失调所致。临床可分为肾虚不孕、肝郁、痰湿、血瘀四个证型：①肾虚不孕型，此型又可分为偏阳虚和偏阴虚两种。偏阳虚者见婚久不孕，月经后期，量少色淡，或月经稀发、闭经、面色苍黯，腰酸腿软，性欲淡漠，小便清长，大便不实，舌淡苔白，脉沉细或沉迟。治宜温肾补气养血，调补冲任。偏阴虚者见婚久不孕，月经先期，量少，色红无血块，或月经尚正常，但形体消瘦，腰腿酸软，头昏眼花，心悸失眠，性情急躁，口干，五心烦热，午后低热，舌质偏红、苔少，脉细数。治宜滋阴养血，调冲益精。②肝郁者见多年不孕，经期先后不定，经来腹痛，行而不畅，量少色黯，有小血块，经前乳房胀痛，精神抑郁，烦躁易怒，舌质正常或黯红、苔薄白，脉弦。治宜舒肝解郁，养血理脾。③痰湿者见婚后久不受孕，形体肥胖，经行延后，甚或闭经，带下量多，质黏稠，面色苍白，头晕心悸，胸闷泛恶，舌苔白腻，脉滑。治宜燥湿化痰，理气调经。④血瘀者见婚久不孕，月经后期量少，色紫黑，有血块，或痛经，平时少腹作痛，痛时拒按。舌质紫黯或舌边有紫点，脉细弦。治宜活血化瘀，调经。

方①　鹿茸炖乌鸡

【原料】鹿茸10克，乌鸡肉250克，调料适量。

【制用法】乌鸡肉洗净，切成小块，连同鹿茸放入炖盅内，加冷开水一碗半，盖好盅盖，武火煮沸，文火炖3小时，加入调料调味即成。

【功效】补肾益精。适用于肾虚精衰、子宫虚冷不孕症，症见婚久不孕、腰酸无力、带下清稀、淋漓不断，或月经不调、闭经、痛经、面色晦黯、腰酸无力、小腹冷感，或性欲淡漠等。

方②　附子山药羊肉汤

【原料】熟附子、山药、当归各10克，鲜羊肉100克，姜、葱、盐各适量。

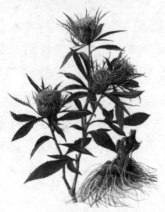

熟附子

【制用法】将鲜羊肉洗净，切小块，加入熟附子、山药、当归一同煲汤，肉熟后加姜、葱、盐调味即可。吃肉，喝汤。于月经前服食，每日1剂，连服5~7日。

【功效】适用于肾虚型不孕症，症见月经量少、经期延长、经色暗而质清、腰膝酸软、下腹冷坠、白带清稀。

方③　双核茴香粥

【原料】荔枝核、橘核各15克，小茴香10克，粳米60克。

【制用法】将前3味水煎去渣，加入粳米煮粥食用。于月经结束后开始每日早晚各服1剂，连服7日，下个月经周期再服7日，连服3个月。

【功效】舒肝解郁，养血调经。适用于肝郁气滞型不孕症。

方④　韭菜炒羊肝

【原料】韭菜100克，羊肝150克，葱、姜、盐各适量。

【制用法】将韭菜洗净，切段；羊肝切片，加葱、姜、盐调味，共放铁锅内用旺火炒熟。佐餐服食。每天1次，月经前连服数天。

【功效】适用于肝郁型不孕症，症见月经先后不定期、经量时多时少、胸胁或乳房胀痛、时常叹息等症。

方⑤ 参杞河车瘦肉汤

【原料】枸杞子12克，党参18克，甘草2克，紫河车1/4个，猪瘦肉60克，生姜2片。

【制用法】将紫河车、猪肉分别洗净，切成小块。党参、杞子、甘草、生姜洗净，与紫河车、猪肉同放入锅内，加清水6小碗，武火煮沸，文火煮2小时，加入食盐调味即成。

【功效】大补气血，滋肾益精。适用于血少精亏，气血不调导致不孕者，症见婚后不孕，身体瘦弱，面色淡白，头晕肢倦，腰膝酸软，性欲低下，月经初潮较晚，月经稀少，经色淡红甚或闭经。

方⑥ 炒韭菜青虾

【原料】青虾250克，韭菜100克。

【制用法】上2味共炒调味食用。每日1剂。

【功效】温肾养血，调补冲任。主治不孕症属肾阳虚者，症见婚久不孕，月经后期，腰酸腿软，性欲淡漠，舌淡苔白，脉沉细或沉迟。

方⑦ 山楂肉桂红糖汤

【原料】山楂肉10克，肉桂6克，红糖30克。

【制用法】前2味洗净，加水适量，煮数沸后入红糖30克，再煮数沸。服用时去渣，喝汤，每日1剂，分2次服。

【功效】活血散瘀。适用于血瘀型不孕症，症见婚久不孕，月经后期，量少色黯，有血块，或有痛经，舌质紫黯，脉细涩。

方⑧ 益母草元胡鸡蛋汤

【原料】益母草30~60克，元胡20克，鸡蛋2个。

【制用法】将益母草、元胡与鸡蛋同煮，鸡蛋熟后去壳，再煮片刻，去药渣。吃蛋喝汤，每天1次，每次月经前连服5~7天。

【功效】适用于血虚型不孕症，症见月经错后、经期腹痛拒按、经血暗黑有块。

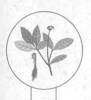

妊娠呕吐 调理药膳

妊娠呕吐多发生在受孕后6~12周，是妊娠早期征象之一。本症患者轻者出现食欲不振、择食、晨起恶心以及轻度呕吐等症状，一般在3~4周后即自行消失，不需要特殊治疗。但如果妊娠反应严重，呈持续性呕吐，甚至不能进食、进水，并伴有头晕乏力，恶闻食味，上腹饱胀不适或喜食酸咸之物等，即为本症。妊娠呕吐多见于精神过度紧张，神经系统功能紊乱的年轻初孕妇。此外，胃酸过少，胃肠道蠕动减弱等也与妊娠呕吐相关。本病属于中医学的"恶阻"范围。

中医认为，本病多为冲脉之气上逆，循经犯胃，胃失和降所致，当以降逆止呕，调和脾胃为治，运用合理食疗有良好的防治作用。

方 1 姜汁牛奶

【原料】鲜牛奶200毫升，生姜汁10毫升，白糖20克。

【制用法】将鲜牛奶、生姜汁、白糖混匀，煮沸后即可。温热服，每日2次。

【功效】益胃，降逆，止呕。适用于妊娠呕吐不能进食者。

方 2 山药炒肉片

【原料】鲜山药100克，生姜丝5克，瘦肉50克。

【制用法】将山药切片与肉片一起炒至将熟，然后加入姜丝，熟后即可服食。

【功效】健脾和胃，温中止呕。山药健脾补气，瘦肉大补气血，生姜温中止呕。

方 3 荸荠生姜汤

【原料】荸荠100克，生姜25克，白糖适量。

【制用法】将荸荠洗净，去皮切片，生姜洗净切片，共置锅内，加水煎汤，调入白糖饮服。每日1剂。

【功效】清热和胃，降逆止呕。适用于肝热气逆型妊娠呕吐。

方 ④ 砂仁粥

【原料】粳米100克，砂仁5克，白糖适量。

【制用法】将米入砂锅中，加水500毫升煮，待米开粥稠时调入砂仁末，用文火稍煮数沸，粥稠即停火，每日早晚温服。

【功效】暖脾胃，助消化，补中气。凡脾胃虚寒、恶心呕吐、不思饮食者，可辅食此粥。

方 ⑤ 丁香炖雪梨

【原料】公丁香4粒，大雪梨1个。

【制用法】将雪梨洗净，在雪梨上切一正方形小孔。把丁香洗净，擦干，打碎呈粗末后，塞入雪梨孔用无香味的餐巾纸沾水封好，用碗盛，文火隔开水炖1小时。去雪梨皮后，吃雪梨及丁香。

【功效】暖胃止呕。适用于妊娠呕吐属脾胃虚寒者，症见妊娠期间，恶心呕吐，口淡流涎，食少脘胀，舌淡红苔薄白。

方 ⑥ 苏叶砂仁鲫鱼汤

【原料】鲫鱼2尾，苏叶15克，砂仁6克，生姜6片。

【制用法】将苏叶、砂仁、生姜洗净；鲫鱼活宰，去鳞、鳃、肠脏，洗净，下油锅用姜爆至微黄。将鲫鱼、姜放入锅内，加清水适量，武火煮沸后，改文火煲半小时，下苏叶、砂仁再煲20分钟，调味，饮汤食肉。

【功效】健脾行气，和胃止呕。适用于脾虚气滞，妊娠呕吐，症见妊娠后恶心欲吐，食欲减退，脘腹胀闷，怠倦乏力。

方 ⑦ 白糖米醋蛋

【原料】鸡蛋1个，白糖30克，米醋60克。

【制用法】先将米醋煮沸，加入白糖使其溶解，打入鸡蛋，待蛋半熟即成。每日2次。

【功效】健胃消食，滋阴补虚。适用于妊娠呕吐或肝胃不和者。

方 ⑧ 生姜伏龙肝鸡肉汤

【原料】生姜、伏龙肝各60克，童子鸡1只。

【制用法】生姜带皮切片，与伏龙肝共煎，取上清液煮鸡。吃肉，喝汤。

【功效】补脾和胃，降逆止呕。适用于妊娠剧吐。

方 9 甘蔗生姜汁

【原料】甘蔗汁100毫升，生姜汁100毫升。

【制用法】将甘蔗汁、生姜汁混合，隔水烫温。每次服30毫升，每日3次。

【功效】清热和胃，润燥生津，降逆止呕。适用于妊娠胃虚呕吐者。

方 10 苏姜陈皮茶

【原料】苏梗6克，陈皮3克，生姜2片，红茶1克。

【制用法】将前3味剪碎与红茶共以沸水焖泡10分钟，或加水煎10分钟即可。每日1剂，可冲泡2~3次，代茶，不拘时温服。

【功效】理气和胃，降逆安胎。适用于妊娠恶阻、恶心呕吐、头晕厌食、食入即吐等。

方 11 陈皮藕粉

【原料】陈皮3克，砂仁1.5克，木香1克，藕粉25克，白糖适量。

【制用法】砂仁、陈皮、木香研细末，同藕粉、白糖一起冲服。

【功效】健脾和胃，理气止呕。砂仁、木香理气行滞；陈皮疏肝和胃、止呕；白糖补脾和中。

方 12 生姜乌梅饮

【原料】乌梅肉、生姜各10克，红糖适量。

【制用法】将乌梅肉、生姜、红糖加水2000毫升煎汤。每服100毫升，每日2次。

【功效】和胃止呕，生津止渴。适用于肝胃不和之妊娠呕吐。

妊娠水肿 调理药膳

妊娠后肢体面目发生肿胀者，称为妊娠水肿，是孕妇的一种常见病，一般发生在妊娠6个月之后。本病的临床特点是水肿，先从下肢开始，逐渐蔓延，伴尿量减少、体重增加，严重者可因"妊娠中毒症"而危及母子生命。如水肿仅发生在踝关节以下，而并无其他不适症状，则属正常生理现象，不需治疗即可自行消失。

本病属中医"子肿"范畴，多为脾肾亏虚、水湿内停所致，当以健脾益肾、利湿消肿为治，下列食疗方可供选用。

方 1 花生红枣大蒜汤

【原料】大蒜30克，花生60克，红枣10枚。

【制用法】花生洗净后去衣；红枣洗净去核。将大蒜洗净后切成薄片，放入油锅里煸炒几下，倒入花生、红枣，加水1 000毫升一起煮，待花生烂熟后，即可食之。每天1剂，分2~3次服用，7天为1疗程。

【功效】益气和胃，健脾消肿。适用于轻、中度妊娠水肿。

方 2 千金鲤鱼汤

【原料】生姜、党参、白芍、当归各15克，鲤鱼1条(约500克)，白术、茯苓各30克，大腹皮10克。

【制用法】将鱼去内脏洗净，余药用布包好，同放瓦锅，加水1 000毫升，文火炖至烂熟，去药渣，用葱、蒜、无盐酱油调味。食鱼肉喝汤。分2次早晚服，连服3~4剂。

【功效】健脾利水，调气导滞。适用于中度妊娠水肿。

方 3 白豆莲肉炖排骨

【原料】白豆、莲肉各50克，红枣10枚，猪排骨250克。

【制用法】将猪排骨洗净切

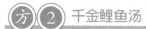

块，同放于砂锅中，加水600毫升，烧开，小火炖至酥烂，下精盐、味精调匀。分2次趁热服。

【功效】适用于妊娠脾虚，体弱食少，下肢水肿，脚气水肿。

方 4 黑豆鲤鱼汤

【原料】黑豆适量，鲤鱼1尾。

【制用法】鲤鱼洗净，去内脏，与黑豆同煮汤食用。

【功效】健脾利水，消肿安胎。鲤鱼熟食利水作用较强，凡水湿内盛、水肿胀满、小便不利者，食之有效；黑豆甘平，利水，消肿，清热解毒。适用于脾虚兼有湿热的妊娠水肿。

方 5 茯苓粉粥

【原料】茯苓粉30克，粳米30克，红枣(去核)7个。

【制用法】先煮米几沸，后放入红枣，至将成粥时再加入茯苓粉，用筷搅匀成粥，或可加糖少许，晨起做早餐食之，或不拘时食用。

【功效】补脾和胃壮筋骨。茯苓甘淡，益脾除湿；大枣甘

温，养脾和胃；粳米甘平。本粥适用于因脾虚湿盛而引起的妊娠水肿。

方 6 牛肉蒜汤

【原料】大蒜25克，牛肉250克，赤小豆200克，花生仁150克，红辣椒(干品)3个。

【制用法】先将牛肉洗净，切块，与余药共放瓦锅内，加水适量，煲至牛肉极烂。空腹温服。分2次服完。连服3~5天。

【功效】温补脾肾，通阳利水。适用于重度妊娠水肿。

方 7 花生鲤鱼眉豆汤

【原料】鲤鱼1条(约500克)，花生30克，眉豆24克，生姜6片。

【制用法】鲤鱼活宰，去鳞、鳃、肠杂，洗净，下油锅以生姜爆至微黄，备用；花生、眉豆洗净。把全部用料放入锅内，加清水适量，武火煮沸后，文火煲约2~3小时，至花生、眉豆熟烂，调味供用。

【功效】补虚健脾，利水消肿。适用于妊娠后期水肿，症见

妊娠后期体弱气短，饮食减少，心悸眩晕，小便不利，下肢水肿。

 赤豆鲤鱼大蒜汤

【原料】赤豆200克，鲤鱼400克，大蒜1头，陈皮10克。

【制用法】将鱼开膛去内脏、鳞，洗净；大蒜剥皮，加入余2味和水共煮熟。吃鱼饮汤，每日3次。

【功效】健脾祛湿，利水消肿。适用于轻度妊娠水肿。

方 9 **黑鱼冬瓜汤**

【原料】大黑鱼1条（约500克），冬瓜500克，调料适量。

【制用法】先将黑鱼洗净，冬瓜切块，同放瓦锅内煮烂，再加少许葱白、大蒜，不加盐，煮熟后吃鱼喝汤。

【功效】温肾利水安胎。黑鱼甘温，温肾补虚；冬瓜利尿。适用于肾阳虚妊娠水肿。

方 10 **鲫鱼粥**

【原料】鲫鱼1尾（约750克），高粱米50克，橘皮10克，胡椒末、酱、葱适量。

【制用法】高粱米、橘皮末同煮粥，鲫鱼制如食法，去骨用肉煮粥，临熟加胡椒面、酱、葱调和，可作为半流食正餐食之。

【功效】健脾和中，渗湿消肿。

【附注】鲫鱼甘温，和胃实肠而行水；橘皮理气和中健脾；胡椒暖胃快膈；高粱米甘平，具有健脾益中、渗湿消肿之功。本粥适用于因脾虚气滞而引起的妊娠水肿。

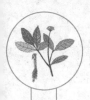

妊娠贫血 调理药膳

妊娠贫血是妊娠期的常见病。主要表现为面色无华、唇甲色淡、头晕目眩、心悸气短、腰酸腿软等。若不及时治疗可引起胎漏、胎动不安，甚至小产。临床辨证可分为血虚证、气虚证、阴虚证和阳虚证四种类型。

血虚型主要表现为面色苍白或萎黄，唇甲淡白，脱发，倦怠乏力，或头晕目眩，心悸，失眠，舌质淡，脉细滑而弱。宜食补血、养血及含铁量高的食品。

气虚型表现为神疲肢倦，懒言声低，心悸气短，自汗或纳差，便溏，腰膝酸软，舌质淡，苔薄白，脉细滑。宜食补气健脾之品。

阴虚证表现为两颧潮红，五心烦热，烦躁不宁，口干咽燥，伴有头晕耳鸣。舌质红，少苔，脉细数。宜食滋阴养血之品。

阳虚证表现为倦怠嗜卧，少气懒言，形寒肢冷，心悸自汗，腰背酸痛，小便清长，大便溏泻或五更泄泻，舌淡苔白，脉虚弱。宜食益气温阳之品。

方 1 阿胶羹

【原料】阿胶6克，鸡蛋2个，料酒少许。

【制用法】将阿胶打碎，放入已打破调匀的鸡蛋内，放料酒少许，用锅蒸15分钟即可。

【功效】补血滋阴。

【附注】阿胶甘平，有补血滋阴之功；鸡蛋甘平，补气养血；蛋黄能补血，治胎产诸疾，具有补血安胎之功；料酒去腥调味。本羹适宜治疗妊娠血虚贫血。

方 2 大枣黑豆黑矾丸

【原料】大枣500克，黑豆250克，黑矾60克。

【制用法】将大枣去核，黑

豆碾面，加入黑矾，共捣如泥为丸。每服2克，日3次。

【功效】补血养心安胎。

【附注】大枣甘平，有和阴阳、调营卫、生津液及安心神之功；黑豆甘平，有调中强身、补肾活血之能；黑矾又名皂矾，含有硫酸亚铁，具有明显的补血作用。

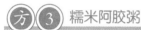 **糯米阿胶粥**

【原料】阿胶30克（捣碎为末），糯米50克。

【制用法】先将糯米煮粥，将熟下阿胶末搅匀，烊化，晨起或临睡前食之。

【功效】养血益气安胎。

【附注】阿胶甘平，养血安胎，滋养肝肾，主治一切血亏证；糯米甘温，补中益气。本粥可用于血虚型的妊娠贫血。

方④ **鸭血羹**

【原料】鸭血（1只鸭的血），食盐适量，黄酒20毫升。

【制用法】将鸭血加清水、食盐适量，隔水蒸熟，入黄酒稍蒸片刻，饭后服。每日1次，连服5次为1疗程。

【功效】鸭血甘咸微寒，功能补血解毒；黄酒甘辛性温，宣引药势，调和气血，除腥调味。共成补血活血之品。

方⑤ **木耳红枣冰糖羹**

【原料】黑木耳15克，红枣15枚，冰糖适量。

【制用法】将黑木耳、红枣温水泡发洗净，放入小碗，加水和冰糖适量，隔水蒸1小时，吃木耳、红枣(带皮)。每日2次。

【功效】补气养血。黑木耳甘平，具有补气益志、补血作用；红枣益气补中；冰糖生津益脾。此羹对血虚的贫血具有良好的补益作用。

方⑥ **糯米红枣粥**

【原料】糯米100克，红枣30克，黑豆30克，红糖适量。

【制用法】三味洗净煮成粥，加红糖适量。

【功效】补气养血。

【附注】糯米甘温，补中益气；大枣甘温，养脾和胃，益气生津；黑豆健脾。脾胃为生血之源，所以妊娠贫血孕妇可以此粥为早餐。

方 7 桂圆莲子粥

【原料】桂圆15~30克，莲子15~30克，红枣5~10枚，糯米20~60克，白糖适量。

【制用法】先将莲子去皮心，红枣去核，再与桂圆、糯米同煮，做粥如常法。食时加糖，可作早餐用。

【功效】桂圆、莲子皆为补脾养心之品；枣肉、糯米又具有健脾之功。此粥具益心宁神、养心扶中的功能。治疗妊娠贫血气虚证。

方 8 地黄粥

【原料】熟地黄30克，粳米60克。

【制用法】将熟地黄用纱布包，加水500毫升，放入砂锅内浸泡片刻，用文火先煮，至药汁呈棕黄色，药香扑鼻，放入粳米，煮成药粥。每日空腹趁热服。

【功效】滋阴补肾，益气养血。

【附注】熟地黄味甘微温，滋阴补血；粳米甘平，补中气，壮筋骨，通血脉。二味配伍，具有滋阴、补益气血之功。本粥适

用于阴虚的妊娠贫血。

方 9 羊肝枣仁汤

【原料】羊肝500克，酸枣仁20克，调料少许。

【制用法】先将酸枣仁煮汁去渣，用汁煮肝，食肝饮汤。

【功效】补肝养血，宁心安神。

【附注】羊肝味甘苦性凉，有补肝益血之功；酸枣仁甘酸而润，功专宁心养肝，除烦敛汗。适用于贫血而心神不安、烦热不眠等症状。

方 10 狗肉粥

【原料】狗肉250克，粳米100克，生姜、盐少许。

【制用法】将狗肉切成长3厘米厚2厘米的块，生姜切成颗粒，同粳米共置铝锅内，加入食盐和适量的水，先武火后文火煮熟即成。

【功效】温补脾胃，益气助阳。

【附注】狗肉补中益气，温肾助阳；粳米益胃；生姜温中散寒。本粥适应于妊娠阳虚贫血。

产后恶漏不绝 调理药膳

胎儿娩出后，胞宫内遗留的余血和浊液，称为"恶漏"。正常情况下，一般在产后20天以内，恶漏即可排除干净。但如果超过这段时间仍然淋漓不绝者，即为恶漏不绝，又称"恶漏不止"或"恶漏不尽"。如不及时治疗，迁延日久，则可影响产妇的身体健康并引发其他疾病。

中医认为，本病之所以发生，主要是冲任不调、气血运行失常所致。其病因多由气虚下陷，冲任不固，不能摄血；或血分有热，热扰冲任，迫血下行；或瘀血内阻，血不归经引起。临床常见的证候类型有气虚、血热、血瘀三种。治疗时应以补气摄血、养阴清热止血、活血化瘀为主要方法。

气虚表现为产后恶漏日久不止，淋漓不断，色淡红，量多，质稀，少腹下坠，精神倦怠，舌质淡，苔正常，脉缓弱。治宜益气摄血。

血热表现为恶漏日久不止，色红，质稠而臭，面色红，口干咽燥，舌红，脉细数。治宜清热益阴止血。

血瘀表现为产后恶漏淋漓不止，量少，色紫黑或夹血块，少腹疼痛，拒按，胸腹胀痛，舌质正常或边紫，脉沉涩或沉实有力。治宜活血化瘀。

方 1 金针菇炒鳝丝

【原料】水发金针菇100克，去骨黄鳝肉350克，精盐、酱油、姜、蒜瓣、豆粉、猪油各适量。

【制用法】将黄鳝洗净，剁段切条，姜切丝，金针菇洗净切段。豆粉加水调匀，入锅烧沸，放入鳝丝，加酱油、精盐翻拌，至鳝丝半熟时投入金针菇及姜丝，翻拌至鳝丝熟透，起锅盛入盘中。锅洗净后加猪油烧热，投入拍碎的蒜瓣煸香，将其浇在鳝丝上即可上桌。

【功效】金针菇有益肠胃，理气化痰等功效，可用于治疗肝炎、消化道溃疡、高血压诸症，与鳝鱼同烹食，可奏补虚损，益气血，强筋骨之效。适用于气虚型产后恶漏不绝。

方 2 党参黄芪炖乌鸡

【原料】乌鸡肉200克，党参30克，黄芪15克。

【制用法】将党参、黄芪洗净；鸡肉洗净，切小块。把全部用料放入炖盅内，加开水适量，炖盅加盖，文火隔开水炖3小时，调味即可。随量饮用。

【功效】补益气血。适用于恶露不绝属气虚者，或气血虚弱不能濡养肢体而致的产后身痛、腹痛者，症见产后恶露逾期不止，色淡、质稀，拌头晕眼花，失眠心悸，关节酸痛，小腹绵绵而痛，舌淡红苔薄白。

方 3 归芪红糖蛋

【原料】当归15克，黄芪、红糖各30克，鸡蛋2个。

【制用法】将鸡蛋外壳洗净。将鸡蛋、当归、黄芪置瓦罐内，加清水适量，旺火煮沸，撇去浮沫，加红糖，改文火煮20分钟；将鸡蛋壳敲碎，使药液进入蛋内，再用文火煨40分钟即可。喝汤，吃蛋，每日1剂。

【功效】益气补血，活血化瘀。适用于气血两虚型产后恶漏不绝患者服用。

方 4 益母草红糖蛋

【原料】益母草30克，鸡蛋2个，红糖50克。

【制用法】将益母草装入纱布袋中，扎口，置砂锅中，加清水适量，旺火煎煮20分钟，打入鸡蛋，加红糖，改文火再煨40分钟。喝汤，吃蛋，每日1~2剂。

【功效】活血化瘀，养血补气。适用于气血两虚型及瘀血内阻型产后恶漏不绝患者服用。

方 5 川芎黄芪粥

【原料】川芎6克，黄芪15克，糯米50~100克。

【制用法】川芎、黄芪先煎取汁，再下糯米煮粥，熟后即可服食。

【功效】补气升阳，活血行气。

【附注】黄芪为补气要药，

可益气升阳；伍川芎活血行气。两者合用，补而不滞，故可用于气虚所致的恶漏不绝。

方⑥ 桃仁莲藕汤

【原料】桃仁10克，莲藕250克，盐适量。

【制用法】将莲藕洗净切成小块，加清水三大碗与桃仁同煮，加食盐少许调味，饮汤食藕。

【功效】活血化瘀，健脾养血。

【附注】桃仁活血化瘀；莲藕生可清热散瘀，熟可养血健脾。两味同用，可收养血健脾、活血化瘀之功，是民间用于治疗产后恶漏不尽的常用方。

方⑦ 山楂山药粥

【原料】山楂30~40克（鲜山楂60克），山药60克，粳米150克，沙糖10克。

【制用法】山楂、山药入砂锅煎汁去渣，入粳米、沙糖煮粥。

【功效】健脾益气，散瘀消积。

【附注】山楂味酸甘涩性微

温，开胃消食，化滞消积，活血化瘀，收缩子宫，可使宫腔内血块易于排出、促进产后子宫的复原，故常用于产后恶漏不尽，或行经腹痛；山药甘平，补脾胃，益肺肾，与山楂合用，补气散瘀，相辅相成。适用于气虚兼血瘀的患者。

方⑧ 苏藕鸭蛋汤

【原料】鸭蛋1个，苏木6克，藕节30克。

【制用法】将后2味煎汤去渣，加入去壳熟鸭蛋共煮片刻，吃蛋喝汤。每日1次，连服3~5次。

【功效】本汤适用于产后气虚之恶漏不绝。

方⑨ 山楂香附茶

【原料】山楂30克，香附15克，红糖15克。

【制用法】将前2味共制粗末，与红糖一同放入保温杯中，用沸水冲泡，代茶饮用。每日1剂。

【功效】活血化瘀，理气止痛。适用于血瘀型产后恶漏不绝。

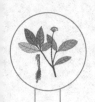

产后缺乳 调理药膳

一般情况下，妇女分娩后，就开始分泌乳汁，产后1~2天，每日泌乳量不超过100毫升，第3天增多，第4天突增。一般正常泌乳量平均每昼夜为1000~1500毫升，足够婴儿需要；但有的产妇乳汁分泌平均昼夜仅400~500毫升或更少，不能满足婴儿需要，这种情况即为"产后缺乳"。

中医学认为，产后缺乳可分为虚实两种，虚者气血虚弱，或脾胃虚弱，或分娩时失血过多，致使气血不足，影响乳汁分泌；实者肝郁气滞，气机不畅，脉道阻滞，致使乳汁运行受阻。

①气血虚弱产后乳汁分泌少，面色苍白，纳少，气短，乏力，便溏，乳房柔软而无胀痛，舌淡少苔，脉虚细。治宜补气养血，佐以通乳。

②肝郁气滞血瘀产后乳汁不行，乳房胀满，疼痛或有肿块，食少，胸闷，呃逆，便干，舌红、苔薄黄，脉弦滑。治宜疏肝活血通络。

产后缺乳多发于初产妇。以下的食疗可供选用。

方 1 归芪鲤鱼汤

【原料】大鲤鱼1尾，当归15克，黄芪50克。

【制用法】将鲤鱼洗净去内脏和鱼鳞，与当归、黄芪同煮。

【功效】补气养血通乳。鲤鱼性味甘平，下气通乳，当归性味甘辛苦温，有补血、活血之功；黄芪甘温，具有补气助阳之功。适用于气血虚乳汁不足。

方 2 花生炖猪蹄

【原料】猪蹄2只，花生米200克。

【制用法】将猪蹄去毛，洗净，深划深切，放入锅中，加花生米或盐，注入适量的水，大火煮沸，改用小火炖到熟烂，骨能脱掉时即可。分顿连续吃肉喝汤。

【功效】本品有养血益阴、通乳的功效。适用于乳少、停乳的产妇食用。

方 3 木瓜带鱼汤

【原料】生木瓜200~300克，鲜带鱼段200克，调料适量。

【制用法】将木瓜洗净，去皮、核，切块，带鱼段洗净，共置锅内，加水炖熟，调味食用。每日1剂。

【功效】补气养血，通乳。适用于气血虚弱型产后缺乳。

方 4 黄酒炖猪蹄

【原料】猪蹄1500克，黄酒30毫升，生姜9克，葱结2根，桂皮3克，精盐10克。

【制用法】猪蹄去骨，用镊子拔净余毛，以刀刮去污垢，再用清水冲洗；取锅1只，放清水2500毫升，投入猪蹄，温火烧沸，捞起，放入清水中冲洗；取砂锅1只，放猪蹄、生姜、葱结、料酒、桂皮，加满水，上旺火烧沸，转小火焖煮2.5小时，撇去浮沫，捞出猪蹄晾凉，撕成碎肉，放入原汤锅中，加盐调味，去生

姜、葱及桂皮，烧片刻后，离火即成。吃猪蹄肉，喝汤。

【功效】补益气血，通络下乳。适用于气血虚弱型产后缺乳、乳少或无乳。

方 5 鲶鱼煨鸡蛋

【原料】鲶鱼1条（约500克），鸡蛋3个，黄酒15毫升，姜、葱各适量。

【制用法】用布抹去鲶鱼体外黏液，剖腹去内脏，洗净。取锅上旺火，烧热，用油滑锅，加入适量猪油及葱、姜煸炒，捞起葱、姜，放入鲶鱼，煎至两面发白，烹入黄酒，加入葱、姜，放入清水750毫升，旺火烧20分钟，煮至汤白鱼熟，放精盐调味，转用小火，打入鸡蛋，蛋黄不散，煨卧2分钟，盛入汤碗中，撒上蒜末、胡椒粉即成。吃鱼，喝汤，每天1剂。

【功效】益气补血催乳。适用于产后缺乳属气血不足型。

方 6 芪归猪蹄汤

【原料】党参、当归、黄芪各30克，通草9克，猪蹄2只，虾米30克，盐少许。

【制用法】将党参、当归、黄芪、通草装纱布袋中，与猪蹄、虾米同炖，文火煨至肉烂，去药袋。食用时可加少许食盐调味，吃肉喝汤。

【功效】补气益血，通经下乳。适用于产后气血亏虚、乳汁不行。

方 7 芪肝汤

【原料】猪肝500克，黄芪60克。

【制用法】猪肝洗净，加黄芪放水适量，同煮汤连汤食。

【功效】补肝益气通乳。黄芪性味甘温益气；猪肝性味甘苦而温，补肝养血。治气血不足的缺乳。

方 8 丝瓜桃仁汤

【原料】丝瓜250克，桃仁10克，红糖适量。

【制用法】将丝瓜洗净切片，与桃仁共置锅内，加水煎沸15~20分钟，调入红糖即成。每日1剂，3次分服，连服3日。

【功效】清热通络，活血通乳。适用于肝郁气滞血瘀型产后缺乳。

方 9 无花果猪蹄汤

【原料】无花果100克，猪前蹄1只，调料适量。

【制用法】按常法煮汤服食。每日1剂。

【功效】健脾开胃，养血通乳。适用于气血虚弱型产后缺乳。

方 10 猪蹄豆腐汤

【原料】猪蹄1只，豆腐60克，黄酒30毫升，葱白2根，食盐适量。

【制用法】将猪蹄洗净切成小块，与葱白、豆腐同放砂锅内，加水适量，用文火煮半小时，再倒入黄酒，加入少量食盐即可食用。食豆腐，饮汤。

【功效】疏肝解郁通乳。适用于肝郁气滞型产后缺乳。

子宫脱垂 调理药膳

子宫脱垂是指子宫由正常位置沿阴道下降或脱出阴道口外的一种妇科常见病，常发生于体力劳动妇女，以产后为多见。本病患者自觉会阴处有下坠感，阴道内有肿物脱出，并伴有腰痛、尿频或尿失禁等症状。脱出物常因摩擦而逐渐发干、变硬、增厚，或破溃而有脓性及血性液体渗出。本病多因身体素虚，分娩时用力太过，或产后没有适当休息，过早参加体力劳动，特别是重体力劳动所致。中医称之为"阴挺""阴菌""阴脱"等。

中医学将子宫脱垂分为气虚与肾虚两种类型：①气虚型子宫脱垂表现为阴道有物下坠到阴道口，或脱出阴道口外，大者如鸡卵，自觉小腹下坠，倦怠乏力，心悸气短，尿频，白带量多，舌质淡，苔薄白，脉虚细。治宜补气升陷，宜食益气提升的食物。②肾虚型子宫脱垂的症状是子宫脱出，小腹下坠，腰背酸痛，腿软，月经不调，小便多，头晕耳鸣或眼眶发黑，舌质淡红，脉沉细。治宜补肾养血，温养益气，宜食补肾健脾、益气提升的食物。

方 1 黄芪蒸鸡

【原料】嫩母鸡1只，黄芪30克，食盐1.5克，绍酒15克，葱、生姜各10克，清汤500克，胡椒粉2克。

【制用法】鸡宰杀去毛、爪、内脏，洗后先入沸水锅内焯至皮伸，再凉水冲洗沥干。黄芪洗后切段，装入鸡腹腔内。葱、生姜洗净后切节、片待用。将鸡放入瓷碗内，加入葱、姜、绍酒、清汤、食盐，用棉纸封口，上笼用武火蒸至沸后1.5～2小时。出笼加入胡椒粉调味，即可食用。酌量分次食用，连服4～6周。

【功效】补气升举。

【附注】黄芪为补气要药，与鸡同用，能益气升阳、养血补虚。用于脾虚食少、倦怠乏力、少气自汗、血虚眩晕、肢体麻木及中气下陷所致之久泻、脱肛、子宫下垂等病，对因产后气虚引起的子宫脱垂更为适宜。

方 ② 黄芪枸杞炖乳鸽

【原料】乳鸽1只，炙黄芪、枸杞子各30克。

【制用法】将乳鸽洗净，切块；将炙黄芪、枸杞子纱布包好，同乳鸽放炖盅内，加水适量隔水炖熟，去药包。饮汤，吃鸽肉。隔天1次，连服10~15次。

【功效】适用于肾虚型子宫脱垂。

方 ③ 黄芪蒸牛臀

【原料】黄芪30克，防风20克，升麻10克，牛臀肉(股肌肉)150克，精盐、味精、香油各适量。

【制用法】将牛肉洗净切块，放入碗中，四周摆上黄芪诸药，上笼蒸1.5小时，取出后拣去诸药，加精盐、味精、香油调味食用。

【功效】补中益气，升阳举陷。适用于气虚型子宫脱垂。

方 ④ 升麻煲龟肉

【原料】升麻12克，乌龟肉100克~150克。

【制用法】将龟肉洗净切块；升麻洗净后用纱布包好，一齐放入瓦煲内，加水800毫升，加热煲至龟肉熟，去药包即可。食龟肉，喝汤。

【功效】补益气血，升举阳气。适用于子宫脱垂。

方 ⑤ 巴戟炖猪大肠

【原料】巴戟50克，猪大肠250~300克。

【制用法】将猪大肠翻转，以粗盐擦洗干净后，再翻转复原。把巴戟纳入大肠内，加水适量，隔水炖至猪大肠熟烂。去巴戟，食肠。空腹食，每周2次。

【功效】调血，补肾，壮阳。适用于子宫脱垂。

方 ⑥ 核桃大枣韭菜粥

【原料】核桃仁30克，大枣10枚，韭菜50克，芡实20克，粳米100克，冰糖适量。

【制用法】按常法煮粥食用。每日1剂，2次分服。

【功效】补肾益气，收敛固涩。宜肾虚型子宫脱垂。

方 7 蓖麻根炖鸡

【原料】蓖麻根、金樱子各50克，棉花根、益母草、炙黄芪各30克，母鸡1只，姜、料酒、盐各适量。

【制用法】将鸡洗净、切块；将上药用纱布包好，与鸡同炖烂，熟后去药渣，加姜、料酒、盐再稍炖片刻即可。分次吃鸡喝汤，隔日1次，连服8~10次。

【功效】适用于气虚型子宫脱垂。

方 8 黄鳝汤

【原料】黄鳝2条，生姜、盐各适量。

【制用法】将黄鳝去内脏，切成段，同生姜、盐一起下锅，加水适量煮汤，熟后食肉饮汤。每日1次，连服3~4周。

【功效】补中益气。适用于气虚型子宫脱垂。

【附注】黄鳝味甘性温，入肝、脾、肾经，可温补脾胃，益气养血；生姜、盐为调味之品，兼有和中温胃之效。

方 9 荔枝酒

【原料】荔枝500克，黄酒500毫升。

【制用法】将荔枝去壳，浸入黄酒内，密封贮存，每日摇荡1次，7日后即成。每日早晚各饮服30毫升。

【功效】补脾益肝，理气止痛。适用于气虚型子宫脱垂。

方 10 首乌鸡汤

【原料】制首乌20克，老母鸡1只，盐少许。

【制用法】老母鸡宰杀去毛及内脏，洗净。将制首乌装入鸡腹内，加水适量煮至肉烂，饮汤吃肉。酌量分次食用，连服4~6周。

【功效】补肾健脾，益气升提。

【附注】何首乌苦涩微温，制熟则味甘兼补，可补肝肾、益精血，兼有收敛精气之功；鸡肉味甘性温，可补益脾胃，养血益精。两者合用，则功效相得益彰，故用于脾肾虚损所致的子宫脱垂有显效。

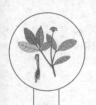
更年期综合征 调理药膳

更年期为妇女卵巢功能逐渐消退至完全消失的一个过渡时期，在更年期的过程中月经停止来潮，称绝经，一般发生于45～55岁。妇女在绝经期前后，出现月经紊乱，潮热、汗出，头晕耳鸣，心悸失眠，烦躁易怒，五心烦热，失眠多梦等月经方面，神经精神方面，心血管方面，新陈代谢、泌尿、消化等方面的障碍，称之为更年期综合征。

中医认为，本病病因主要为绝经前后肾气渐衰，冲任二脉益弱，天癸渐竭，生殖能力降低或消失，部分妇女由于素体差异及生活环境影响，不能适应这种生理变化，使阴阳失去平衡，脏腑气血不相协调而致。

本综合征有偏肾阴虚或肾阳虚之不同，治疗总以调节阴阳和脏腑气血之平衡为原则。

更年期综合征的临床表现可分为：①肾阴虚证：头晕，耳鸣，烘热，汗出，五心烦热，腰膝酸痛，或月经紊乱，经量时多时少，或皮肤干燥瘙痒，口干，便结。舌红，少苔，脉细数。宜食清淡含碳水化合物及维生素多的食物，忌食或慎用辛辣之品。②肾阳虚证：面色晦暗，精神萎靡，形寒肢冷，腰膝酸软，纳呆腹胀，大便溏薄，或月经量多色淡，面浮肿胀，夜尿多，或带下清稀。舌淡体胖，苔薄白，脉沉细无力。

方 ① 冬虫夏草炖鸭肝

【原料】冬虫夏草15克，鸭肝60克。

【制用法】将冬虫夏草用冷水浸15分钟，略洗一下，鸭肝洗净切片，与冬虫夏草一起放入加盖的炖罐内，加开水750毫升，小火炖1小时即可食用。每日1剂，连服5~7日，吃鸭肝，饮汤。

【功效】适用于肾阴虚型更年期综合征。

方 ② 山楂荷叶茶

【原料】山楂20克，荷叶15克。

【制用法】将上2味水煎取汁，代茶饮用。每日2剂。

【功效】活血散瘀，清热安神。适用于更年期综合征之头胀、心悸、失眠等。

方 ③ 大枣银耳汤

【原料】大枣60克，银耳20克，白糖适量。

【制用法】将大枣洗净，去核；银耳用温水泡发，去杂洗净，撕成小片，备用。锅内加水适量，放入大枣，大火烧沸，改用文火煮10分钟，加入银耳片，再煮2~3分钟，调入白糖即成。每日1剂，连服10~15天。

【功效】大枣补中气、健脾养胃、养血安神；银耳滋阴清热、益气和血、强心补脑。合而为汤，可奏滋阴润燥、养血安神之效。适用于更年期综合征之阴虚火旺、心烦内躁、潮热盗汗、心悸、失眠等。

方 ④ 生地黄精粥

【原料】生地30克，黄精（制）30克，粳米30克。

【制用法】先将前2味水煎去渣取汁，用药汁煮粳米为粥，早晚服。食时可加糖少许。

【功效】滋阴清热，补气养血。

【附注】生地甘寒，滋阴清热，黄精甘平，补中益气，润心肺，安五脏、填精髓、助筋骨。凡诸因所致阴阳气血不足者，都可服食。

方 ⑤ 枸杞莲心茶

【原料】枸杞子10克，白菊花3克，莲心1克，苦丁茶3克。

【制用法】上4味同放入杯中，用沸水冲泡，加盖闷10分钟，即可开始当茶频频饮用。一般可冲泡3~5次。

【功效】滋阴清热，养肝益肾。适用于更年期综合征，症见月经不调，头晕失眠，腰膝酸软，五心烦热，急躁易怒，口干苦燥，舌红少苔。

方 ⑥ 决明烧茄子

【原料】草决明30克，茄子500克，豆油250克。

【制用法】将草决明捣碎加水适量，煎30分钟左右。去药渣后浓缩至两茶匙待用。再把茄子洗净切成斜片。把豆油250克放入铁锅烧热，再将茄子放入油锅内炸至两面焦黄，捞出控油。另将铁锅内余油留下3克再放在火上，用蒜片炝锅后把炸好的茄片入锅，即可把葱、姜作料和用草决明药汁调匀的淀粉倒入锅内翻炒一会，点几滴豆油，颠翻几下后即可出锅。佐餐食。

【功效】清肝降逆，润肠通便。适用于高血压、高脂血症及妇女更年期综合征等。

方 ⑦ 海参猪肉饼

【原料】海参（干品）300克，冬菇200克，鸡蛋1个，猪瘦肉600克，豆粉、酱油、白糖、盐、芝麻油、菜油各适量。

【制用法】将干海参、冬菇用温水泡发，洗净。猪瘦肉剁烂，放在碗内，加入豆粉、白糖、盐、油、打散的鸡蛋，共拌匀分作3份，蘸以豆粉入油锅炸至金黄色。锅中留底油，将海参、冬菇略煸一下，放入炸过的肉饼同焖，当水干时，加入芝麻油、少许酱油和豆粉汁翻匀即成。每日2次，每次50~100克。

【功效】滋肾阴，补气血，健脾胃。适用于更年期综合征，症见月经先后不定、量或多或少、经色鲜红、伴见头晕耳鸣、腰酸软、烦热汗出、头面烘热等。

方 ⑧ 柴胡当归粥

【原料】柴胡、香附、枳壳、白芍各9克，合欢花12克，当归、沉香、路路通、川芎各6克，粳米150克，白糖适量。

【制用法】将以上9味药放入砂锅中加水煎汁，去渣，汁留用；粳米淘洗干净。锅上火，加入适量清水，放入粳米烧开，用小火煮粥，粥将熟时，下入药汁和白糖，稍煮即成。

【功效】疏肝理气，解郁宁神。适用于妇女更年期脾肾不足、精神不振、失眠多梦、食少便溏、腰酸痛等症。

遗精 调理药膳

　　遗精是指不因性交而精液自行外泄的一种男性性功能障碍性疾病，如果有梦而遗精者称为"梦遗"；无梦而遗精者，甚至清醒的时候精液自行流出称为"滑精"。但是如果发育成熟的男子，每月偶有1~2次遗精，且次日无任何不适者，属生理现象，不是病态。若遗精次数过频，每周2次以上或一夜数次，且有头昏眼花、腰腿酸软、两耳鸣响等症状者，则应及时治疗。

　　中医认为，本病多由肾阴亏损，阴虚生内热，热扰精室所致；或由手淫、早婚、房事过频等损伤肾阳，以致精关不固而成；也有因湿热下注，扰动精室而发生遗精者。临床分为阴虚火旺、肾精不固、湿热下注三种证型：①阴虚火旺型：多为有梦遗精，阳事易举，或易早泄。伴两颧潮红，头昏心慌，心烦少寐，神疲乏力。舌质偏红，苔少，脉细数。宜食滋阴降火之清淡饮食。②肾精不固型：多见滑精不禁，精液清冷，精神萎靡，腰腿酸冷，面色苍白，头晕耳鸣；或见囊缩湿冷，舌淡，苔白滑，脉沉溺无力。宜食温肾固涩饮食。③湿热下注型：遗精频作，茎中涩痛，小便热赤，口苦或渴，舌苔黄腻，脉滑数。宜食清热利湿饮食。

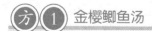 金樱鲫鱼汤

【原料】金樱子30克，鲫鱼250克，香油、食盐各5克。

【制用法】鲫鱼去鳞、内脏，洗净，加金樱子及适量水煲汤，香油、食盐调味即成。

【功效】补肾固精，利尿消

351

肿。适用于男子肾气不固而致遗精、滑精等。

方 ② 白果莲子粥

【原料】白果10枚，莲子50克。

【制用法】莲子加水煮熟，加入炒熟白果(去壳)共煮粥，加白糖调味食用。

【功效】补肾固精。白果补肾收涩，莲子补肾固精，且能清心安神。两者性平味甘，常作晚餐，有益肾固精作用。

方 ③ 枸杞炖牛鞭

【原料】枸杞子20~40克，牛外生殖器1具（包括2个睾丸），生姜2片。

【制用法】将上2味加水少

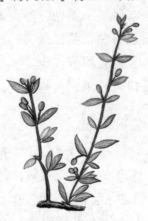

枸杞子

量，隔水炖熟。炖时可加入生姜2片，以去其异味。食肉饮汁，每周1次，一般1~2次见效。

【功效】补肾壮阳，固精止遗。用于治疗男子肾阳亏损、肝肾精力不足所致的遗精。

方 ④ 金樱根炖鸡

【原料】金樱根60克，母鸡1只（约500克）。

【制用法】母鸡宰杀拔毛，去头足和内脏洗净。将金樱根切碎，放入母鸡腹内，加清水适量，放瓦盅内隔水炖熟，调味后饮汤吃鸡。

【功效】固精涩精。适用于阴虚火旺型遗精。金樱子根性味酸涩而平，固精收涩，母鸡有补益精血作用。

方 ⑤ 薏苡仁炖鸭

【原料】薏苡仁350克，嫩鸭1只。

【制用法】将鸭去毛杂洗净切块，同薏苡仁加清水适量炖至鸭肉烂熟后，食盐、味精等调味服食。

【功效】清热利湿。适用于湿热下注之遗精。

方⑥ 芡实煲老鸭

【原料】芡实100～120克，老鸭1只。

【制用法】将老鸭宰净，留肾及肠，将芡实置鸭腹中，加水炖2小时左右，调味服食。

【功效】适用于阴虚火旺型遗精。

方⑦ 车前薏苡仁粥

【原料】车前子12克（布包），薏苡仁50克。

【制用法】将车前子加水煮汤，取汤水煮薏苡仁为粥，待温后饮服。连服10～15日。

【功效】清热利湿。适用于湿热下注型遗精。

方⑧ 肉苁蓉羊肉粥

【原料】肉苁蓉30克，羊肉150～200克。

【制用法】羊肉洗净切片，与肉苁蓉一起加大米适量煮粥，以食盐、味精调味服用。

【功效】肉苁蓉性味甘温，补肾益精；羊肉性温味甘，亦能益气补虚，温中暖下。两者合用适用于肾精不固型遗精。

方⑨ 羊肉番茄汤

【原料】羊肉500克，番茄100克，土豆250克，胡萝卜50克，白菜150克，葱白50克，胡椒面0.5克，细盐8克，味精5克，花生油50克，香菜末10克。

【制用法】将羊肉洗净，整块放入锅内，加水煮至五成熟捞出，切成小方块；土豆去皮切片，番茄去子切块，葱白切小段，白菜斜切成块，胡萝卜切成小方块。同放入锅中，加入羊肉汤煮熟后，加入胡椒面、细盐、味精、花生油、香菜末调味即可。饮汤、吃羊肉，每天1料。

【功效】温中暖肾，益气补血。适用于肾阳虚型的遗精。

方⑩ 银耳百合米粥

【原料】银耳30克，百合30克，粳米50克。

【制用法】银耳、百合洗净，同置锅中，加清水500毫升，加粳米，急火煮开3分钟，改文火煮30分钟，成粥，趁热食用。

【功效】滋阴益肾。适用于阴虚火旺、心肾不交型遗精，伴心悸烦热，夜寐不安者。

阳痿调理药膳

　　阳痿是指在性生活中男子虽有性欲，但阴茎不能勃起，或能勃起但不坚硬，从而不能插入阴道进行性交的一种性功能障碍。阳痿可由器质性病变或精神心理因素造成。一般认为，器质性病变引起的阳痿仅占10%~15%，这种阳痿往往属于原发性阳痿，表现为阴茎在任何时候都不能勃起。造成的原因很多，包括生殖系统疾病、全身性疾病、药物因素、血管疾病等。精神心理因素引起的阳痿，又称为功能性阳痿，这是最常见的一种性功能障碍，占85%~90%。这种阳痿属于继发性阳痿，病人经检查并没有引起性功能障碍的器质性疾病。精神性阳痿常与某一次精神创伤有关，常以突然发病为特点，有的刚接触配偶时能勃起，但企图性交时却又立即萎缩，有时发病为一过性或暂时性，经过治疗多数可恢复。这种阳痿是由于大脑皮层抑制作用增强，使大脑性中枢得不到足够的兴奋所造成。

　　中医认为，阳痿与肝肾密切相关，临床可分为四种证型：①肾阳不足型：由于素体阳虚，或久病伤肾，或恣情纵欲，房事过度，或手淫无节制，久之致肾阳亏虚，元阳不足，不能促进性功能，故性欲减退，而阳痿不举。故患者面色白，精神萎靡，形寒肢冷，腰膝疲软无力。腰背畏寒，伴有滑精，精液清冷，小便频数，头昏耳鸣，舌淡胖而嫩，有齿痕，脉沉细尺弱。治宜温肾壮阳。②心脾两虚型：由于思虑过度，心脾两伤，气血生化无源，或大病久病之后，中气虚弱，血气未复，均可导致阳痿。患者心悸健忘，失眠多梦，形体消瘦，食欲不振，疲乏无力，腹胀便溏，面色萎黄或苍白，舌淡白，脉细弱无力。治宜补益心脾。③肝郁不舒型：长期情志不遂，忧思郁怒，或长期夫妻感情不合，或性生活不和谐，使肝失疏泄之职，导致宗筋所聚无能而痿。患者常性情急躁，心烦易怒，胁肋不舒或胀痛，睡眠多梦，食欲不振，便溏不爽，苔白脉弦。治宜疏肝解郁。④湿热下注型：平素过食肥甘、膏粱厚味，酗酒无度戕伤脾胃，运化失司，聚湿生热，湿热内蕴，下注肝肾致宗筋弛纵，导致阳事不举。患者常兼有遗精之症，阴囊潮湿瘙痒坠胀，甚或肿痛，小腹及阴茎根部胀痛，小便赤热灼痛，腰膝酸痛，口干苦，舌红苔黄腻，脉弦滑。治宜清热利湿。

方①　山药羊肉羹

【原料】白羊肉250克，大葱、生姜、虾米少许，山药250克。

【制用法】羊肉去脂膜切薄片，山药切成丁，共煮烧羹，加入大葱、生姜，虾米、待肉熟后食用。

【功效】温肾健脾。适用于肾阳不足型阳痿。

方②　陈皮川椒烧狗肉

【原料】狗肋条肉1500克，陈皮9克，炒茴香6克，生姜30克，葱白10根，胡椒30粒，川椒50粒，酱油适量。

【制用法】先把狗肉洗净，去血水，整块放入砂锅内，加食盐、葱、姜、胡椒、花椒、陈皮，放入冷水，淹浸狗肉约3指，加盖，武火煮沸，用文火煨烂。取出狗肉切块，再放入原汁原锅内煨烧，加入酱油，烧透即成。佐餐随意服食。

【功效】温补脾肾。适用于脾肾虚损之阳痿、腰膝冷痛、性欲低下、身体畏寒等症。

方③　韭菜炒羊肝

【原料】韭菜100克，羊肝120克。

【制用法】将韭菜去杂质洗净，切1.6厘米长；羊肝切片，与韭菜一起用铁锅旺火炒熟。当菜食用，每日1次。

【功效】温肾固精。适用于男子阳痿、遗精等。

方④　泥鳅酸枣仁汤

【原料】泥鳅50克，酸枣仁50克。

【制用法】泥鳅活杀，去内脏，洗净，切段；酸枣仁洗净。同置锅中，加清水500毫升，加姜、葱、黄酒，急火煮开3分钟，去浮沫，改文火煮15分钟，分次食用。

【功效】补益心脾。适用于心脾两虚型阳痿。

方 5 海参炒黄鱼片

【原料】海参30克，黄鱼1条。

【制用法】海参发好，黄鱼去内杂洗净切片，同炒，加酒、姜、盐调味服用。

【功效】补脾肾，填精壮阳。海参补肾益精，黄鱼又名石首鱼，益气填精。两者合用，适用于肾阳不足型阳痿。

方 6 韭菜栗子粥

【原料】韭菜、栗子各50克，粳米60克。

【制用法】将韭菜择洗干净，切段；栗子去皮切碎；粳米淘洗干净，备用。锅内加水适量，放入栗子、粳米煮粥，将熟时加入韭菜段，再煮数沸即成。每日1剂。

【功效】温肾壮阳，固精强腰。适用于肾阳不足型阳痿、早泄等。

方 7 杞子炖牛鞭

【原料】杞子20~40克，牛鞭1具，生姜250克，绍酒500克。

【制用法】牛鞭洗净，剖开，去其尿管，切小块，用绍兴黄酒小火煨煮至烂，再放入生姜、枸杞子隔水炖熟，食肉饮汁。

【功效】温肾壮阳，益精兴阳。适用于阳痿伴腰酸腿软，头昏耳鸣等。

方 8 泥鳅虾汤

【原料】泥鳅200克，虾50克，料酒、姜、盐、味精各适量。

【制用法】将泥鳅放清水中，滴几滴植物油，每天换清水，让泥鳅吃油及清水后，排去其肠内粪物。把泥鳅和虾共煮汤，加料酒、姜片，煮至泥鳅熟，加盐和味精调味即可。随意服用。

【功效】温补肾阳。适用于肾虚所致的阳痿。

早泄 调理药膳

　　早泄是指性交时间极短，甚至性交前即泄精的病症，也是一种男子常见的性功能障碍。早泄可与遗精、阳痿并见，亦可单独出现。

　　中医学认为，精液的藏泄与心、肝、肾三脏功能失调有关。倘若心火过旺，肝内相火炽烈，二火相交、扰动精关，致使精关不固，因而发生早泄或滑精；或者情志不遂，肝郁气滞，疏泄失常，约束无能，因而造成过早泄精；或纵欲精竭，阴亏火旺，精室受灼，致使固守无权；或者少年误犯手淫，过早婚育，戕伐太过，以致肾气虚衰，封藏失固，以致精泄过早。临床可分为以下三种证型：①心脾两虚型，证见早泄，伴见身倦乏力，心悸怔忡，失眠多梦，面色不华，自汗健忘，大便溏泄，食纳减少，舌质淡嫩，脉细无力。治宜补益心脾，益气固精。②肾气虚损型，证见早泄，滑精，听力减退，头晕耳鸣，腰膝酸软，头发脱落，牙齿摇动，夜间多尿，小便频数，尿后余沥，面色淡白，舌淡苔白，脉细弱。治宜温肾平补，清心固涩。③肝经湿热型，证见早泄，口苦胁痛，烦闷不舒，食欲不振，小便黄赤，淋浊尿痛，舌苔黄，脉弦有力，治宜清理肝胆湿热。

方 1 杞子炖鹌鹑

　　【原料】枸杞子20克，鹌鹑2只。

　　【制用法】枸杞子洗净备用；鹌鹑活杀，去头爪、皮毛、内脏，洗净。同置锅中，加黄酒、葱、姜，隔水清炖30分钟，分次食用。

　　【功效】温补中气。适用于心脾两虚型早泄，伴失眠多梦，身倦乏力，自汗健忘，面色不华者。

方 2 芪杞乳鸽

　　【原料】北芪30克，枸杞子30克，乳鸽1只。

【制用法】先将乳鸽去毛及内脏与北芪、枸杞子同放炖盅内，加水适量，隔水炖熟。饮汤吃肉，一般3天炖1次，3~5天为1疗程。

【功效】补心益脾，固摄精气。适用于早泄、阳痿、体倦乏力等症。

方 3 杞枣煮鸡蛋

【原料】枸杞子20克，南枣8枚，鸡蛋2只。

【制用法】将上3味洗净，共置锅内，加水同煮，鸡蛋熟后去壳再入锅煮15~20分钟即成。每日1剂。

【功效】滋阴补肾，益气养心。适用于早泄。

方 4 淮山圆肉炖水鱼

【原料】淮山药15~20克，桂圆肉15~20克，水鱼(又名鳖)1尾。

【制用法】先用滚水烫鱼，使其排尿，再切开洗净，掏出内脏，然后将水鱼肉、水鱼壳、淮山药、桂圆肉一起放入炖盅内，加水适量，隔水炖熟服用。喝汤吃肉，每星期炖服1次。

【功效】补肾益精。适用于早泄。

方 5 莲肉芡实汤

【原料】莲子肉20克，山药20克，扁豆20克，芡实20克。

【制用法】莲子肉、扁豆、芡实分别洗净；山药洗净，切成片。同置锅中，加清水700毫升，急火煮开5分钟，改文火煮30分钟，分次食用。

【功效】补心益脾。适用于心脾两虚型早泄，伴心悸、失眠多梦、面色不华者。

方 6 泽泻粥

【原料】泽泻15克，粳米50克。

【制用法】泽泻晒干研粉；以粳米先入锅煮至米开花时调入泽泻粉，改文火稍煮片刻即成。

【功效】清泻肾火，健脾利湿。适用于早泄伴头晕目眩，梦遗滑精者。

方 7 芡实糊

【原料】芡实粉30克，核桃仁15克，大枣7枚。

【制用法】将核桃仁、大枣入水先煮数沸后，倒入用凉开水少量调匀之芡实粉，稍煮片刻后即可加糖食用。

【功效】补肾健脾，固涩精气。适用于早泄。

【附注】芡实甘涩性平，能益肾健脾，固精止泄。核桃仁甘温，补肾强腰。大枣甘平补益中气。

方 8 肥羊肉汤

【原料】肥羊肉200克。

【制用法】肥羊肉洗净，切小块，开水浸泡1小时，去浮沫，置锅中，加清水500毫升，加黄酒、葱、姜、食盐、味精等，急火煮开3分钟，改文火煮30分钟，分次食用。

【功效】补中益气。适用于心脾两虚型早泄。

方 9 牛肾粥

【原料】牛肾1个，阳起石30克，粳米100克，葱白2茎，生姜3片，食盐少许。

【制用法】将牛肾去筋膜细切，布包阳起石水煎，去渣取汁。将米洗净，同牛肾同入药汁中，兑水煮粥，粥将熟时，入葱白、生姜、食盐，再煮一沸即可。每日1~2次，温热服。

【功效】益肾壮阳。适用于房劳过度、阳气亏虚、腰膝酸软冷痛、阳痿、早泄等。

方 10 苦瓜牛肉汤

【原料】苦瓜300克，牛肉250克，生姜3片，葱花适量。

【制用法】将苦瓜剖开去籽，洗净切块，放盐略渍片刻，锅中放油滑锅后，放入姜末略炒，下苦瓜翻炒，加清水适量煮沸；牛肉切片，淀粉拌匀，待苦瓜煮软后，下牛肉片，煮至熟调味，撒上葱花即成。

【功效】清肝泻热。适用于肝经湿热下注、扰动精关之早泄。

方 11 五味子冰糖茶

【原料】五味子10克，冰糖适量。

【制用法】五味子用开水烫一下后取出，再用开水冲沏，焖泡5分钟，加入冰糖即可。代茶饮用。

【功效】涩精止遗。适用于早泄、遗精等。

前列腺增生症 调理药膳

前列腺增生症是因前列腺肥大，压迫尿道，造成排尿困难，甚者小便闭塞不通为主要症状的一种老年泌尿男性生殖系疾病，发病年龄多在50~70岁。

本病属于中医"癃闭"范畴，临床上又分为五种证型：①膀胱积热型，证见小便点滴不通或频数短少，灼热黄赤，小腹急满拒便，大便秘结，口苦而粘，口干不欲饮，舌质红、苔黄腻，脉实而数。治宜清热泻火，利湿通闭。②瘀积内阻型，证见尿细如线，尿流分叉，排尿时间延长，或排尿分几段排出，尿道涩痛，会阴憋胀，舌质紫暗，或有瘀斑、苔多腻或白腻，脉细涩。治宜清阻化瘀，通利小便。③肾阴亏耗型，证见小便涓滴而下，淋漓不畅，甚至无尿，午后潮热，腰膝酸软，头晕耳鸣，口干咽燥，舌红少津，五心烦热，梦遗，舌红少苔。治宜滋阴补肾，化气利尿。④肾阳虚衰型，证见排尿困难，滴沥不畅，射程缩短，白昼小便频数，尿色清白，或小便渗出而不能自解，神疲倦怠，畏寒肢冷，腰膝酸痛，耳鸣重听，阴茎冷缩，舌淡胖、苔薄白，脉细沉。治宜温补肾阳，化气行火。⑤中气不足型，证见有尿意而难解或点滴排出，甚至不通，腹重肛坠，尿色清白，面色萎黄，气短懒言，腰冷乏力，食入饱胀，纳少便溏，舌淡苔白、体胖嫩。治宜补中益气，升清降浊。

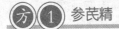

方 1 参芪精

【原料】党参250克，黄芪250克，白糖500克。

【制用法】将党参、黄芪泡透煎煮，每30分钟取药液1次，共煎取3次；合并药液，慢火熬至稠黏，放冷后加入白糖搅匀，晒干压碎，装瓷罐内备用。每次10克，沸水冲化服，每日2

次，常服。

【功效】适用于中气不足型前列腺增生症。

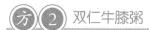

方② 双仁牛膝粥

【原料】桃仁、郁李仁各10克，川牛膝15克，粳米100克。

【制用法】将上3味加水煎煮，去渣，入粳米同煮至粥熟。每日分1~2次服完。

【功效】活血化瘀，通利小便。适用于前列腺增生症。

方③ 茯苓番茄肉饼

【原料】茯苓100克，猪肉30克，番茄酱20克，绍酒、白糖、精盐、葱、姜、菜油各适量。

【制用法】先将猪肉和各种调料做成肉馅；茯苓磨成细粉，掺入拌好的肉馅中，搅拌均匀后，做成直径2厘米的小肉饼，放在热油锅内炸熟后捞出；然后在炒勺内放少量油，把番茄酱、白糖、精盐调成汁，将熟肉饼倒入搅拌均匀的番茄汁内即成。

【功效】清热凉血，利水通淋。

【附注】茯苓性平味甘，有健脾利湿、利尿消肿之功；番茄

味甘性微寒，具有健胃消食、凉血平肝、清热解毒、生津止渴等功效。两味配伍，有健脾渗湿、清热凉血、利尿通淋之功。适用于前列腺增生症。

方④ 车前发菜饮

【原料】车前子10克，发菜10克，冰糖适量。

【制用法】将车前子用纱布包扎好，与发菜一起，适量加水，武火煎沸后，改用文火煎煮半小时，捞出纱袋，加入冰糖，待糖溶化，煮沸片刻后，即可服食。

【功效】健脾除湿，利水消肿。车前子、发菜性味甘寒，有清热利尿的作用，发菜还有消瘿散结之功。两味配伍，适用于前列腺增生症。

方⑤ 补髓汤

【原料】鳖1只，猪脊髓200克，调料适量。

【制用法】将鳖用开水烫死，揭去鳖甲，去内脏和头爪，放入铝锅内，加生姜、葱、胡椒粉，用急火烧沸，改用慢火将鳖肉煮熟；再放入洗净的猪脊髓，

煮熟加味精即成。吃肉喝汤，可佐餐食用，常食。

【功效】适用于肾阴亏虚型前列腺增生症。

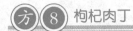 方 6 茅根赤小豆粥

【原料】白茅根50克，赤小豆30克，粳米50克。

【制用法】白茅根洗净，切小段，置锅中，加清水500毫升，急火煮沸10分钟，滤渣取汁。赤小豆、粳米洗净，置锅中，再加白茅根汁，加清水200毫升，急火煮开5分钟，改文火煮30分钟，成粥，趁热食用。

【功效】清热利尿，通淋化瘀。适用于瘀积内阻型前列腺增生症。

方 7 鲜拌莴苣

【原料】鲜莴苣250克，黄酒、食盐、味精各适量。

【制用法】将莴苣削皮、洗净、切丝，加入少量食盐，搅拌均匀，去除渗出的汁液，加入黄酒，味精拌匀即可。

【功效】莴苣味苦甘性寒，具有清热利尿消肿。加以黄酒更增强活血软坚之功。适用于积热

型前列腺增生症。

方 8 枸杞肉丁

【原料】猪后腿肉250克，枸杞15克，番茄酱50克，黄酒、姜、白醋、白糖适量。

【制用法】猪腿肉洗净切成小丁，用刀背拍松，加酒、盐、湿淀粉拌和，腌渍15分钟后滚上干淀粉，用六七成热的油略炸捞起，待油热后再炸一次捞起，使肉至酥为止，捞起盛盘。枸杞磨成酱、调入番茄、白糖、白醋成甜酸卤汁，倒入余油中翻炒至稠浓，投入肉丁拌和。佐餐食。

【功效】补肾精，滋肾阳。适用于前列腺增生症。

方 9 白果通淋饮

【原料】白果50克，茯苓20克，冬瓜子20克。

【制用法】白果、冬瓜子、茯苓分别洗净，置锅中，加清水500毫升，急火煮开5分钟，改文火煮20分钟，滤渣取汁，分次饮用。

【功效】通淋利湿。适用于前列腺增生症属瘀积内阻型，排尿不畅，尿道涩痛，会阴胀痛。

第四章

保健美容药膳处方

第一节　养生保健药膳

明目 药膳处方

方 ① 金银花饮

【原料】金银花10克，车前叶10克，霜桑叶10克，白芷10克，白糖适量。

【制用法】将金银花等4味药物加水适量，煎汤(轻煎)，再加入白糖，代茶饮用。

【功效】祛风清热。

【附注】方中金银花、车前叶清热解毒，疏风解表；霜桑叶疏风清热，清肝明目；白芷治外感头痛。诸药合用，可治外感风热之目赤肿痛、羞明多泪。

方 ② 萝卜枸杞炖鸭肝

【原料】萝卜250克，枸杞子20克，鸭肝150克，葱段、姜片各6克，猪油100克，料酒6毫升，盐少许，水适量。

【制用法】先将萝卜洗净去皮切成丝煮熟，枸杞子洗净，鸭肝洗净后用平刀切成薄片，放入开水中焯透。然后将锅置中火上，放入猪油并加适量水及葱段、姜片、料酒、盐、萝卜丝、枸杞子，并改用旺火炖制，至汁浓再放入鸭肝，翻炒至熟即起锅。食肉饮汤，单食或佐餐食用，分1～2次食完。

【功效】具清肝明目之效，富含维生素A。适于目干涩、多泪、视物模糊、视力下降者食用。

方 ③ 双花决明小米粥

【原料】密蒙花、菊花各30克，谷精草50克，石决明50克，小米100克，蜂蜜、水各适量。

【制用法】将密蒙花、菊花、谷精草、石决明洗净共装入纱布袋中，口扎紧；小米洗净，置锅中加入适量水和纱布药袋，用旺火煮沸后加入小米，再煮沸去药袋，并改用文火煨至米熟软，加入蜂蜜搅匀即成。1日1次，连食10日为1疗程。

【功效】具有健脾开胃、清肝明目、疏散风热之功效。富含多种维生素，适用于目赤肿痛、夜盲及视力减退者食用。

方 ④ 兔肝杞贞汤

【原料】兔肝1具，枸杞子、女贞子各9克，调味品少许。

【制用法】将枸杞子、女贞子洗净先煎取药汁，再用药汁煮兔肝片，加作料调味即可。吃肝喝汤，日服1次。

【功效】补肝，明目。适用于肝肾阴虚、头晕眼花、视物模糊。

方 ⑤ 菊槐绿茶饮

【原料】菊花3克，槐花3克，绿茶3克。

【制用法】将菊花等3味放入瓷杯中，以沸水冲泡5分钟，每日饮用数次。

【功效】平肝潜阳，清热明目。可治疗肝阳上亢所致之头痛、眩晕、目赤等症。

【附注】菊花清热平肝明目；槐花凉血降压；绿茶提神醒脑。故可用于治疗肝阳偏亢之眩晕目赤。

方 ⑥ 银菊茶

【原料】银花10克，菊花10克。

【制用法】将银花、菊花用开水浸泡，代茶饮。

【功效】疏风清热，清头明目。

【附注】方中银花疏风清热，兼能解毒；菊花清头明目。两者合用，则疏风清热、明目作用更强。

方 ⑦ 生地枸杞粥

【原料】生地黄25克，枸杞子15克，粳米75克。

【制用法】将生地黄（鲜品）细切，加水煎煮取汁，共煎两次，取两次药液浓缩至100毫升。将粳米、枸杞子洗净后煮粥，待粥熟掺入地黄汁搅匀，再加白糖少许调味，即可食用。

【功效】滋补肝肾，清热明目。治疗肝肾阴虚之头晕眼花、潮热盗汗、五心烦热等症。

 菊楂决明饮

【原料】菊花3克，山楂15克，草决明15克(捣碎)。

【制用法】将菊花等3味加水适量，煎熬，去渣饮汁，分两次服。加适量白糖调味更佳。

【功效】平肝潜阳，清头明目。用于治疗肝阳上亢所致的头晕目眩目赤等症。

方⑨ 蛋松拌三丝

【原料】鸡蛋4个，银粉丝100克，胡萝卜100克，藕150克，香油100毫升，白酱油、花椒油、辣椒油各15毫升，香油少许，盐3克，味精、嫩姜丝、葱花、醋各适量，盐面少许。

【制用法】先将鸡蛋打碎，弃壳，蛋黄、蛋清入碗，用筷子打散成糊，加入盐面搅匀；然后置锅于中火上，加入香油，待油烧至四成热时，高举漏勺倒入蛋糊，使之慢慢漏入油锅，将其炸成黄色，并边炸边捞出，挤去油汁抖开即成蛋松；最后将胡萝卜、藕洗净，刮去薄皮切成细丝，粉丝放入温水发软洗净，捞出再同萝卜丝、藕丝同入热水锅中煮沸取出沥去水分，装盘加入姜丝、葱花、白酱油、花椒油、辣椒油、香油、醋、盐、味精调匀即成。

【功效】具滋肾明目之效，维生素A及钙质极为丰富，为维护视力之佳肴。

方⑩ 芝麻枸杞粥

【原料】黑芝麻、枸杞子、何首乌各15克，粳米100克。

【制用法】黑芝麻洗净晾干，炒香研末；何首乌煎煮两次，去渣取汁，与粳米、枸杞子、黑芝麻共同熬粥。每日服1次。

【功效】补肝益肾，养血明目。治疗肝肾亏虚，头晕眼花，须发早白。

聪耳 药膳处方

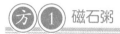 **磁石粥**

【原料】磁石40克，粳米100克，猪肾1只。

【制用法】磁石捣碎，放砂锅内，加水，武火上煮1小时，去渣取汁；粳米淘净；猪肾去臊腺洗净，切成小块。将粳米、猪肾放入磁石汁内，加适量之姜、葱、盐，武火煮沸后，转用文火煮至米烂成粥。每晚温热服食。

【功效】补肾虚，明耳目。适用于老年肾虚、耳鸣耳聋、头目眩晕、心悸失眠等。

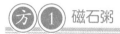 **羊肾枸杞粥**

【原料】枸杞50克，羊肉100克，羊肾1具，粳米100克。

【制用法】先将羊肾去臊腺洗净切片，羊肉洗净切片，再将枸杞洗净加水煮沸10分钟后，捞去枸杞，加入淘净之粳米、羊肉片、羊肾片，再加葱、盐等调味品，共煮成粥。做早、晚餐食之。

【功效】补肾益精，适用于肾虚耳鸣、耳聋。

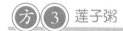 **莲子粥**

【原料】嫩莲子25克，粳米30克。

【制用法】将嫩莲子用清水洗净发胀后，去衣，抽出莲心，冲洗干净。先将莲子煮烂，再将淘净之粳米煮成稀粥，与莲子混合拌匀。

【功效】补脾益肾，聪耳明目，固肠止泻。方中莲子味甘涩，性平。有补脾止泻、益肾涩精、养心安神之功。适用于脾肾两虚之耳鸣、耳聋。

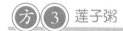 **羊肾黑豆杜仲汤**

【原料】羊肾1对，黑豆60克，杜仲15克，生姜9克，菖蒲10克。

【制用法】先将剖开洗净的羊肾用开水泡2~3分钟后待用。煮黑豆、杜仲、菖蒲、生姜，30分钟后加入羊肾煮熟即可。每日1剂，早晚分2次服，可常吃。

【功效】适用于肾精亏损型耳鸣、耳聋。

方 5 核桃苁蓉炖羊肾

【原料】核桃仁4枚，肉苁蓉30克，羊肾1对，精盐、味精、胡椒粉各适量。

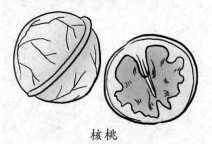

核桃

【制用法】将羊肾洗净，剖开，去筋膜臊腺，切块，核桃仁捣碎，肉苁蓉洗净，共置锅内，加水炖熟，调味食用。每日1剂，连服5~7日。

【功效】壮阳补肾。适用于肾虚所致的耳鸣、耳聋。

方 6 核桃仁五味子羹

【原料】核桃仁5枚，五味子4克，白糖适量。

【制用法】将核桃仁、五味子捣烂，与白糖共置碗内，加水少许调匀，上笼蒸熟服食。每日1剂，连服5~7日。

【功效】补肾涩精。适用于肾虚耳鸣。

方 7 猪腰子粥

【原料】猪腰子1对，粳米60克，葱3段。

【制用法】将腰子去臊腺筋膜，切成黄豆大的小丁，葱切碎，粳米淘1次，同放锅内，加料酒及花椒水少许，再加清水适量，急火烧开后改中火熬至粥烂即可。每日1剂做早餐食，连服7~10周。

【功效】补肾益精，适用于肾精亏损型耳鸣、耳聋。

方 8 桑葚糖

【原料】桑葚200克，白糖500克。

【制用法】将白糖放铝锅内，加适量水，文火熬至稠时，加入桑葚末调匀，继续熬至挑起成丝状时，停火。将糖汁倒入涂有熟植物油的搪瓷盘内，晾凉，用刀切成小块即可。

【功效】滋补肾阴，可用于肾阴虚所致之耳鸣、耳聋。

【附注】桑葚味甘性平，滋阴补肾而养血。故本方可作为肾阴不足，阴血虚少而耳鸣、耳聋者的常用膳食方剂。

 胡桃滋肾酒

【原料】胡桃肉、胡桃夹、磁石、菖蒲各20克，黄酒1500毫升。

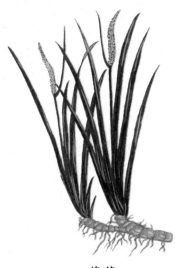

菖蒲

【制用法】将上药捣碎，置于瓷坛中，倒入黄酒浸泡，密封15天后经过滤即成。每日1~2次，每次饮服20毫升。

【功效】益肾补脑。适用于肾亏所致的耳鸣、耳聋等症。

方 ⑩ 木通磁石酒

【原料】磁石30克，木通、石菖蒲各80克，白酒1700毫升。

【制用法】将磁石捣碎，用纱布包裹；石菖蒲用米泔水浸2日后切碎，微火烤干。把3味药装入纱布袋里，与白酒同置入容器中，密封浸泡7天后即可服用。早、晚各1次，每次饮服20~30毫升。

【功效】通窍、聪耳，适用于肝肾阴虚致之耳鸣、耳聋等症。

方 ⑪ 枣柿饼

【原料】柿饼30克，红枣30克，山萸肉10克，白面粉100克，植物油少许。

【制用法】柿饼去蒂切块；红枣洗净去核。将柿饼、红枣、山萸肉(洗净)烘干，研成细末，与面粉混匀，加清水适量，制成小饼。用植物油将小饼烙熟即可。早、晚餐服用。

【功效】健脾胃，滋肝阴。适用于肝阴不足、脾胃虚弱而致之耳鸣耳聋。

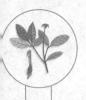

益智健脑 药膳处方

方 ① 枸杞叶炒猪心

【原料】枸杞叶250克，猪心1个，精盐、白糖、酱油、菜油、茨粉少许。

【制用法】将猪心洗净，切成片；枸杞叶洗净备用。取菜油适量，烧至八成熟时，倒入猪心，略加煸炒后，再倒入枸杞叶，酌加精盐、白糖、酱油，待枸杞叶软后，勾茨，起锅盛盘。佐餐食。每日1次。

【功效】益精明目，养心安神。

【附注】枸杞叶具有补虚益智效用，前人称它能补益诸不足、益智明目、除烦安神。猪心以心补心，能补养心血、安神定惊。两味同用，对防治神经衰弱和智力减退有较好的效果。适用于中老年阴津不足、心火偏旺而见失眠多梦、头晕目昏、心悸健忘者食用。也可作为脑力劳动者的保健药膳。

方 ② 玫瑰花烤羊心

【原料】鲜玫瑰花50克（或干玫瑰花15克），羊心500克，盐50克。

【制用法】鲜玫瑰花50克放小铝锅中，加水及食盐煎煮10分钟，待冷备用；羊心500克洗净，切块串在烤签上，蘸玫瑰盐水反复在火上烤炙，嫩烧即可。趁热食用。

【功效】补心安神。适合心血亏虚，惊悸失眠，郁闷不乐者食用。

方 ③ 龙眼烧鹅

【原料】鹅肉750克，龙眼肉50克，生姜、葱各15克，土豆150克，肉汤1500毫升，料酒、酱油、胡椒粉、糖各适量。

【制用法】将鹅肉入沸水中汆去血水，切成4厘米见方的块；

葱、姜洗净拍破；土豆去皮，切成滚刀块；待锅中菜油烧至七成熟时，下鹅肉，炸成黄色捞起，再下土豆炸3分钟；锅内留底油50毫升，待热时下姜、葱，煸出香味，再下料酒、酱油、胡椒粉、糖各适量，入鹅肉块，武火烧开后，文火煨至鹅肉六成熟时，放入龙眼肉、土豆块同烧至肉烂、土豆酥时，拣出姜、葱不用，收汁即成。

【功效】益气养阴，补心安神。适用于阴虚所致的体虚消瘦、心悸、失眠、健忘等症。

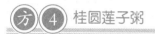 方 ④ 桂圆莲子粥

【原料】桂圆肉15～30克，莲子15～30克，红枣5～10枚，糯米30～40克，白糖适量。

【制用法】先将莲子去皮心，红枣去核，再与桂圆、糯米同煮粥。食时加白糖少许。可做早餐。

【功效】益心宁神，健脾养血。适用于心阴亏损，气血虚弱而引起的心悸；怔忡、健忘。

方 ⑤ 杞子烧黄鱼

【原料】黄花鱼1条（重750克左右），枸杞子20克，冬笋50克，冬菇9克，蒜苔100克，鸡蛋1个，粉芡50克，香油100克，猪油、酱油各50克，料酒、白糖各9克，味精、醋、盐各少许。

【制用法】先将枸杞子、冬菇、冬笋、蒜苔等洗净，冬菇、冬笋背切成片，蒜苔切成小段；黄鱼宰杀去鳞、鳃、肠杂后洗净，鸡蛋破壳入碗，加入粉芡后搅成糊，抹匀鱼身两面。然后置锅于旺火上，放入油待烧至七成熟时，手提鱼尾顺入锅中，将鱼炸成黄色，滗油，随之加入适量高汤及各料，用文火收汁，勾入少量流水芡，见开即加入醋、味精，铲匀起锅即成。

【功效】具健脑、明目之效。适于青少年学生、脑力劳动者食用。

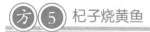 方 ⑥ 猪心枣仁汤

【原料】猪心1个，茯神、酸枣仁各15克，远志6克。

【制用法】将猪心剖开，洗净，置砂锅内，再将洗净打破的枣仁及洗净的茯神、远志一并放入锅内，加水适量，先用武火煮沸，去浮沫后，改用文火，炖至猪心熟透即成。每日1剂，吃猪

心，喝汤。

【功效】补血养心，益肝宁神。酸枣仁有安心宁神、养肝敛汗功效；茯神有安神镇静作用；远志为安神益智要药。诸药与猪心配伍，能益肝血、养心阴、宁心神。适宜于心悸不宁、失眠多梦、记忆力和智力减退者食用。

方 7 茯苓人参糕

【原料】白茯苓120克，人参10克，面粉400克，盐少许；夏季加莲子肉30克，其他三季加用山药粉30克。

【制用法】将白茯苓、人参、盐研作细粉，与面粉和匀，加水适量，制成糕，上笼蒸熟即成。分次食用。

【功效】补脾益肾，养心益智。

【附注】茯苓具有健脾养心、益智安神之功效，是古今常用的益智药物。它所含有的茯苓多糖，能增强人体的免疫功能，提高机体的抗病能力；所含的卵磷脂是构成神经组织的重要原料。人参大补元气，固脱生津，益智安神，对神经系统和心脑血管系统均有滋补强壮作用。莲子、山药均为健脾补肾食品，且

能养心安神、益智。此糕有较好的益智强身效果，尤其适宜中老年人免疫功能下降、智力减退者服食。

方 8 鱼头豆腐汤

【原料】鲤鱼头1个，豆腐150克，芡实、荠菜各25克，姜、油、盐各少许，水适量。

【制用法】先将鲤鱼头去鳞、鳃洗净、切块；芡实放热水中浸软、去皮；荠菜、生姜洗净，姜刮外皮、切片，荠菜撕成小朵；豆腐洗净后切成约2厘米见方小块，并加油、盐调拌、然后置锅加水，放入鱼头和姜，用旺火煮沸后去除水面上浮沫，加入芡实、豆腐、荠菜，再稍煮片刻至芡实、荠菜熟透即成。

【功效】健脑强身。芡实与豆腐、鱼头一起煮，可增强健脑、滋养效能，对神经衰弱症也有一定的治疗作用，很适宜脑力劳动者及青少年学生食用。

方 9 桑葚桂圆糕

【原料】鲜熟红桑葚20克，桂圆肉50克，苹果200克，冰糖50克，玫瑰蜜饯10克，水适量。

【制用法】先将桑葚、桂圆肉、苹果洗净，桑葚捣碎，桂圆肉切成颗粒，苹果切成丁形小块，冰糖捣碎；然后置锅加适量水，加入玫瑰蜜饯与上述各料，用中火煮至桂圆肉熟软即成。1日食完，连食5日为1疗程。

【功效】具健脑、益智之功效。适用于健忘、易疲、智商低下的青少年食用。

 方 ⑩ 花生红枣汤

【原料】花生60克，大枣15克。

【制用法】将花生、大枣放锅内，加适量水，文火煮至大枣熟烂即可。吃花生、大枣，喝汤。每日1剂。

【功效】健脾补血，养心健脑。

【附注】花生具有健脾、润肺、和胃、养心等作用，并有抗衰老作用，被称为长生果。现代研究发现，花生含有丰富的脂肪、蛋白质、多种氨基酸、卵磷脂、脑磷脂、钙、铁、磷、及多种维生素。其中所含的脑磷脂是脑神经系统所需的重要物质，具有延缓脑功能减退作用。大枣能补养心脾，养血安神。花生与大枣同用，更增强其健脑益智作用。尤适宜于神疲乏力、记忆力减退者食用。

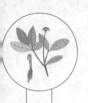

延年益寿 药膳处方

方 1 人参莲肉汤

【原料】人参10克，莲子(去芯)10枚，冰糖30克。

【制用法】将人参切片，与莲子同放碗内，加适量水浸泡，再加入冰糖，放蒸锅内隔水蒸1小时，把人参片捞出；次日再加莲子如上法蒸；人参可连用3次，最后一并吃掉。每日早晨服1次，喝汤，吃莲肉。

【功效】补气健脾，健体强身。适用于病后体虚、脾虚消瘦、疲倦等症。健康人常服有强壮体质、保健延年作用。

方 2 黄芪人参粥

【原料】炙黄芪30～60克，人参3～5克(或党参15～30克)，白糖少许，粳米100～150克。

【制用法】先将黄芪、人参(或党参)切成薄片，用冷水浸泡半小时，入砂锅煎沸，后改用小火煎成浓汁。取汁后，再加冷水如上法煎汁一次，去渣，将二煎药液合并，分两份于每日早晚同粳米加水适量煮粥。粥成后，入白糖少许，稍煮即可。人参亦可制成参粉，调入黄芪粥中煎煮服食。间断服食。

【功效】补正气，疗虚损，健脾胃，抗衰老。

方 3 松子核桃膏

【原料】松子仁200克，黑芝麻100克，核桃仁100克，蜂蜜200克，黄酒500毫升。

【制用法】将松子仁、黑芝麻、核桃仁同捣成膏状，入砂锅中，加入黄酒，文火煮沸约10分钟，倒入蜂蜜，搅拌均匀，继续熬煮收膏，冷却装瓶备用。每日2次，每次服食1汤匙，温开水送服。

【功效】滋润五脏，益气养血。适用于治疗肺肾亏虚、久咳不止、腰膝酸软、头晕目眩等症。中老年人经常服用，可滋补强壮、健脑益智、延缓衰老。脑力劳动者经常服用能使思维敏捷、记忆力增强，是抗老防衰的有效食品。

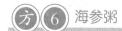 方 ④ 强补猪肝

【原料】猪肝250克，香菇30克，枸杞子30克，北五加皮10克，北五味子10克，盐、味精、酱油各适量。

【制用法】将北五加皮、北五味子装入细纱布袋内扎紧口；香菇、枸杞子洗净；以上4味与猪肝共入砂锅内，加清水适量，盐少许，置文火上烧煮，待猪肝熟，捞出药袋，加入味精、酱油少许即可。每日早晚各适量食之，每周2剂。

【功效】补肝益肾，强身壮体，益寿延年。适用于久病体弱或年老体衰者。

方 ⑤ 人参粥

【原料】人参末3克(或党参末15克)，冰糖少许，粳米100克。

【制用法】上3味同入砂锅煮粥即可。每日1次，连服数月。

【功效】益元气，补五脏，抗衰老。

方 ⑥ 海参粥

【原料】海参适量，粳米或糯米100克。

【制用法】先将海参常规处理，切片煮烂后，同米煮成稀粥。每日1次，连服数周。

【功效】养血，益精，补肾。常服可延年益寿。

方 ⑦ 补肾复元汤

【原料】山药50克，肉苁蓉20克，核桃仁2个，菟丝子10克，羊瘦肉500克，羊脊骨1具，粳米100克，葱、姜、料酒、胡椒粉、八角、盐、花椒、水各适量。

【制用法】将羊肉洗净血水，切块。羊脊骨洗净剁条，药料用纱布袋装好，扎口，与羊肉、羊骨、粳米同放锅中加清水适量，旺火烧开去浮沫，再放花椒、料酒、八角，文火焖羊肉烂熟。食时加盐、味精调味。每日1次，随量佐餐食。

【功效】温补肾阳，抗衰老。适用于未老先衰、耳鸣目花、

腰膝无力、阳痿早泄等。经常食用可防止衰老、健康长寿。

 方 ⑧ 龙眼莲子糯米粥

【原料】龙眼肉20克，莲子肉30克，糯米50克，白糖适量。

【制用法】将莲子清水泡发；糯米淘洗干净，与龙眼肉同入砂锅内；加水适量，文火煮粥，粥熟后可加少许白糖调味。每日早晚服用。

【功效】补虚增智，抗衰延寿。

【附注】龙眼肉为"果中神品，老幼皆宜"。能补虚长智，常服能增强大脑功能、增强记忆力。中老年人服食可延缓脑动脉硬化、延缓衰老过程。

方 ⑨ 淮药芝麻糊

【原料】淮山15克，黑芝麻、冰糖120克，玫瑰糖6克，鲜牛奶200克，粳米60克。

【制用法】①将粳米洗净，用清水浸泡1小时，捞出沥干；淮山切成小颗粒；黑芝麻炒香。②将以上三味物放入盆中，加水和鲜牛奶拌匀，磨碎后滤出细茸待用。③锅中加入清水、冰糖，溶化过滤，烧开后将粳米、淮山、芝麻三味的浆汁慢慢倒入锅内，加入玫瑰糖，不断搅拌成糊，熟后起锅即成。可供早、晚餐食。

【功效】滋阴补肾、益脾润肠。适用于肝肾不足、病后体弱、大便燥结、须发早白等。中老年人平时服用可健体强身、延年益寿。

方 ⑩ 参归白水猪心

【原料】人参60克，当归60克，猪心10枚。

【制用法】将人参、当归分装入10枚猪心中，用清水煮1小时后取出，去药，切片食。酌量食用，连食数周。

【功效】益气养血，养心安神。常食可延年益寿。

方 ⑪ 酥蜜粥

【原料】酥油20～30克，蜂蜜15克，粳米100克。

【制用法】先用粳米煮粥，待沸后加入酥油及蜂蜜，同煮为粥供食用。每日1次，连服数周。

【功效】补五脏，益气血，润燥。中老年人常服可延年益寿。

防癌抗癌 药膳处方

方 ① 无花果猪肉汤

【原料】干无花果100克，猪瘦肉250克。

【制用法】将无花果洗净，切开；猪瘦肉洗净，切成小块；同置锅中，加入适量水，上火煮至肉熟汤浓，放入食盐、味精适量即可。佐膳温食。每日或隔日1次。

【功效】健胃利肠、消炎解毒、防癌抗癌。适用于慢性肠胃炎、痔疮、胃癌、食管癌、膀胱癌的辅助治疗。

方 ② 仙枣赤豆粥

【原料】仙鹤草60~90克，赤小豆50克，生薏苡仁100克，大枣20枚，白糖适量。

【制用法】生薏苡仁、赤小豆共浸半日。仙鹤草用布包。大枣去核。诸药加水，共煮成稀粥。加糖调味后，每日数次随意服食，连服10~15天。

【功效】清热解毒，活血止血。

【附注】赤小豆甘酸平，清热解毒，散血消肿；仙鹤草苦涩平，解毒消肿，收敛止血；生薏米甘淡微寒，健脾利湿，消热消痛；加大枣合煮成粥，有扶正抗癌之功。

方 ③ 青果枣仁茶

【原料】青果20克，大枣仁10枚。

【制用法】青果、大枣仁分别洗净，置杯中，开水冲饮，以此代茶，久服。

【功效】行气活血，益气。适用于肺癌咳嗽胸痛，气急者。

方 ④ 乌梅茶

【原料】乌梅25克，绿茶2克，甘草5克。

【制用法】先将乌梅与甘草加水800毫升，煮沸10分钟，加入茶叶再沸1分钟，取汁用。每日1剂，分3次饮服。

【功效】消炎祛痰，解毒抗癌。适用于鼻咽癌、直肠癌。经常饮服，能生津润肺、解毒抗癌，对抑制癌细胞的发展与转移有较好的辅助治疗效果。

方⑤ 荜拨烧黄鱼

【原料】鲜黄鱼1条，荜拨、砂仁、陈皮、胡椒各10克、葱、盐、酱油各适量。

【制用法】将鱼洗净，药装入鱼腹；并入葱、盐、酱油各适量。锅放油，烧热时放入鱼煎熟，加水适量炖熟食用。

【功效】益气补中，行气开胃。适用于食管癌、胃癌的辅助治疗。

方⑥ 笋菇肉丝

【原料】芦笋500克，香菇50克，瘦猪肉丝200克，鸡蛋2个，食用油50克，盐、味精、香油少许，葱、姜适量，水淀粉适量。

【制用法】热水发香菇，切丝。香菇浸出液沉淀，滤清备用。芦笋切丝。猪肉丝放入打碎的鸡蛋拌匀。油锅烧热后，放入肉丝，划开捞出，余油烧热后，入葱、姜略炒，迅速放入笋、菇、肉丝、盐、味精翻炒，加入香菇浸出液略煮，水淀粉勾薄芡，淋香油出锅。每日分两次佐餐用，可连服10～15天。

【功效】健脾理气，清热化痰。

【附注】方中香菇甘平，益气不饥，治风破血，化痰理气。芦笋甘寒清热。两者均为营养丰富而味道鲜美的抗癌食品。加瘦肉、鸡蛋更增其扶正抗邪之功。

方⑦ 田七冬菇炖鸡

【原料】田七12克，冬菇30克，鸡1只（约400克），大枣15～20枚，姜丝、蒜泥各少量。

【制用法】将田七切成薄片。冬菇洗净，温水泡发。把鸡杀死后洗净，去内脏。大枣洗净，取田七、冬菇、大枣、姜、蒜等用料放入洗净的鸡腹中，入锅内加水适量，慢火炖鸡汤，待鸡肉烂熟，入油、盐调味食之。

【功效】补气养血，祛瘀生新，强身抗癌。适用于各种癌症手术后、放疗化疗体虚者。

方 ⑧ 菱粉粥

【原料】菱粉30~60克，粳米100克，红糖少许。

【制用法】先将粳米煮粥，至半熟时，调入菱粉、红糖同煮为粥。用做早、晚餐或点心服食。

【功效】健脾胃，补气血。适用于年老体虚、营养不良、慢性泄泻，并可作为防治食道癌、胃癌的辅助食疗方法。

方 ⑨ 核枝核仁煮鸡蛋

【原料】核桃青枝梢100克，鸡蛋4个，核桃仁25克。

【制用法】核桃枝切碎，与鸡蛋共煮1小时，取蛋去壳，用竹签遍扎小孔，与核桃仁同入原汤中再煮1小时。吃蛋及核桃仁。每日早晚各2个，空腹服食，连服1月为1疗程。

【功效】温肺补肾，解毒消肿。核桃仁温肺补肾，敛肺定喘，核桃枝解毒消肿，同煮鸡蛋扶正抗癌。

方 ⑩ 菱实紫藤汤

【原料】菱实60克，紫藤瘤15克，诃子肉5克，生薏苡仁60克，白糖适量。

【制用法】生薏苡仁浸透心，菱实切碎，与紫藤瘤、诃子同煮，去渣取汁，加糖服食。

【功效】健脾利湿，化痰消肿。菱实益气健脾，补五脏，解内热；诃子苦涩平，为收涩剂，也可化痰下气，除胀满、消食积；紫藤有消肿抗癌之功；生姜、薏苡仁健脾利湿。四药均有抗癌功效，配合使用作用更强。

方 ⑪ 莼菜鲫鱼汤

【原料】鲜莼菜100克，鲜鲫鱼1尾。

【制用法】鲜鲫鱼去肠杂，与莼菜共煮，加调料，食鱼和菜，饮汤。

【功效】泻热止呕，利水解毒。

【附注】方中莼菜甘温无毒，泻热逐水，下气止呕，解毒疗疮；配鲫鱼健脾利水。共奏扶正抗癌之功。适用于胃癌反胃呕吐者。

方 ⑫ 绞股蓝茶

【原料】绞股蓝30~45克。

【制用法】煎汤代茶，或用

开水冲泡，连服数月。

【功效】绞股蓝甘苦微寒，益气养血，消瘀散结，扶正抗癌。

方 13 加味薏苡仁粥

【原料】紫草根10克，白芍、丹参各6克，大黄、甘草各5克，生薏苡仁30克，白糖适量。

【制用法】薏苡仁浸透心。前五味药煎汤去渣，加薏苡仁煮粥，调入白糖。每日分2次服，连服15～20天为1疗程。

【功效】活血解毒，清热止痛。

【附注】紫草根配伍大黄、生薏苡仁，清热解毒，破积攻瘀，凉血祛湿；白芍与丹参相配，养血活血，柔肝止痛；甘草和药，与生薏苡仁及白糖同用，健脾和胃，扶正抗癌。

方 14 向日葵秆茶

【原料】向日葵秆心30克，白糖少许。

【制用法】煎汤代茶，长期饮用。

【功效】向日葵秆心甘平，益气养肝，扶正抗癌。

方 15 石首鱼乌梅汤

【原料】石首鱼（大黄鱼）30克，乌梅6克。

【制用法】将石首鱼洗净，切碎，与乌梅置于锅中，加水适量，慢火煮，鱼熟汤浓后，再加入油、盐调味即可。饮汤，食鱼。每日1次，趁热食之。

【功效】健脾益胃、生津醒神、防癌抗癌。对胃癌、食管癌、肠癌等有辅助治疗作用。适用于脾胃虚弱、便溏、泄泻久而不止。肠癌大便溏泻患者尤宜常服。

方 16 海蜇拌萝卜丝

【原料】海蜇皮、白萝卜各150克，精盐、麻油、白糖、味精各适量。

【制用法】将海蜇皮表面红膜撕净，洗后切丝；白萝卜去皮切丝。将上2味相合，加精盐、麻油、白糖、味精拌匀，亦可随口味加蒜泥或香菜。佐餐常食。

【功效】软坚化痰解毒，抗癌。适用于肺癌、食管癌、胃肠道癌症患者的辅助治疗。

减肥 药膳处方

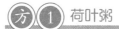

方① 荷叶粥

【原料】鲜荷叶1张（重约200克），粳米100克，白糖适量。

【制用法】米洗净，加水煮粥。临熟时将鲜荷叶洗净覆盖粥上，焖约15分钟，揭去荷叶，粥成淡绿色，再煮片刻即可。服时酌加白糖，随时可食。

【功效】具有清暑、生津、止渴、降脂减肥之功效。

方② 荷叶减肥茶

【原料】鲜荷叶5克，山楂5克，生薏仁3克。

【制用法】沸水沏饮。

【功效】化食导滞、降脂减肥。适用于高脂血症、肥胖症患者。

方③ 羊肉炒葱头

【原料】瘦羊肉丝200克、葱头100克、素油50克、姜丝10克，花椒、辣椒少许，盐、味精、醋、黄酒适量。

【制用法】将油放锅中烧热，加花椒、辣椒，炸焦后捞出，放入羊肉丝、葱头、姜丝煸炒，加入调料，熟透收汁即成。

【功效】温阳化湿、祛痰利水。对肢冷、畏寒、虚肿之阳虚肥胖者减肥效果较好。

方④ 茼蒿炒萝卜

【原料】白萝卜300克，茼蒿200克，花椒、葱、姜、盐、味精、鸡汤、麻油各适量。

【制用法】白萝卜切条；茼

蒿切段；花椒入油锅炸焦捞出，再加入葱、姜、萝卜条煸炒，加鸡汤少许，翻炒至七成熟，加入茼蒿、味精、盐，出锅，淋入麻油即可。佐餐食。

【功效】祛痰，宽中，减肥。适用于痰多、喘息、胸腹胀满和虚胖者。

方 ⑤ 豆苗豆腐

【原料】豆腐500克，豌豆苗尖500克。

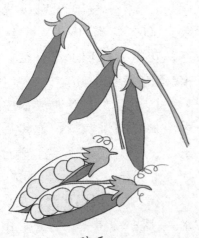

豌豆

【制用法】将水煮沸后，把豆腐切块下锅；亦可先用菜油煎豆腐一面至黄，再加水煮沸；然后下豌豆苗尖，烫熟即起锅，切勿久煮。佐餐服食。

【功效】补气，通便，减肥。适用于气虚便秘的肥胖症。

方 ⑥ 凉拌莴苣

【原料】莴苣250克，食盐少许，料酒、味精各适量。

【制用法】将莴苣剥皮洗净，切成细丝，再加食盐少许，搅拌均匀去汁，把调料放入，拌匀即可食用。

【功效】具有健脾利尿，健美减肥之功效。

方 ⑦ 鸡丝冬瓜汤

【原料】鸡脯肉200克、冬瓜皮200克，党参、黄芪各3克，盐、味精、黄酒适量。

【制用法】将鸡脯肉切丝，同党参、黄芪同放砂锅内，加水500克，以小火炖至八成熟，余入冬瓜皮，加入调料，冬瓜熟透即可。经常佐餐食。

【功效】健脾补气、轻身减肥。对倦怠、嗜睡、食少、溏便、四肢浮肿、头面虚胖者为适宜。

方 ⑧ 醋拌黄瓜

【原料】嫩黄瓜5条，醋20克，盐、白糖、味精、香油各适量。

【制用法】黄瓜洗净去瓤，切长条，腌20分钟，控去水分，用精盐、味精、醋、香油和少量白糖拌匀。当凉菜食。

【功效】清热利水，减肥。适用于单纯性肥胖。

方 9 芦笋抓冬瓜

【原料】芦笋250克，冬瓜300克，葱末、姜丝、盐、味精、淀粉各适量。

【制用法】将罐头芦笋放在盘内；冬瓜削皮洗净切长条块，入沸水中烫透，凉水浸泡沥水，与芦笋、盐、葱、姜一起煨烧30分钟，放入味精，湿淀粉勾芡即可。佐餐食。

【功效】清热利水，滋补健身，减肥。适用于形体肥胖者。

方 10 三鲜冬瓜

【原料】冬瓜500克，熟火腿30克，冬笋25克，蘑菇25克，葱花5克，味精0.5克，精盐3克，胡椒粉0.5克，鸡汁250克，水豆粉10克，香油5克，炼猪油15克。

【制用法】将冬瓜切片，再放入沸水锅内焯至刚熟时即捞起。熟火腿、冬笋、蘑菇切成薄片；将炒锅置中火上，下猪油烧至三成热，放入冬瓜、火腿、冬笋、蘑菇片炒一下，再加入鸡汁、精盐、胡椒面、味精烧至软熟入味，然后用水豆粉勾芡，再加葱花，淋上香油，推匀起锅即成。佐餐服食。

【功效】消脂解腻，减肥强肌。适用于营养性肥胖。

方 11 盐渍三皮

【原料】西瓜皮200克，冬瓜皮300克，黄瓜400克，盐、味精各适量。

【制用法】将西瓜皮刮去蜡质外皮，冬瓜皮刮去毛质外皮，黄瓜去瓤，均洗净，入沸水中汆一下，切条放碗中，加盐、味精腌1~2小时即可。当小菜食，随量食用。

【功效】清热利湿，减肥。适用于肥胖症。

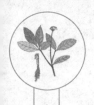
肥健 药膳处方

方 1 莲子猪肚

【原料】猪肚1个，莲子40粒，香油、食盐、葱、生姜、蒜各适量。

【制用法】将猪肚洗净，然后把用水发好的去心莲子装在猪肚内，用线缝合，放锅中加水清炖至熟。熟后待凉，将猪肚切成丝，与莲子共置盘中加调料拌匀即可。可作佐餐。

【功效】具有健脾益胃、补虚益气之功效。适用于脾胃虚弱之消瘦者。

方 2 苁蓉羊肉羹

【原料】肉苁蓉30克，精羊肉150克，生粉30克，姜、葱白、盐适量。

【制用法】肉苁蓉温水浸泡，洗净切碎，入锅煮烂，取浓汁；羊肉洗净切丁，放入苁蓉汁内，煮至羊肉烂，将葱白、姜、

生粉、盐加入，再煮5分钟即成。每日做早、晚餐用。

【功效】温补气血，助阳益精，肥健人。适用于肾气亏乏所致的体质瘦弱。

方 3 黄芪牛肉

【原料】牛肉750克，黄芪20克，陈皮6克，姜、葱、酱油、料酒、胡椒粉、白糖、豆瓣、味精、菜油各适量。

【制用法】将牛肉洗净切大条，沸水氽去血水，入锅炸2分钟，捞起，与其他药料一起下锅，加水适量，用文火炖至熟烂，拣去葱、姜、黄芪、陈皮，入味精调味，收汁装盘。佐餐食之。

【功效】健脾养胃，补气养血。适用于体弱消瘦者。

方 4 田鼠黄精汤

【原料】田鼠肉250克，猪瘦

肉200克，黄精50克，料酒、盐、葱、姜、肉汤各适量。

【制用法】将田鼠肉、猪肉放沸水中氽去血水，切块；放锅中加水适量，放入黄精及葱、姜、料酒，煮至肉熟烂，把黄精、葱、姜拣出，盛入碗中即成。佐餐食。

【功效】补虚养血，丰肌。适用于虚劳羸瘦。

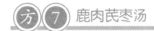 **方⑤ 藕酿肉**

【原料】莲藕500克，猪肉泥250克，香菇、米酒、盐、酱油、葱、糖、姜、太白粉各适量。

【制用法】将香菇切成碎末，加入肉泥、姜汁、盐、酱油及太白粉拌匀；藕洗净，切开藕节处，留下藕节为盖；将拌好的肉馅用筷子塞入藕孔内，盖上藕节，用牙签串牢，入锅中煮至熟烂，切厚片装盘。佐餐食。

【功效】健脾胃，丰肌肉。适用于体弱形瘦者。

方⑥ 山药汤圆

【原料】山药50克，白糖100克，芝麻粉50克，糯米500克。

【制用法】将山药磨成粉，蒸熟，加白糖、芝麻粉调成馅备用。糯米浸泡后磨粉。将山药馅与糯米粉包成汤圆，煮熟即成。可作主食。

【功效】具有补脾益肾之功效。适用于体形消瘦者。

方⑦ 鹿肉芪枣汤

【原料】鹿肉150克，黄芪、大枣各50克，盐、生油、肉汤各适量。

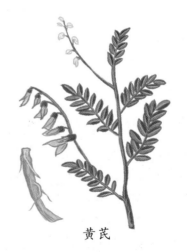

黄芪

【制用法】鹿肉洗净切片；大枣去核；黄芪洗净，加水与鹿肉、大枣同煮熟，去黄芪。佐餐食。

【功效】补益气血，丰肌。适用于虚劳、形体消瘦。

方⑧ 獐肉羹

【原料】獐肉500克，火腿15克，蘑菇150克，鸡蛋清1只，精盐、料酒、胡椒粉、淀粉各适量。

【制用法】獐肉洗净，用热水汆一下，捞出切丁，打入蛋清，拌上淀粉，放入沸水中汆熟，再加盐、料酒、胡椒粉、火腿末、蘑菇末，再煮5分钟即可。早、晚餐食用。

【功效】补中益气，健脾开胃，丰肌泽肤。适用于脾胃虚弱而致的消瘦。

方⑨ 参杞烧海参

【原料】水发海参300克，党参、枸杞子各10克，玉兰片50克，葱末、姜末、料酒、盐、味精、湿淀粉、油各适量。

【制用法】党参切片，水煮提取浓缩汁10毫升；枸杞子蒸熟；海参切条块，用沸水烫过，入油锅烹炒，同时加入葱、姜、料酒、盐，将熟时，加入党参汁及玉兰片，调好味，再放枸杞子，用湿淀粉勾芡，佐餐食。

【功效】补肾益精，补虚羸。适用于体虚瘦弱。

方⑩ 参苓粥

【原料】人参3～5克（或党参15～20克），白茯苓15～20克，生姜3～5克，粳米200克。

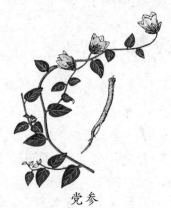

党参

【制用法】先将人参(或党参)、生姜切为薄片，茯苓捣碎，共浸泡半小时，煎两次取汁，将两次药汁合并，加粳米煮粥。每天早晚空腹温热食用。

【功效】具有益气补虚、健脾养胃之功效。适用于脾胃虚弱之消瘦者。

美容 药膳处方

方 1 燕窝粥

【原料】糯米100克，燕窝5～10克(干品)。

【制用法】先用温水将燕窝浸润，去杂毛质，然后用清水洗净，与糯米文火煲2小时即可食。

【功效】大养肺阴，益气补脾。能使肺得滋补而皮毛润滑；中气足，气血生化旺盛，青春容颜常驻；糯米亦能和中益气，协助燕窝养颜驻容。

方 2 银耳鸡汤

【原料】银耳20克，鸡汤300毫升，胡椒粉少许。

【制用法】银耳加水浸泡6小时，洗净，再置温水浸泡至完全膨胀。鸡汤中加入银耳，武火烧沸后倒入蒸锅中，用文火蒸30分钟，加少许胡椒粉即可食用。每日1次，常食有效。

【功效】益气补肺，滋阴润肤。适用于肌肤粗糙无华、早生皱纹等症。

方 3 百合莲花汤

【原料】百合100克，莲子50克，黄花15克，冰糖15克。

【制用法】将百合、黄花用水洗净，装入盆内；莲子去掉两头及皮，捅掉心洗净，也放入汤盆内；汤盆内加入清水500克，上笼用大火蒸熟后，放入冰糖，再蒸片刻即成。早晚空腹服，每天1剂。

【功效】润肺止咳，养心安神，健肤美容。适用于肺热燥咳、健忘、早衰、皮肤粗糙、颜面皱纹增多等。

方 4 肉皮烧白菜

【原料】大白菜250克，胡萝卜100克，鲜猪肉皮250克，水发香菇30克，瘦猪肉50克，食用油、姜丝、葱花、精盐、味精各适量。

【制用法】①将大白菜、胡萝卜、猪肉皮、水发香菇、瘦猪肉分别洗净，切成条状，备用。②炒锅上火，加油烧热，下肉皮、猪肉煸至变色，放入姜丝、葱花、大白菜、胡萝卜、精盐及清水少许，烧至入味后点入味精即成。

【功效】猪肉滋阴养血；大白菜利水泽肤；猪肉皮滋阴润燥；胡萝卜健脾和胃，壮阳补肾。合而食之，可滋阴养颜，和血润肤之功。

方 ⑤ 胡辣海参汤

【原料】水发海参750克，鸡汤750克，香菜20克，酱油、精盐、味精、胡椒粉、香油各少许，料酒15克，葱20克，姜末6克，猪油25克。

【制用法】①把海参放入清水中，轻轻除去肚内黑膜，洗净。再把海参片成大抹刀片，在开水锅中汆透，捞出控去水分。葱切成丝。香菜洗净切成寸段。②猪油入锅烧热，放入葱丝、胡椒粉稍煸，烹入料酒，加入鸡汤、精盐、酱油、味精和姜水。

把海参片放入汤内，汤开撇去浮沫，调好口味，淋入香油，盛入大海碗中，撒入葱丝和香菜段即成。

【功效】补肾益精、养血润燥。对肝肾亏损、精血不足引起的皮肤干燥、皮皱增多、弹性减弱有滋补作用。

【附注】方中海参营养价值很高，干品中蛋白质含量高达70％，而胆固醇含量却较其他动物性食品都低，因此是润肤美颜的良好保健食品。

方 ⑥ 药肉粥

【原料】羊肉1000克，当归（斩碎，微炒）、白芍、熟地黄、黄芪各25克，生姜0.5克，粳米300克。

【制用法】取125克羊肉切细，先以水5000毫升加药煎取浓汁300毫升(滤除渣滓)，下米煮粥，将熟时放入余下的875克羊肉，再煮至肉熟米烂，并按个人习惯进行调味。

【功效】补益气血。治虚损羸瘦，驻颜色。

【附注】羊肉能温补气血；当归、白芍、干熟地黄皆为补血之品；黄芪补气；生姜、粳米补脾开胃。久服能润肤美颜，青春常驻。

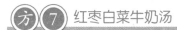

方 ⑦ 红枣白菜牛奶汤

【原料】大白菜250克，红枣8枚，牛奶100克，鸡蛋1个，米酒、精盐、葱花各适量。

【制用法】将大白菜心洗净切5厘米长的段，沸水余过捞出；红枣加清水2碗，煮0.5小时至1小时，加入牛奶、精盐、米酒、葱花，待滚沸后入白菜心，再滚沸打入鸡蛋，迅速搅散成蛋花即可。可做早、晚餐服食。

【功效】补血养颜，洁肤润肤。适用于容颜憔悴、肌肤粗糙。

方 ⑧ 胡萝卜猪皮冻

【原料】猪肉皮500克，胡萝卜100克，黄豆芽50克，花椒、大料、酱油、精盐、味精、葱段、姜片各适量。

【制用法】将肉皮去尽肥油、猪毛，洗净，放开水锅中略焯，至容易切为止，捞出后切成小条，备用；将胡萝卜去皮洗净，切成小方丁备用；将沙锅置旺火上，加1500克清水，煮沸后将肉皮、胡萝卜、黄豆芽一同放入锅中，并将花椒、大料、葱段、姜片放在纱布袋中，扎紧，也放入锅中，调加酱油适量，熬至汤呈粘稠，肉皮软烂时，放入精盐及味精，调好口味，离火静置，待凉后放入冰箱，食前，切成长方形厚片即成。

【功效】猪肉皮性凉味甘，有滋阴润肤等功效；胡萝卜性平味甘，有健脾和胃，补肾壮阳，润泽肌肤等功效；黄豆芽性凉味甘，可清热利湿，泽肤除斑。合而食之，可收润肤防皱，祛斑美容之功。适用于皮肤干燥粗糙、皱纹早现、色素沉着、黄褐斑、黑斑等。

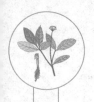

乌发美发 药膳处方

方 ① 菟丝粥

【原料】菟丝子15克，茯苓15克，石莲肉10克，黑芝麻15克，紫珠米100克，食盐适量。

【制用法】将以上药物洗干净，与紫珠米加适量水，在旺火上煮开后，移至小火上煮成粥，加少许食盐食之。日1~2次，可服10~15日。

【功效】滋阴补肾，乌发美发。

方 ② 黑芝麻枸杞饮

【原料】黑芝麻20克，枸杞子20克，何首乌15克，杭菊花10克，冰糖5克。

【制用法】将黑芝麻拣洗干净，与枸杞子、何首乌、杭菊花一同放入砂锅内，加清水，文火炖40分钟，加入冰糖，再炖20分钟即可。每日清晨服1剂，10日为1疗程。月经期间停服，可坚持常年饮用。

【功效】滋补肝肾，泽颜美发，养血益精。血压偏高的中年妇女最适宜于服此饮，既可美发，又能治病。

方 ③ 人参首乌酒

【原料】人参、当归、玉竹、黄精、制首乌、枸杞子各30克，黄酒1500毫克。

【制用法】将上述各药切成小片与黄酒一起置入容器中，密封浸泡7天即成。早晚各1次，每次20毫升。

【功效】润肤乌发，健身益寿。适用于容颜憔悴、面色不华、身体羸弱、皮肤毛发干燥，甚则须发枯槁等。

方 ④ 黑大豆

【原料】何首乌500克，黑芝麻500克，墨旱莲500克，黑大豆

1500克。

【制用法】将以上各味加水浸泡6小时，再以文火煎至豆熟无水，不糊为度；将豆子拣出。每日早、晚空腹时各服30粒。

【功效】滋阴补血。适用于青年白发、脱发。

【附注】服药期间禁辛辣烟酒，避免过度脑力劳动及房事。

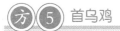 方 5 首乌鸡

【原料】何首乌50克，鸡肉500克，料酒、淀粉、精盐、酱油、生油各适量。

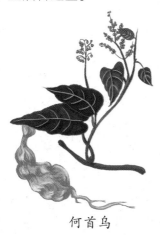

何首乌

【制用法】①将首乌切片，用砂锅文火煮20~30分钟，滤汁备用；将鸡肉洗净切丁放入碗内，加料酒、味精、盐、淀粉搅拌均匀待用。②炒锅放油烧热，将鸡丁放入油中氽炸后倒入漏勺待

用。锅中留少许油，加入鸡丁、料酒、盐、酱油、首乌汁快速翻炒，入味后用湿淀粉勾芡，出锅装盘食用。

【功效】鸡肉有温中、益气、补虚作用。含有多种营养素，能营养毛母角化细胞和毛母色素细胞，有促进生发、乌发、润肤作用。何首乌能滋补肝肾、乌须发、悦颜色，是乌发美容的佳品。

方 6 黑豆雪梨汤

【原料】黑豆30克，雪梨1~2个。

【制用法】将梨切片，加适量水与黑豆一起放锅内旺火上煮开后，改小火炖至烂熟。吃梨喝汤。每日2次，连用15~30日。

【功效】滋补肺肾。对肺阴亏损有补益作用。且为乌发佳品。

方 7 三豆乌发糕

【原料】蚕豆、黑豆、赤小豆各100克，糯米500克，蜂蜜适量，糖桂花、青梅丝、果脯料各适量。

【制用法】①将蚕豆(去皮)、黑豆、赤小豆加水适量，用文火

煮烂后碾成泥状，加蜂蜜调成泥馅。②糯米上笼蒸熟，将糯米饭和三豆泥馅分层摊放在纱布上，压平，切成小块即可。或在米糕中间和上面加入糖桂花、青梅丝、果脯料等。可做点心或主食。

【功效】健脾补肾，清热解毒，乌发润发。适用于须发早白、枯燥等。

方 ⑧ 百合杏仁粥

【原料】百合50克，杏仁10克，粳米50克，白糖适量。

【制用法】将米先煮成粥后加入杏仁、百合同煮至烂熟。每日1剂，连服10~15日。

【功效】润肺养气，健肤美发。

方 ⑨ 黄芪蒸鸡

【原料】母鸡1只(约1 000克)，黄芪30克，白果6克，精盐、葱段、姜片、料酒、味精、胡椒粉、清汤均适量。

【制用法】鸡宰杀后去毛及内脏，先入开水中余片刻后捞出；将黄芪、白果纳入鸡腹内，并加入葱段等调料，加盖盖严，上笼屉用旺火蒸至鸡烂熟(约需2小时)。出笼后，拣出黄芪及佐料渣，撒入胡椒粉。分5~6顿佐餐食用，连用10~15日。

【功效】益气，养血，补虚，并有乌发美发作用。

方 ⑩ 花生米大枣炖猪蹄

【原料】猪蹄1000克，花生米（带红衣）100克，大枣40枚，料酒、酱油、白糖、葱段、姜、味精、花椒、八角茴香、盐适量。

【制用法】先将猪蹄去毛洗净，用清水煮到四成熟后捞出，用酱油涂拭均匀，放入植物油内炸成金黄色；放入砂锅内，注入清水，放入其他原料及调料，在旺火上烧开后，改微火炖至烂熟。分四顿佐餐食用，连用10~15日。

【功效】补中益气，养血补血，养发生发。